审思斋幼幼论丛

儿科本草从新

汪受传 李国芳 著

全国百佳图书出版单位
中国中医药出版社
·北 京·

图书在版编目（CIP）数据

儿科本草从新 / 汪受传，李国芳著 .—北京：
中国中医药出版社，2022.7
（审思斋幼幼论丛）
ISBN 978-7-5132-7429-6

Ⅰ . ①儿…　Ⅱ . ①汪…　②李…　Ⅲ . ①小儿疾病—验方—汇编　Ⅳ . ① R289.5

中国版本图书馆 CIP 数据核字（2022）第 031517 号

中国中医药出版社出版
北京经济技术开发区科创十三街 31 号院二区 8 号楼
邮政编码　100176
传真　010-64405721
保定市中画美凯印刷有限公司印刷
各地新华书店经销

开本 787×1092　1/16　印张 18.25　彩插 0.5　字数 293 千字
2022 年 7 月第 1 版　2022 年 7 月第 1 次印刷
书号　ISBN 978 – 7 – 5132 – 7429 – 6

定价　68.00 元
网址　www.cptcm.com

服 务 热 线　010–64405510
购 书 热 线　010–89535836
维 权 打 假　010–64405753

微信服务号　zgzyycbs
微商城网址　https://kdt.im/LIdUGr
官 方 微 博　http://e.weibo.com/cptcm
天猫旗舰店网址　https://zgzyycbs.tmall.com

如有印装质量问题请与本社出版部联系（010–64405510）

《审思斋幼幼论丛》简介

《中庸·第二十章》曰:“博学之，审问之，慎思之，明辨之，笃行之。”是故本论丛以“审思斋”名之。

向古今中医前辈医家取经，向当代儿科同道求宝，以现代儿科临床问题为标的，谨慎思考，有得而后施。《中庸·第二十章》又云:“有弗问，问之弗知，弗措也；有弗思，思之弗得，弗措也……果能此道矣，虽愚必明，虽柔必强。”《审思斋幼幼论丛》集萃了汪受传教授及其弟子传承弘扬江育仁中医儿科学术流派，问道求是的心灵思考和实践历程。有跟师学习心得，有理论求新探索，有辨证论治思路，有方药应用体会，有以中医药处治当代儿科各类疾病的系统总结。五十载学术探求的成果，以 13 个分册集中奉献给中医儿科人，希望能对推进中医儿科学术进一步发展产生积极的影响。

《审思斋幼幼论丛》是汪受传教授从医 50 年学术研究和临床实践的系统总结，丛书集中了汪受传教授博学、审问、慎思、明辨、笃行的学术成果。丛书共 13 个分册，《江育仁儿科流派》是汪受传教授对于业师江育仁教授学术建树的系统整理；《汪受传儿科求新》反映了汪受传教授儿科理论和实践探求的主要成就；《汪受传儿科医案》选辑了汪受传教授临证医案；《儿科古籍撷英》是寻求古训采撷精华的积淀；《儿科本草从新》《儿科成方切用》分别介绍了应用中药、古方于现代儿科临床的经验体会；《儿科肺病证治》《儿科脾病证治》《儿科心病证治》《儿科肝病证治》《儿科肾病证治》《儿科温病证治》《儿科杂病证治》则对于儿科各类常见疾病的病因病机、治法方药、防护康复以及临床心得进行了全面的介绍。

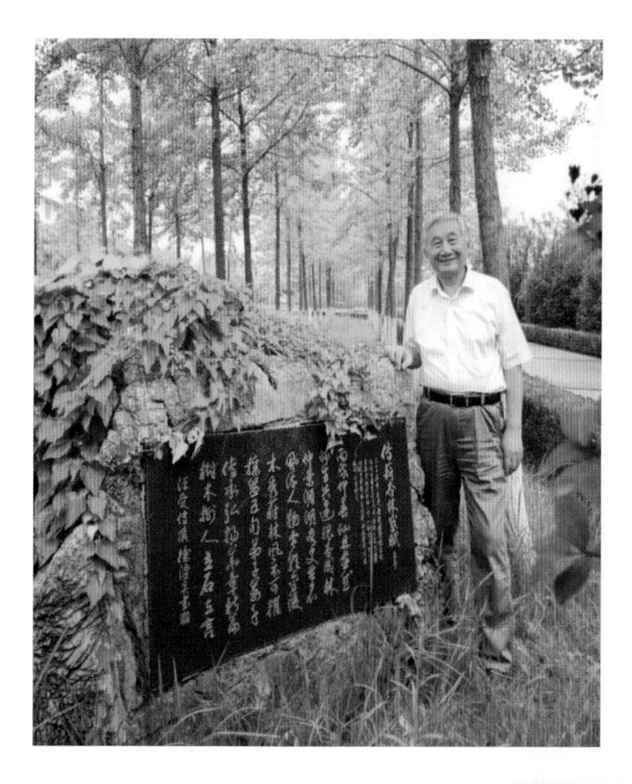

汪受传教授在南京中医药大学传薪杏林（2020年）

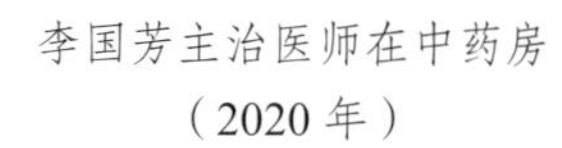

李国芳主治医师在中药房（2020年）

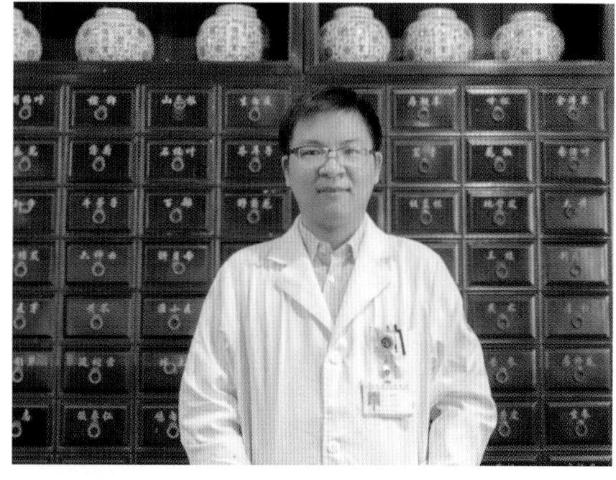

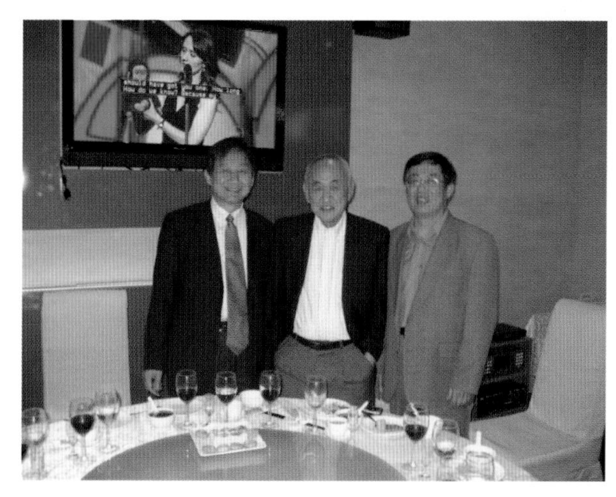

汪受传教授、韩新民教授与耶鲁大学郑永齐教授（中）合影（2008年）

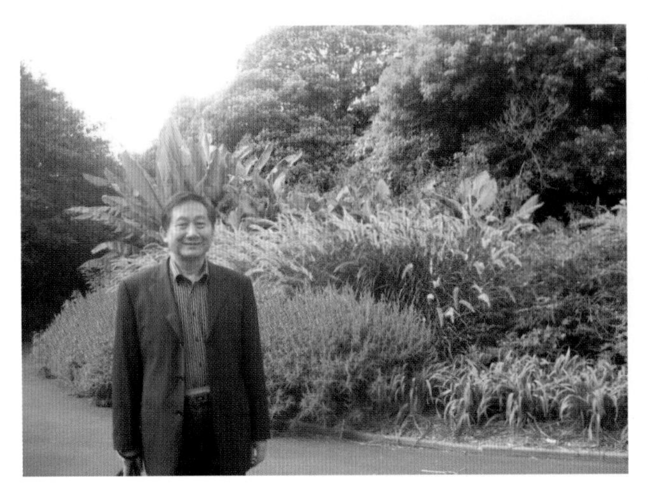

汪受传在新加坡热带植物园
（2008 年）

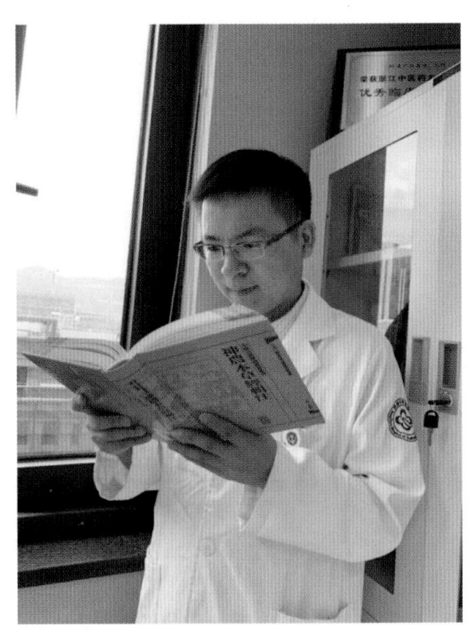

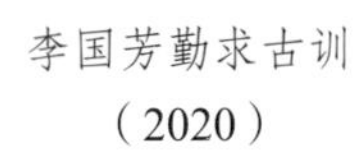

李国芳勤求古训
（2020）

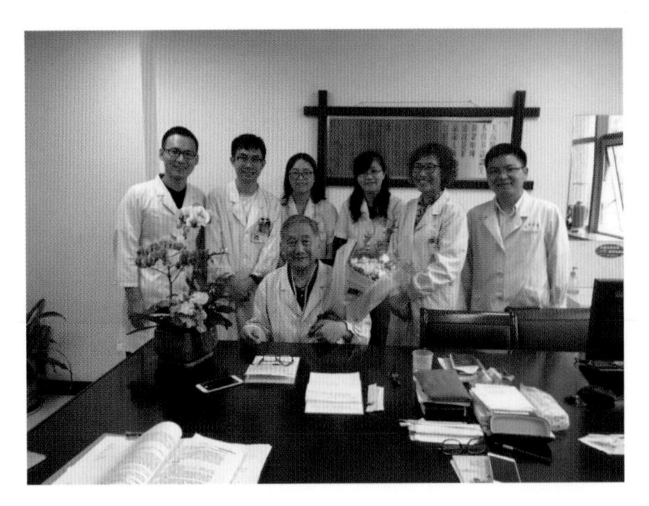

汪受传教授与弟子合影
（2018）

自 序

余踏入岐黄之路已半个世纪。自1964年进入南京中医学院，历经六年本科苦读、九载乡里摸爬，1979年再回母校，先后以研究生、学术继承人身份两次跟师江育仁教授，方得步入儿科殿堂。

每思及历代先贤，之所以学有所成、造福社会，无不出于心系普罗众生。昔扁鹊入赵为带下医、入秦为小儿医，皆为黎民百姓之计；钱乙初辞翰林医学，再请免太医丞，盖为乡里小儿救厄。“老吾老，以及人之老；幼吾幼，以及人之幼。”（《孟子·梁惠王上》）视患者如家人，方成精诚之大医。

仲景六经论伤寒、脏腑论杂病，叶桂卫气营血辨温病传变，吴瑭三焦析温病证候，皆属留神医药、精究方术之得。吾师江育仁教授20世纪30～50年代潜心痧、痘、惊、疳，60～70年代悉心肺炎、脑炎、泄泻、疳证，80年代后又专心研究厌食、复感，是为应时顺势，尊古求新之典范。时代更易、儿科疾病谱不断变化，前辈医家如何发皇古义、融会新知、与时俱进，值得我辈效仿。

余20世纪60年代踏入医门，70年代行医乡间，叠进大小、中西医院，无知无畏，已经独立处治流行性乙型脑炎、流行性脑脊髓膜炎、肝脓肿、麻疹肺炎合并心力衰竭等危重病症，深感前人留下的珍贵医学遗存，若是运用得当，确有回天再造之功。而且小儿虽为孱弱之躯，但脏气清灵，辨证施治得当，随拨随应绝非妄言。再经回校随大家深造，遂立志以弘扬仲阳学术为己任，应对临床新问题，博采各学科新技术，革故鼎新，献身幼科。

老子《道德经·第二十五章》云：“人法地，地法天，天法道，道法自然。”一句“道法自然”揭示了“道”的最高境界，就是遵循“自然而然”的客观规律。上古几十万年的探索，5000年的文明记录，记载了中华民族与疾病做斗争的历史成就。时至今日，虽然我们已经能够九天揽月、五洋捉鳖，但正确认识和处理危害人类健康的疾病仍然任重道远，儿科尤其如此。面对临床新情况、新问题，我们需要不断地去探索其发生发展的规律，寻求治未病、治已病之道，这是我们中医儿科人的历史使命。

我们这一代中医儿科人，传承于20世纪中医儿科大家，有一定的中医理论与临床积累，又接受了现代相关学科的知识，经历了20世纪以来的社会变化、儿科疾病谱变更，刻苦求索，形成了承前启后的学术积淀。希望本套丛书作为我和我的门生在学术道路上“博学之，审问之，慎思之，明辨之，笃行之”（《中庸·第二十章》）的真实记录，留下一代中医儿科人问道求是的历史篇章。其是非曲直、璧玉瑕疵，恳请同道惠鉴。

南京中医药大学附属医院

汪受传

戊戌仲秋于金陵审思斋

前　言

中药源于天地造化，自古以来称为本草。“神农尝百草”，中华民族祖先以身试药，本草的药用价值才不断被发现。自从文字产生之后，药物的名称、功效、主治等记载便陆续出现。马王堆帛书《五十二病方》中有雷丸药浴治疗“婴儿病痫”的记载。《神农本草经》载药 365 种，其中明确用于治疗小儿病证者有 17 种，如龙骨主“小儿热气惊痫”，龟甲主“小儿囟不合”，五加皮主“小儿不能行”等。历经两千余年的发展，本草学书籍可谓汗牛充栋，每一本本草著作中都有大量儿科用药的记述。本草学是一个巨大的宝库，是我国古代先民在与疾病长期斗争的过程中，反复实践、不断总结的结果，包含了古人丰富的实践经验和理论知识，需要我们去不断发掘、加以提高。古代医家提出的中药四气五味、升降浮沉、归经配伍、功效主治、毒性等理论，至今有效地指导着中药治病的临床实践。随着时代的变迁，生活条件及社会环境的改变，儿科疾病谱发生了巨大的变化，新时代赋予我们这一代中医人新的使命，对我们的期望和要求也更高。中医儿科面对儿童这一特定的群体，如何继承好前人的学术成就，掌握今日的新知识、新技术、新方法，深入研究、拓展中药在儿科的应用，提高有效性、安全性、经济性，是我们这一代中医人责无旁贷的历史使命。

历代中医大家因其学习、跟师、临证经历的不同，有其特有的学术思想和用药经验。孙思邈《备急千金要方・少小婴孺方》多方应用石膏、雄黄、牛黄、铁粉、珍珠、滑石等，以镇惊息风、清热泻火、豁痰开窍，为后世儿科应用金石重镇之品治疗心脑疾病开创先河；书载含大黄 30 余方，与其他药物配伍，广泛用于治疗积聚腹痛、下痢、上气气逆、五惊夜啼、小便不通、热毒痈疽、时行温病等病证。宋代是中医儿科学体系形成的重要时期，名家辈出，治病用药特色鲜明，代表性医家如钱乙以擅用寒凉药著称、陈文中以擅用温补药闻名，成为后世寒热温凉药物在儿科应用的典范。后代又有不少医家则以为二者不可偏执，如清代吴瑭在《温病条辨·解儿难》中说："痘科首推钱仲阳、陈文中二家，钱主寒凉、陈主温热，在二家不无偏胜，在后学实不可偏废。"

在儿科临床上，不同学术流派的形成与医家所处的时代、从医经历、流行病症存在着关联。以民国时期沪上儿科名医徐小圃为例，据导师江育仁先生回忆，当年儿科流行麻疹、天花等温病，徐先生起先也是以温病的理法方药为治疗准则。后来，徐公子患"伤寒病"，自治无效，已濒危候，经"祝附子"祝味菊先生回阳救逆法挽回，使徐小圃先生自主清转而主温，外感广用麻黄、桂枝，里证重用干姜、附子，成为一代儿科温阳派大家。实际上，徐先生擅长温阳法取得显著疗效，与他所治多属温病中的重症、坏病也是有关的。所谓"横看成岭侧成峰，远近高低各不同"，与西医专用某药治疗某病的理念不同，不同的中医名家对于同一疾病常用的理法方药也不尽相同，这也正是中医学辨证论治的魅力所在。我们今天应当仔细品味前人用药经验，从中汲取营养，根据所诊患儿的临床证候特点精选方药，这才是博采众长、古为今用的正确方法。

进入现代社会，自然科学技术迅猛发展，不少学者已经应用现代科学技术方法对中药资源、炮制、制剂、化学、药理、毒理及中药现代临床应用等做了多方面的深入研究与总结，取得了令人瞩目的成就。其中的典型事例便是青蒿素的发现，这是中国科学家获得的首个诺贝尔生理学或医学奖，使得屠呦呦和《肘后备急方》一起蜚声海内外。青蒿素的成功案例为中医药科研工作者带来莫大的信心和鼓舞，提振了国人对传统中医文化的自信心。基于古代医学典籍，借助现代技术方法，我们可以成功提取治疗某一传染病的中药单体，为人类与病原微生物之间的斗争寻找到强有力的武器，创造出难以估价的社会效益，还可以让我们对传统中药知识的认识更为深入，从而使之更好地服务于人类健康事业。

当然，发掘中药中针对某一疾病的有效组分和主要单体成分只是研究、发展中药现代临床应用的途径之一。今天我们对于中药研究的方法应当是多方位的。我们认为：现代中药研究的基本方法还是要从传统中医学理论出发，以前辈医家提出的药性理论及其临床应用为依据，首先采用现代技术方法厘清其作用机理。关于作用机理的研究要遵循整体观念和辨证论治的原则，在确证其临床有效性的前提下，去研究它的作用靶点。单味中药，更毋庸说复方，其治疗机制和效应都是多靶点的。我们不能因其某一靶标的发现就认为已经搞清楚了它的全部作用机制，更不能因为某一项药效学研究的失败而否定其有效性。尤其是一些微观的细胞、分子、基因的研究，尽管它可以反映药物的微观效应，但因人体是全身有机统一的整体，微观改变只能说明局部，不能反映全身，需要众多的微观病理改变研究才能给我们逐步勾勒出疾病病理改变与药物作用机理的整体轮廓。近年来，中药代谢组学的研究在一定程度上反映了全身性变化产生的病理改变及药物效应。未来中药药效学研究应更多地采用这类能反映全身性病理改变的效应指标，将其与临床治疗效应联系起来认识，如此将有可能形成中药药效学研究的突破，并由此产生对药物作用的新认识，扩大中药的临床应用，并为新药开发提供基础。

儿科医师应用中药，应当更加审慎行事。《素问·五常政大论》说："大毒治病，十去其六；常毒治病，十去其七；小毒治病，十去其八；无毒治病，十去其九。谷肉果菜，食养尽之。无使过之，伤其正也。不尽，行复如法。"这是我们的座右铭。用药勿过，食养尽之，不尽者行复如法，对于儿科特别适用。能轻取不必重用，需重用不可过剂；能食养不必药补，需药治拨应即止；能小毒不必大毒，需攻邪擒主而施。熟谙药性，辨证论治，精选药物，慎避毒药，祛邪不忘护正，补益切忌滥施，是我们的基本原则。

本分册选取了儿科临证常用的中药 264 种，在概述儿科中药应用特点后，按照不同功效分 19 章予以介绍。每味药物在继承历代本草精华的基础上吸收了现代研究成果，介绍了药物的出处、品种、性味归经，重点就我们的临床应用心得体会，对于药物的功效、儿科临床辨证选用、配伍用药、使用注意点等做了阐述，用药剂量根据儿童年龄跨度、病情轻重差别大的特点提出了比较大的区间，希望能给儿科同道临床精准施治、有效安全用药提供有益的参考。

汪受传　李国芳

庚子仲春于金陵

目　录

绪论

儿科中药应用特点

儿科用药不同于成人，有其自身的特点，这与小儿脏腑娇嫩，形气未充，为“稚阴稚阳”之体，“肺常不足”“脾常不足”“肾常虚”“心常有余”“肝常有余”的生理病理特点，以及发病后寒热虚实的转化较成人更为迅速，且“脏气清灵，随拨随应”的治疗转归特点密切相关。为此提出儿科中药应用“八要”。

1. 维护阳气

儿科疾病预防治疗必须时时留意维护阳气。南宋陈文中首创儿科温阳学派，他特别重视固护小儿阳气，在《小儿病源方论·养子真诀》中提出“要背暖”“要肚暖”“要足暖”“脾胃要温”等护养要领，临证用药极力反对妄施牛黄、轻粉、朱砂、黄连等寒凉伤阳之品，强调“药性既温则固养元阳”，为儿科温阳药的临床应用树立了典范。近代徐小圃先生则为应用附子治疗热病伤阳之阳气虚衰证提出使用指征为神疲、色㿠、肢冷、脉软、舌润、小便清长、大便溏泄不化，但见一二症，便当放手应用，若必待少阴证悉具而后用，往往贻噬脐莫及之悔。江育仁教授强调小儿绝非“阳常有余”的盛阳之体，临床凡见阳气不足的证候，必须及时采用温阳扶正法治疗。我们在《汪受传儿科求新》中则已经具体阐述了温暖卫阳、温振心阳、温运脾阳、温壮肾阳温阳四法在儿科的具体应用。

虽然小儿外感后易于化热，但在青春期以前，其阳气始终处于相对不足的状态，因此需要时时顾护，避免外感风寒、嗜食冷饮等损伤小儿阳气的常见病因。在现代临床上，更需要特别注意不可妄施苦寒伤阳的中西药物，如非必要时不正确地使用抗生素、过用大苦大寒的攻伐中药等。临床若是见到阳气被遏的证候要及时散寒通阳，逢阳气亏虚证候更必须及早应用温壮阳气之品。诸如外感风邪初起寒闭肺俞者，治以辛温开泄，常用麻黄、桂枝；反复呼吸道感染属卫阳不足、营卫不和者，应温卫和营，常用桂枝、生姜；泄泻迁延、脾阳不振者，应温运脾阳，常用炮姜、肉豆蔻；泄泻日久、肾阳亏虚者，应补火生土，常用附子、补骨脂；脾寒腹痛者，应温脾行气，常用高良姜、香附；阴水水肿者，应温阳利水，常用附子、生姜；胎怯禀赋元阳不足者，应温壮元阳，常用附子、鹿茸；遗尿属下元不固者，应温肾固脬，常用益智仁、补骨脂；心悸属心阳不振者，应温振心阳，常用人参、附子；胸闷属胸阳不振者，应通阳宽胸，常用桂枝、薤白；长期发热属营虚卫弱者，治以甘温除热、介类潜阳，常用桂枝、牡蛎。小儿生长发育赖阳气蒸腾，卫表固护赖阳气通达，脾胃运化赖阳气温通，气机通畅赖阳气温煦，各种阳气亏虚病证全赖温阳扶正。所以，未病之时应时时保护阳气，已病之后更当刻刻维护阳气。阳气为小儿生命之本，一生之基，在疾病预防、治疗、康复中必须时刻以护阳为宗旨。

2. 顾护阴津

小儿处在生长发育旺盛时期，其物质基础是阴、阳、气、血。生者依阳以生、长者赖阴而长，无阳则阴无以生、无阴则阳无以化，阴阳两者相互依赖、相辅相成。小儿生长发育迅速，必须由阴精提供充分的物质基础；在患病之时，由于外感六淫之邪易从阳化热，更容易出现伤阴耗液的病变。因此，无论是在生理还是病理状况下，小儿阴常不足是其又一特点，注意护阴同样不可忽视。

五脏皆有阴分，顾护阴液需从五脏入手。如肺阴不足常见咽干音哑，当养阴润肺，常用南沙参、麦冬；脾阴不足常见口干舌燥，当润养脾阴，常用北沙参、石斛；心阴不足常见恐惧少寐，当滋养心阴，常用西洋参、麦冬；肝阴不足常见头晕目涩，当润养肝阴，常用生地黄、枸杞子；肾阴不足常见眩晕脉细，当滋养肾阴，常用熟地黄、山茱萸。小儿患病之后阴津亏损者当及时予以养阴生津，如干咳不已当润肺止咳，常用百合、天冬；肠燥便秘当润肠通便，常用火麻仁、郁李仁；泄泻伤阴当护阴涩肠，常用麦冬、乌梅；阴虚风动当养阴息风，常用龟甲、地黄。值得注意的是，小儿为稚阴之体，热病易于伤阴，因此在清热泻火之时应不忘护阴，白虎汤中石膏与知母配伍，犀角地黄汤中犀角与地黄配伍，黄芩汤中黄芩与芍药配伍，清胃散中黄连与当归配伍等，皆含此义。临床应用温燥药物之时，也常配合使用滋阴药物以制其性且相辅相成，例如：使用独活、秦艽祛湿舒筋配合地黄、当归养阴柔筋，附子、肉桂温补肾阳配合地黄、枸杞子补益真阴等，皆属此例。

3. 保护脾胃

小儿生长发育迅速，同时需维持正常生理活动，对营养物质的需求量大于成人，而小儿脾胃发育未曾健全，因而显示“脾常不足”状态。《金匮要略 · 脏腑经络先后病脉证并治》云：“四季脾旺不受邪。”《小儿药证直诀 · 腹中有癖》云：“脾胃虚衰，四肢不举，诸邪遂生。”脾为后天之本，气血生化之源，所谓培土可以生金，脾胃虚弱可导致营卫不足、肺虚不固，抵御外邪的能力下降。所以，历代儿科医家无不重视顾护小儿脾胃，如《幼科发挥·原病论》说：“胃者主纳受，脾者主运化，脾胃壮实，四肢安宁，脾胃虚弱，百病蜂起。故调理脾胃者，医中之王道也；节戒饮食者，却病之良方也。”并指出：“如五脏有病，或补或泻，慎勿犯胃气。”治疗“首重保护胃气”。

顾护小儿脾胃首先是要在各类疾病中注意脾胃受损的表现，及时加用健脾养胃的方药治疗，如脾气虚用党参、茯苓、白术、甘草以补益脾气；脾血虚用当归、白芍、川芎、熟地黄以补养脾血；脾阴虚用北沙参、生地黄、麦冬、石斛以滋益脾阴；脾阳虚用干姜、吴茱萸、益智仁、砂仁以温补脾阳。需要注意的是，小儿运化力弱，补脾之时应当根据病情适当配伍运脾之品，如理脾气的陈皮、木香、枳实、香橼，燥湿滞的苍术、佩兰、藿香、豆蔻，消食积的六神曲、山楂、谷芽、麦芽等，以恢复脾主运化之功。同时，在对患病小儿用药之时，需时刻注意避免损伤脾胃，如《小儿药证直诀·虚实腹胀》云：“小儿易为虚实，脾虚不受寒温，服寒则生冷，服温则生热。”所以，大寒大热之品均当慎用，即使是补益药物，也必须遵从“虚则补之”“辨证施补”的原则，无虚不可滥补，补益不当，如滋腻碍脾、燥热伤阴，同样损伤脾胃。《幼科发挥·调理脾胃》说：“脾喜温而恶寒，胃喜清而恶热。故用药者，偏寒则伤脾，偏热则伤胃也。制方之法，宜五味相济，四气俱备可也。”

4. 药取轻灵

小儿“脏气清灵，易趋康复”，对于各种治疗的反应较成人灵敏，只要辨证准确、切中病机，即使不用或少用毒性峻厉、金石克削之品，较小剂量、较少药味也能取得“随拨随应”的效果，且可以减少毒副作用的发生。

用药轻灵，首先是指所用药物的药性清扬。尤其是儿科最为常见的外感肺系疾病，多取植物药花草轻清之品以宣肺散邪，如温病大家吴瑭在《温病条辨·治病法论》中说：“治上焦如羽，非轻不举。”对于风温外感初起之咳嗽主用桑叶、菊花，发热常用薄荷、金银花，流涕多用辛夷、细辛，祛暑习用香薷、藿香等轻清之品，待外邪入里、病情加重之时才逐渐使用质重沉降药物。对于金石重镇类矿物药多在烦躁不安、神明失主时使用，温燥灵动类动物药多在抽搐动风、顽痹阻络时使用，且必须在应用时更要注意观察其可能出现的副作用。

药取轻灵还意味着儿科用药总量需根据年龄大小、体重高低、病情轻重而做到总量控制。近年来，临床用药剂量有增大的趋势，客观分析，这也是因药材质量、炮制加工等环节的原因而做出的无奈之举。尽管如此，儿科用药不可过重仍然是我们必须遵循的原则，这既是从保护儿童正气免受损伤的角度出发，也是出于减少药材资源浪费的目的。个人临床体会，每剂汤药方的药物总量，一般以新生儿 10 ～ 25g、婴儿 25 ～ 50g、幼儿 50 ～ 80g、学龄前儿童 80 ～ 120g、学龄儿童 100 ～ 140g、青春期儿童 120 ～ 160g 为宜。当然，如果方中有矿物类质重药物，或者病情需要某些药物用量必须较大时，药方总量也可以适当增大，而方中含细料药、毒性药时则需要注意控制用量。

我们强调的是药剂总量控制，至于是通过控制方中药物味数还是单味药的用量来实现，则可以由各位医师根据自己的临床经验来决定。为了体现辨证论治、整体调治的宗旨，方中应当体现君臣佐使、相伍为用的组方原则，同时为避免某些药物剂量过大而可能造成的副作用，儿科药方总量的控制应主要以每味药使用剂量不要过重为好。

5. 慎寒慎热

儿童患病之后“易寒易热”，“寒者热之”“热者寒之”是临床治疗用药的基本原则。但是寒凉药易伤阳气、温热药易损阴津，也是药性皆偏可能造成的副作用。小儿脏腑娇嫩，成而未全、全而未壮，为“稚阴稚阳”之体，其阴津、阳气更易于为药物所伤，所以，儿科临床当慎用大寒、大热之品。吴瑭《温病条辨·儿科用药论》曾严格批评道：“世人以小儿为纯阳也，故重用苦寒。夫苦寒药，儿科之大禁也。丹溪谓产妇用白芍伐生生之气，不知儿科用苦寒，最伐生生之气也。”

儿科临床常见过用寒、热药物者如：辛温发散太过，可致腠理开泄、营卫两伤、藩篱不固，卫外能力下降，邪气易于入侵，反复呼吸道感染；过用温补壮阳，易致阳气亢盛，热势鸱张，内热蒸盛，助长热性疾病；温药多燥，又易于耗伤阴津，产生热盛伤阴、阴虚生内热的病理变化；苦寒药物容易损脾伤阳，造成脾寒气滞而腹痛、泄泻、呕吐；久用寒凉更能损伤肾阳，造成全身失于温煦，各脏腑功能失职，产生种种变端。所以，无论是中药、西药，儿科医师在应用大寒、大热药物时均必须谨慎从事，能用甘凉不用苦寒、能用甘温不用燥热，以保阴、护阳为要。当然，如此也不是说儿科就不能使用大寒、大热药物，必要时如邪热炽盛必须苦寒方能折其邪势、阳气虚衰非温热不能回阳救逆，只是取效之后不可用药过量，得效则止，正如《素问·六元正纪大论》所谓："大积大聚，其可犯也，衰其大半而止，过者死。"

6. 灵机活用

小儿发病容易、传变迅速，病情的发展变化、病机寒热虚实的演变随时可以发生，这就需要在儿科临床实践中更要及时观察病变、随时调整理法方药。儿科急性疾病较多，尤其是急性热病，朝则犯卫、日中已入气、暮则骤然内传营血，甚至病初即直入营血的情况均可以发生。若是内伤杂病，如肺病伤心、肝病传脾、肾病变证产生等，均属常见。所以，儿科医师尤其需要熟谙各种不同疾病的发展变化规律，发现病变之端倪，随时调整治法处方用药，"既病防变"，处治于先。如《难经·七十七难》所说："上工治未病，中工治已病者，何谓也？然。所谓治未病者，见肝之病，则知肝当传之于脾，故先实其脾气，无令得受肝之邪。"

温热、温疫疾病最为典型。《温病条辨·小儿痉病瘛病共有九大纲论》指出："盖小儿肤薄神怯，经络脏腑嫩小，不奈三气发泄。邪之来也，势如奔马，其传变也，急如掣电，岂粗疏者所能当此任哉！"例如：暑温患儿通常起病急暴，病变迅速，往往卫分未解，已传气分，出现卫气同病，气分之热未清，又窜营分，而致气营两燔，甚至营病及血，营血同病。小儿感冒，今日辨为风寒犯表，明日风寒化热，再日则转为肺炎喘嗽，甚至迅速出现心阳虚衰变证，皆非罕见。所以，儿科临床处方用药决不可胶柱鼓瑟，从一而终，必须随机应变，根据病情的演变与转化，掌握病性与药性，随时调整，灵活用药。

7. 安全用药

儿童体质稚嫩，易于为药物所伤，加之家长爱儿心切，更不能容忍儿科医生用药的丝毫差错。以往儿科用药只重视有效性，近年来，儿童安全用药则被摆到了越来越重要的位置。所以说，儿科医生临床诊治患儿如履薄冰，绝非危言耸听。

古代儿科医家历来重视儿科用药的安全性。如吴瑭在《温病条辨·儿科风药禁》中说："近日行方脉者，无论四时所感为何气，一概羌、防、柴、葛，不知仲景先师有风家禁汗、亡血家禁汗、湿家禁汗、疮家禁汗四条，皆为其血虚致痉也。然则小儿痉病，多半为医所致，皆不识六气之故。”指出了儿科用药不当可导致医源性疾病的发生。辛热燥烈药物如附子、乌头含多种乌头碱类化合物，在儿科虚寒病证固然可用，但我们一般用量只在3g左右，若用大剂量十分谨慎，且必须用炮制品、先煎；朱砂含汞、雄黄含砷、硫黄含硫化氢，皆毒性较剧，目前在儿科很少单用，只在成药或外用药中使用，且必须控制剂量；蟾酥有心脏毒性、马钱子可致强直性惊厥，在儿科同样多在中成药中严格控制含量后应用。至于马兜铃、雷公藤、昆明山海棠等近年讨论较多的“毒性药物”，在儿科是禁用还是慎用，有很多争议；苍耳子、苦楝皮作为常用药，因其有不良反应报道也使人望而生畏。我们以为，儿科用药固然是安全第一，但也不能见“毒”则避而远之。事实上，同一有毒药物的毒性大小，与其炮制加工、用量用法关系极大，一些药物的毒性成分正是它的主要有效成分，其治疗某些疾病的特殊疗效又是别的药物不能取代的，即所谓“以毒攻毒”。所以，儿科医生还是要以兼顾有效性和安全性为用药原则，只能是以使患儿得到可能的最好收效和最小毒性来取舍用药。对于毒药治顽疾更要加强增效、减毒研究，有可能获得中医药科研的重大成果，如同从砒霜到三氧化二砷的研究已经使三氧化二砷成为全球治疗急性早幼粒细胞白血病的标准药物那样。

在如何应对有毒中药的减毒问题方面，现代对毒性成分、药代动力学、毒理、量毒关系、制剂的研究固然可以为之寻找办法，但传统对毒性药的炮制加工方法就是前人中药减毒历史经验的结晶，千万不能忽视。例如附子以食用胆巴浸后再煮、蒸、晒；甘草银花水煮川乌、草乌；姜矾水制南星、半夏；巴豆压油取霜等，都是有效降低药物毒性和副作用的方法。

8. 兼顾口感

一些小儿患病时不愿服用中药的主要原因在于其惧怕中药味苦或气味难闻，难以入口下咽，即使勉强服下有时也容易出现呕吐现象，因而影响了服药治疗的依从性。有些小儿因自小娇生惯养，气味稍重、口感稍苦的中成药都难以服入，遑论味道更甚的汤剂。甚至有些儿童见到中药则直接拒绝服用。这是儿科医生经常碰到的棘手问题。

解决小儿服中药难的问题，要从这几个方面着手。一是并非所有中药均为苦药，攻药多苦、补药多甘，讲清这种情况有利于调理扶正类中药的服用。二是苦味中药方中可以配伍甘味药物，如苦寒清热解毒药配以甘凉生津养阴药既可以改善口感又有护阴作用，还可以据证加入甘甜药物如甘草、罗汉果，或者直接加入甜叶菊、食糖矫味。三是对年龄较大的儿童讲“良药苦口利于病”的道理，争取他们主动服药。四是处方时慎用大苦药物，如龙胆、黄连等，只是认为必须应用时才去使用。五是要加大儿科中药制剂保持药效与兼顾口感的研究，研发出更多效、味均佳的口服中成药。六是对于慢性病可以采用我们推荐的辨证处方熬制为糖浆剂的方法使用。如果这些方法均无法实施，还可以采用灌药器，趁小儿啼哭张口时伸入舌后部灌服药物的方法，或者将口服汤剂改为灌肠施用。

当然，作为儿科医生，最重要的还是必须深怀慈幼之心，面对每位前来求医问药的患儿及家长，无论贵贱贫富、妍媸愚智，一视同仁精心救治，仔细望、闻、问、切，准确辨证，斟酌选方，审慎地选择每味药物，力求取得最佳疗效、最少副作用的同时，尽力提高患儿配合治疗的依从性，这样才能不辜负患儿及家长的殷切期盼，让中医药更广泛地在儿科临床应用。

第一章 解表药

一、辛温解表药

麻　黄

【出处】《神农本草经》。

【品种】为麻黄科植物草麻黄 *Ephedra sinica* Stapf、木贼麻黄（又名木麻黄）*Ephedra equisetina* Bge. 或中麻黄 *Ephedra intermedia* Schrenk ex C. A. Mey. 的草质茎。草麻黄 Herba Ephedrae Sinicae 主产于河北、山西、新疆、内蒙古。木贼麻黄 Herba Ephedrae Equisetinae 主产于河北、山西、甘肃、陕西、内蒙古、宁夏、新疆等地。中麻黄 Herba Ephedrae Intermediae 主产于甘肃、青海、内蒙古及新疆。

【应用心得】麻黄味辛、微苦，性温，归肺经、膀胱经。《本草纲目·麻黄》谓："麻黄乃肺经专药，故治肺病多用之。"张仲景取麻黄发汗解表、宣肺平喘、利水消肿等功效，用于多种方证。临床可以麻黄为主药配伍组方，治疗多种儿科疾病。

疏风散寒：麻黄生用，辛温解表散寒，开泄腠理，是风寒袭表证第一要药。《伤寒论》麻黄汤取麻黄配伍桂枝温经散寒、杏仁利肺止咳、甘草调和诸药，用于外感风寒重证，其力透肌腠、驱逐风寒外邪，非他方所能取代。儿童易罹外感者多属卫阳不足，因而易为风寒所伤，以麻黄温卫散寒、发汗解表，则风寒外邪可随之消散。凡畏寒抖擞、肌闭无汗、清涕长流者，麻黄有立竿见影之效。唯使用麻黄辛温解表，不可过剂，以免过汗而损阴伤阳，若风寒得汗泄而解，当转用辛温轻剂，如防风、荆芥之类以收余功。又需注意小儿外感风寒易于化热，寒邪散、热象显则当转用辛凉解表之品。

宣发肺气：麻黄宣发肺气，以《太平惠民和剂局方》三拗汤为代表方，此方以麻黄汤去桂枝，生麻黄改用蜜麻黄，加杏仁、甘草，则解表之力减而宣肺止咳之功强。临床尚可配伍白前、桔梗等宣肺，半夏、陈皮等化痰，用于风寒咳嗽证为主方，经配伍亦可用于咳嗽其他证候。麻黄宣肺有通利鼻窍之功，还可以用于鼻窒、鼻鼽、鼻渊等病证。

肃肺降气：肃降肺气对于肺气上逆以喘为主证的肺系疾病是治疗主法，多用蜜麻黄为主药。临床应用：一是平喘止咳，用于肺炎喘嗽如麻黄杏仁甘草石膏汤，用于哮喘如小青龙汤、大青龙汤，皆以麻黄为君药。咳嗽呛咳不止以及顿咳等病其病机亦属肺失肃降，常取麻黄与桑白皮合用以降肺气之逆。二是通调水道，用于风水肿如麻黄连翘赤小豆汤，兼有“开鬼门，洁净府”之双重功效。

消抑伏风：余以为麻黄除前述消散外风之功外，还有消抑伏风之效。伏风为特禀质小儿之夙在病因，每逢冒受外风或接触发物则发为“风病”，如鼻鼽、风咳、哮喘、湿疹、风瘾之类，皆可用麻黄散外风、消伏风，多用于寒证，但若是与寒凉药配伍亦可用于热证。临证常用配伍，如治疗鼻鼽配辛夷、苍耳子、防风等，治疗风咳配紫菀、百合、五味子等，治疗哮喘配射干、葶苈子、地龙等，治疗湿疹配蒺藜、地肤子、白鲜皮等，治疗风瘾配生地黄、牡丹皮、紫草等，临床多所应用，其效功不可没。现代研究也证明：麻黄有抑制致敏物质释放的抗过敏作用。麻黄杏仁甘草石膏汤能抑制肥大细胞脱颗粒，抑制致敏豚鼠肠管组胺的释放，缓解肠管的运动。

除以上功效之外，麻黄在儿科还有多方面的应用。如取其醒神唤醒作用用于遗尿，取其祛风通络作用用于痹证，取其散寒温经作用用于冻疮，取其温散阴凝作用用于阴疽等。

儿科使用麻黄剂量不宜过大，一般婴幼儿常用 1 ～ 3g、学龄儿童 3 ～ 4g，特殊病例使用不超过 6g。表虚自汗、阴虚盗汗，肾不纳气之虚喘均应慎用。使用不当可能出现兴奋、周身不适、胸闷、心悸、肢体发麻、大汗不止、眩晕等不良反应。

麻黄的主要有效成分为左旋麻黄碱、右旋伪麻黄碱等生物碱。但不同产地麻黄碱的含量差别较大，以四川产丽江麻黄的麻黄碱含量较多，临床使用麻黄入汤剂或中成药的疗效与其品种有密切关系。

桂枝

【出处】《伤寒论》。

【品种】为樟科植物肉桂 *Cinnamomum cassia* Presl 的嫩枝。桂枝 Ramulus

Cinnamomi 主产于广西、广东、福建；云南亦产。

【应用心得】桂枝辛温发散为阳，归膀胱经、心经、肺经。在小儿稚阳之体用为要药。《本经疏证·桂枝》谓："和营、通阳、利水、下气、行瘀、补中，为桂枝六大功效。"

温卫和营:《活幼心书·卷下》引《伤寒论·辨太阳病脉证并治》:"治'太阳中风，阳浮而阴弱。阳浮者，热自发；阴弱者，汗自出。啬啬恶寒，翕翕发热，鼻鸣干呕者。'"推桂枝汤为治疗儿科太阳中风证主方。其中桂枝为君药，以之透营达卫、解肌发表，与芍药配伍并佐生姜、大枣调和营卫。桂枝宣阳气于卫分、畅营血于肌表，对于外感风寒、表实无汗者与麻黄配伍，表虚有汗及阳虚受寒者则径用桂枝汤。余在临床常取桂枝温卫和营功能，除用于"风伤卫、寒伤营"之外感风寒营卫不和证外，还习用黄芪桂枝五物汤治疗反复呼吸道感染营卫不和证，桂枝加龙骨牡蛎汤治疗汗证营卫失调证等。

通阳化气：桂枝温脏散寒，通阳化气。在儿科应用，如瓜蒌薤白桂枝汤、枳实薤白桂枝汤治疗胸痹胸阳不振证，小建中汤、黄芪建中汤治疗胃脘痛脾胃虚寒证，更有炙甘草汤治疗心悸脉结代证，桂枝温通阳气在上方中皆为要药。笔者经验，以桂枝通阳化气，配伍麻黄、辛夷、苍耳子等，可治疗鼻鼽肺气虚寒证。

温经通络：桂枝温阳通达经络，可治疗多种经络肢节疾病。如桂枝附子汤、甘草附子汤治疗风湿痹痛证，当归四逆汤治疗冻疮寒凝经脉证，皆取其温通之功。桂枝芍药知母汤主治诸肢节疼痛"历节病"者，则属于以风寒湿为主而兼有化热伤阴的证候。《金匮要略》风引汤"除热瘫痫"，以桂枝与大黄、干姜、龙骨、甘草、牡蛎、寒水石、滑石、赤石脂、白石脂、紫石英、石膏合方，现代更被用于重症手足口病毒热动风证，值得研究。痿证之下肢痿躄，配伍牛膝、杜仲、桑寄生补益肝肾，强筋壮骨，有疗痿之功。

温阳利水：桂枝温阳化气行水，可用于水肿、痰饮诸证。五苓散以其配伍茯苓、猪苓、白术、泽泻，是治疗水肿脾虚水湿泛滥证主方。笔者治疗小儿水疝寒凝湿聚证，以五苓散与疏肝通络药合用取得良好效果。他如脾阳不运、水湿内停而致眩晕、心悸、咳嗽之痰饮病，则当用《金匮要略》苓桂术甘汤。

温经行瘀：桂枝温通经脉，有活血行瘀作用。仲景方临床应用，如桂枝茯苓丸用于癥结不消证，桃仁承气汤用于热结血瘀证，皆属取其温经行瘀之功。在儿科配伍人参、丹参等补气活血之品，治疗心动过缓性心律不齐更常采用。

桂枝在儿科用量不宜过大，需防汗出过多而伤阳。一般婴幼儿常用 2 ～ 3g，学龄儿童常用 3 ～ 5g，但对于阳虚寒凝征象较重者，10g 亦可以应用。若是诸热性病证则当慎用。

紫苏叶

【出处】《名医别录》。

【品种】为唇形科植物紫苏 *Perilla frutescens*（L.）Britt. var. *arguta*（Benth.）Hand. -Mazz. 或野紫苏 *Perrilla frutescens*（L.）Britt. var. *purpurascens*（Hayata）H. W. Li 的叶或带叶小软枝。紫苏叶 Folium Perillae Argutae 主产于湖北、河南、四川、江苏、广西、广东、浙江、河北、山西等地。以湖北、河南、四川、山东、江苏等地产量大，广东、广西、湖北、河北等地所产者品质佳。野紫苏叶 Folium Perillae Purpurascentis 全国多数地区有产。

【应用心得】

紫苏叶味辛性温，发表散寒，但其力逊于麻黄和桂枝而显平和。归肺经、脾经、胃经。《本草纲目》谓其：“解肌发表，散风寒，行气宽中，消痰利肺，和血，温中，止痛，定喘，安胎，解鱼蟹毒，治蛇犬伤。”

散寒解表：紫苏叶性味平和，兼有散寒解表、行气和中的功效，因而在儿科常见之外感风寒兼有脾胃不和者多有应用。小儿感受风寒邪气之初，与荆芥、防风等相伍可祛风散寒。若是兼气滞、胸闷、呕恶，配伍香附、陈皮可散寒行气，如香苏散；如恶寒、咳嗽、痰多，配伍杏仁、桔梗宣肺化痰，如杏苏散。

和中止呕：紫苏叶能和中止呕。对于小儿呕吐，如属风寒外束、胃气失和，可与紫苏梗、藿香合用散寒行气；如属气机阻滞、湿浊内阻，可与半夏、陈皮等相伍化湿行气；如属湿郁化热、痰浊中阻，可与黄连、竹茹等相伍清热化痰。

解鱼蟹毒：《金匮要略 · 禽兽鱼虫禁忌并治》记载：“食蟹中毒，治之方。紫苏煮汁，饮之三升。紫苏子捣汁饮之，亦良。”对于鱼蟹中毒而致腹痛吐泻者，本品能和中解毒。

紫苏叶常用剂量为 3 ～ 10g。

香　薷

【出处】《名医别录》。

【品种】为唇形科植物江香薷 *Mosla chinensis* Maxim. cv. *Jiangxiangru* 或华荠苧（又名石香薷）*Mosla chinensis* Maxim. 的带根全草或地上部分。香薷 Herba Moslae 野生品称青香薷，栽培品称江香薷。产于江西、广西、湖南、四川、安徽、浙江、江苏、湖北、广东、福建、山东。

【应用心得】

香薷味辛、性微温，归肺经、胃经。《本草纲目》谓："香薷乃夏月解表之药，如冬月之用麻黄，气虚者尤不可多服。"

祛暑化湿：香薷辛温发散，又有和中化湿之功。夏季气候炎热，又常多雨潮湿，小儿往往贪凉饮冷，易于外感于寒、内伤于湿，表现为畏寒发热、头痛无汗、身重困倦、胸闷纳呆、腹痛吐泻、舌苔白腻等症，是阳气为阴邪所遏，当予祛暑解表、化湿和中，《太平惠民和剂局方》香薷饮用香薷、白扁豆、厚朴是为经典方，舌苔白腻为辨证要点。若是暑热证候，患儿发热、口渴、面赤、舌苔黄腻，则当用《温病条辨》新加香薷饮祛暑解表、清热化湿，乃是香薷饮白扁豆易为扁豆花，加金银花、连翘而成，还可以配伍佩兰、苍术、黄连、荷叶、六一散等应用。其他兼证之香薷饮加减应用，可参薛生白经验：如热渴甚者加黄连以清暑，名四味香薷饮；减去扁豆，名黄连香薷饮，用治湿盛于里；腹膨泄泻者，去黄连，加茯苓、甘草，名五物香薷饮；若中气虚怯，汗出多者，加人参、茯苓、白术、橘皮、木瓜，名十味香薷饮。

香薷常用剂量为 2 ～ 6g。其主要成分为挥发油，不宜久煎。

荆　芥

【出处】《神农本草经》。

【品种】为唇形科植物裂叶荆芥 *Schizonepeta tenuifolia*（Benth.）Briq. 或多裂叶荆芥 *Schizonepeta multifida*（L.）Briq. 的茎叶和花穗。裂叶荆芥 Herba Schizonepetae 主

产于河北、江苏、浙江、江西、湖北、湖南等地。多裂叶荆芥 Herba Schizonepetae multifidae 主产于吉林、辽宁、黑龙江、河北等地。

【应用心得】

荆芥味辛、性微温，属于辛温药中性质比较平和者。归肺经、肝经。《本草纲目》谓其："散风热，清头目，利咽喉，消疮肿。治项强，目中黑花，及生疮、阴癞、吐血、衄血、下血、血痢、崩中、痔漏。"

辛温解表：对于小儿外感表证，无论风寒、风热或寒热不明显者皆属常用。治疗风寒感冒，常配伍防风、白芷、羌活等，如荆防败毒散。风热感冒或时疫感冒风瘟犯表证，风邪不解，则表邪不去，单纯以辛凉之药无助于表邪外解，常在辛凉解表药中配入荆芥以助透邪，《温病条辨》银翘散用荆芥即是此意。对于肺炎喘嗽早期属风寒郁肺证，可与防风、麻黄、杏仁等相伍以辛温散寒宣肺。

祛风消风：本品能祛外风、消伏风，故可用于治疗小儿风病。鼻鼽多清涕横流，可与桔梗、辛夷、麻黄、苍耳子等相伍以祛风散寒止流。荨麻疹如表现为风团色白、遇寒更甚、得热则缓，可与麻黄、蒺藜、防风等相伍以祛风散寒。湿疹属风湿热毒泛肤者，可与地肤子、白鲜皮、土茯苓、蝉蜕、地龙、黄芩等相伍以消风清热、化湿解毒。对于过敏性紫癜，则常与金银花、连翘、板蓝根、水牛角、生地黄、赤芍、玄参、紫草、牡丹皮等一起使用，有凉血解毒消风作用。

透疹解毒：出疹性时行疾病之出疹，是正气驱邪外泄的表现，因此透疹方能解毒。荆芥有透泄之性，可以之解泄疹毒。如麻疹邪犯肺卫证用宣毒发表汤、奶麻邪郁肌表证用银翘散、丹痧邪侵肺卫证用解肌透痧汤等，其中荆芥的作用均在于此。

收敛止血：荆芥炒为炭剂，能入血分而止血，在鼻衄、齿衄、肌衄中常用。治疗肠风、便血之槐花散中用荆芥穗亦为此意。

荆芥常用剂量为 2 ～ 6g，如用以解表透邪也可以用至 10g。本品不宜久煎。

防风

【出处】《神农本草经》。

【品种】为伞形科植物防风 *Saposhnikovia divaricata*（Turcz.）Schischk. 的根。防风（关防风）Radix Saposhnikoviae 主产于黑龙江的安达、泰康、泰来、肇东、肇州、

肇源，吉林的洮安、镇赉，辽宁的昭盟、铁岭地区。以黑龙江产量最大。此外，内蒙古的化德、商都、兴和，山西的安泽、沁源、和顺、武乡，河北的张家口、承德等地区均产。

【应用心得】

防风味辛、甘，性微温，归膀胱经、肺经、脾经、肝经。《医学启源》谓："疗风通用。泻肺实，散头目中滞气，除上焦风邪之仙药也。"《主治秘要》云："身去上风，梢去下风。其用主治诸风及去湿也。"防风为治疗风病之圣药，不妄其名。

疏风解表：小儿外感风寒之时，常与荆芥同用，以疏风散寒解表，如治疗外感风寒头身疼痛、恶风畏寒，与荆芥、川芎、羌活等相伍，取荆防败毒散之意。风热表证恶风发热、咽痛口渴者，也可以与辛凉解表药如薄荷、蝉蜕、牛蒡子、连翘等同用，以助解表。

祛风胜湿：治疗外感风湿身重肢痛、头痛如裹，与羌活、藁本、川芎等相伍以祛风除湿通络，如羌活胜湿汤；治疗外风内湿头目昏眩、遍身不仁，与羌活、姜黄、附子等相伍以祛风除湿逐寒，如《魏氏家藏方》蠲痹汤。

御风实表：防风除祛风外尚有实表御风之功。《神农本草经疏》云："防风同黄芪、芍药，则能实表止汗。"《本草衍义》云："防风、黄芪，世多相须而用。"《究原方》玉屏风散为补肺固表千古名方，方中黄芪补气固表、白术健脾益气、防风走表御风，配伍严谨，原方黄芪、白术、防风三药药量比例为2 ∶ 2 ∶ 1，笔者以为方中黄芪为君应加大用量，故常取3 ∶ 2 ∶ 1。

消风止痒：防风可祛外风、消伏风而止痒。对于风咳外风引动伏风而干咳不已、鼻咽作痒，可与蝉蜕、紫菀、百部、百合、麦冬相伍消风利咽止咳；对于鼻鼽鼻痒喷嚏，可与辛夷、苍耳子、胆南星、蒺藜、徐长卿等相伍以消风宣肺利窍；对于荨麻疹、湿疹、皮肤瘙痒症等属邪热入血致血热生风证皮肤瘙痒，可与牡丹皮、生地黄、紫草、地肤子、乌梢蛇等相伍凉血消风止痒。

息风解痉：防风辛散外风、平息内风而止痉。玉真散配伍天南星、白芷、天麻、羌活、白附子，是治疗新生儿破伤风名方，但因该病现已经少见故而少用。笔者治疗小儿癫痫，尤其是易因外感风邪引发之风痫，则常以之与蝉蜕、僵蚕、地龙、天麻、钩藤、羚羊角、全蝎、蜈蚣等同用以息风止痉。

防风常用剂量为 3 ～ 10g。如用作御风剂量宜小，如用作祛风剂量宜大。

羌 活

【出处】《神农本草经》。

【品种】为伞形科植物羌活 *Notopterygium incisum* Ting ex H. T. Chang 或阔叶羌活 *Notopterygium forbesii* de Boiss. 的根茎和根。羌活 Rhizoma et Radix Notopterygii 以四川为主产区者称川羌，主产于四川省阿坝藏族自治州的小金、松潘、黑水、理县等地，云南省丽江地区的腾冲等地。西北地区为主产区者称西羌，主产于甘肃的天祝、岷县、临夏等地，青海的海北、黄南、海南等地。

【应用心得】

羌活味辛、苦，性温，气香性散。归膀胱经、肾经。《珍珠囊》谓其："太阳经头痛，去诸骨节疼痛，亦能温胆。"

解表散寒：羌活宜用于外感风寒夹湿之证，恶寒发热、头痛项强、肌束无汗、肢体酸痛者，与川芎、防风、白芷、紫苏叶等相伍以祛风散寒，如九味羌活汤，湿重者可加独活、苍术、秦艽祛湿止痛。羌活还可以与桂枝、生姜、麻黄、防风、荆芥等配伍，煎汤，药浴，治疗小儿外感风寒之发热。

祛风除湿：对于营卫两虚、风寒湿痹证，肩项臂痛，手足麻痹者，羌活可与防风、姜黄、黄芪、当归、赤芍、甘草、生姜相伍，益气和营、祛风胜湿，如《百一选方》蠲痹汤加减。对于小儿湿疹风湿夹热证，可与秦艽、土茯苓、白鲜皮、蒺藜、地肤子、黄芩等相伍以消风除湿止痒。

羌活常用内服剂量为 3 ～ 10g，若作为药浴方可用至 20g。本品辛香温燥，阴血亏虚者慎用。

藁 本

【出处】《神农本草经》。

【品种】为伞形科植物藁本 *Ligusticum sinense* Oliv. 或辽藁本 *Ligusticum jeholense* Nakai et Kitag. 的根茎和根。藁本（又名西芎藁本）Rhizoma Ligustici Sinensis 主产于四川、湖北、湖南、陕西。辽藁本 Rhizoma Ligustici Jeholensis 主产于河北、辽宁。

此外，山西、山东等地亦产。

【应用心得】

藁本味辛，性温，归膀胱经。《珍珠囊》谓其："治颠顶痛，脑、齿痛。"

散寒止痛：藁本以发散太阳经风寒湿邪见长。每用于风寒感冒引起的头痛，尤其是颠顶疼痛以及痛连齿颊者，可与白芷、川芎、羌活、苍术等同用以祛风散寒止痛，方如《太平惠民和剂局方》神术散。对于鼻鼽或鼻渊属风寒夹湿证，可与白芷、辛夷、川芎、蔓荆子等相伍以祛风散寒宣窍。

祛风胜湿：藁本祛风胜湿，可达于肌肉、经络、关节。对于外感风寒夹湿头身疼痛者，常配伍羌活、防风、独活等祛风散寒除湿，如《脾胃论》羌活胜湿汤。又治风寒湿痹一身尽痛者，常配伍羌活、防风、苍术等祛风除湿散寒，如《脾胃论》除风湿羌活汤。

藁本常用剂量为 3 ～ 10g。本品性偏温燥，若是阴虚血燥、肝阳上亢之头痛忌用。

白　芷

【出处】《神农本草经》。

【品种】为伞形科植物杭白芷 *Angelica dahurica*（Fisch. ex Hoffm.）Benth. et Hook. f. ex Franch. et Sav. cv. Hangbaizhi 或祁白芷 *Angelica dahurica*（Fisch. ex Hoffm.）Benth. et Hook. f. ex Franch. et Sav. cv. Qibaizhi 的根。杭白芷 Radix Angelica Hangbaizhi 产于浙江杭州、余姚、临海，四川遂宁、达县、内江；重庆市亦产。产于四川者又称川白芷。祁白芷 Radix Angelica Qibaizhi 产于河北安国，河南长葛、禹县。产于河南者又称禹白芷。

【应用心得】

白芷味辛、性温，归肺经、脾经、胃经。《得配本草》谓："通窍发汗，除湿散风，退热止痛，排脓生肌。"

祛风退热：用于风寒表证，同时有制头痛、通鼻窍之效，可与荆芥、防风、桂枝、紫苏叶等相伍以解表散寒。对于风热表证，风邪不解，则表邪不去，单纯以辛凉之药无助于表邪外解，笔者常主以辛凉之药的同时，酌加白芷、荆芥之类辛温之药以助散邪解热。

消风通窍：白芷入肺经，辛能祛风止痛，温能胜湿散寒通窍。对于小儿鼻鼽属肺气虚寒证，可与炙麻黄、辛夷、苍耳子等药合用，取苍耳子散之意疏风散寒通窍。如属肺经伏热证，可与菊花、金银花、黄芩、鱼腥草、鱼脑石等清热解毒药合用。

散风止痛：白芷归足阳明胃经，鼻渊、鼻窒、感冒等伴前额及眉棱骨疼痛时尤为适宜，常依寒、热证候不同，与辛夷、苍耳子、细辛、荆芥或连翘、薄荷、蔓荆子、菊花等疏风宣窍之品合用。

消肿排脓：白芷具有消肿排脓之功，可与金银花、蒲公英、紫花地丁、芦根、皂角刺、虎杖、牡丹皮等药相伍以清热凉血、解毒排脓，治疗烂乳蛾，以及各种疮疡痈肿。

白芷常用剂量为 3 ～ 10g。

苍耳子

【出处】《神农本草经》。

【品种】为菊科植物苍耳 *Xanthium sibiricum* Patrin. ex Widder 或蒙古苍耳 *Xanthium mongolicum* Kitag. 带总苞的果实。苍耳子 Fructus Xanthii 全国各地均产。

【应用心得】

苍耳子味苦、甘、辛，性温，有小毒。归肺经、肝经。《本草正》谓："治鼻渊。"

宣通鼻窍：苍耳子辛温能宣通鼻窍，此功能在临床应用最多，凡伤风鼻塞、鼻窒、鼻渊、鼻鼽诸鼻病而见鼻塞、流涕、头痛等症时皆常用。偏风寒证与辛夷、白芷、桂枝、细辛等配伍；偏风热证与金银花、蝉蜕、薄荷、菊花等配伍；偏伏风证与炙麻黄、辛夷、蒺藜、五味子等配伍。

疏散风寒：苍耳子辛能外散风寒，可治疗外感风寒引起的头痛、鼻塞等症，常与羌活、防风、白芷等祛风宣散药同用；若是因外感风热而致者，可与菊花、薄荷、连翘等同用。但本品发汗解表力弱，故以之解表退热则少用。

胜湿止痛：苍耳子祛风胜湿止痛，可用于风湿痹痛、四肢拘挛等症，常与淫羊藿、威灵仙、川芎等合用。

消风止痒：苍耳子消风杀虫止痒，可用于风瘾瘙痒、疥癞等皮肤病，可配伍蒺藜、地肤子、白鲜皮等药，内服或煎汤外洗均可。

苍耳子常用剂量 2 ～ 6g。

文献报道苍耳子具有一定的肝脏、肾脏毒性，可引起肝功能损害、氮质血症及其相应的临床不良反应，如乏力、恶心呕吐、食欲缺乏、腹部疼痛、尿黄、全身皮肤黏膜及巩膜黄染等，甚至呼吸、循环、肾功能衰竭。中毒的主要原因是用量过大（1 次超过 30g），或炮制不当（如未按规范炮制、未曾去刺等），值得引起警惕。

辛　夷

【出处】《神农本草经》。

【品种】为木兰科植物望春玉兰 *Magnolia biondii* Pamp.、玉兰 *Magnolia denudata* Desr.、武当玉兰 Magnolia *sprengeri* Pamp. 等的干燥花蕾。望春玉兰 Flos Magnoliae Biondii 主产于河南、四川、陕西、湖北等地。玉兰 Flos Magnoliae Denudatae 主产于浙江、安徽、江西。此外，湖南、广东等地亦产。武当玉兰 Flos Magnoliae Sprengeri 主产于四川、湖北、陕西等地。

【应用心得】

辛夷味辛、性温，芳香、质轻，性浮而散。归肺经、胃经。《名医别录》谓其："温中解肌，利九窍，通鼻塞、涕出。"

消风宣窍：辛夷为治疗鼻鼽、鼻渊的常用药，有消风宣通鼻窍之功。如属肺气虚寒证，可与炙麻黄、桂枝、苍耳子、细辛、白芷等相伍以散寒通窍；如属肺经伏热证，可与金银花、菊花、鱼腥草、败酱草、鱼脑石等相伍以清肺利窍。

发散风寒：辛夷辛散温通，能发散风寒、宣通鼻窍。如外感伤风鼻塞、鼻窒，可配伍防风、白芷、细辛等疏风散寒宣窍。若是风热感冒而鼻塞头痛者，也可以与薄荷、金银花、蔓荆子等疏风散热宣窍药配合治疗。

辛夷常用剂量为 2 ～ 6g。内服入汤剂宜包煎。

生　姜

【出处】《名医别录》。

【品种】为姜科植物姜 *Zingiber officinale* Rosc. 的新鲜根茎。生姜 Rhizoma Zingiberis

Recens 全国大部分地区均产。

【应用心得】

生姜味辛，性温，归肺经、胃经、脾经。《本草经集注》谓其："杀半夏、莨菪毒。去痰下气，止呕吐，除风邪寒热。"

疏风散寒：生姜味辛、性温，解表散寒。是桂枝汤组成药物之一，其与桂枝相伍以助其温阳散寒、解肌透表，又能升腾脾胃生发之气，再与白芍、大枣配伍而调和营卫，成外感风寒而营卫不和的主方。民间验方，风寒感冒轻证可以用生姜、葱白、红糖煎水服用。

温胃止呕：生姜为"呕家圣药"，对寒热呕吐均可应用。胃寒呕吐，可与法半夏、高良姜、苏梗等相伍，如《金匮要略》小半夏汤以温中和胃止呕；胃热呕吐，可与竹茹、黄连、枇杷叶等相伍，如《六因条辨》黄连温胆汤以清热和中止呕。

和脾利水：《伤寒论》生姜泻心汤由生姜、甘草、人参、干姜、黄芩、黄连、半夏、大枣组成，可以治疗"水气痞"，其证不呕吐，但噫食臭气，胁下有水气，肠鸣腹响如雷鸣，大便溏泻，还可有小便不利、下肢轻度浮肿、脉沉、舌苔水滑等证。生姜皮具有和脾行水之功，对于小儿水肿，偏肺脾阳虚者，可与防己、桂枝、黄芪、茯苓皮等相伍，以宣肺调脾、温阳利水。

解药食毒：生姜能解诸毒。与紫苏同用，可解食鱼、蟹中毒之呕吐、腹痛、腹泻。治半夏、天南星之轻度中毒引起喉、舌麻木，可单以生姜煎汤饮服，或者捣取自然汁饮之。

据报道，生姜擦拭或生姜汁涂局部，对于斑秃有辅助治疗作用。

生姜常用剂量为 2 ～ 6g。

二、辛凉解表药

薄 荷

【出处】《雷公炮炙论》。

【品种】为唇形科植物薄荷 *Mentha canadaensis* L. 的全草或叶。薄荷 Herba Menthae 主要栽培于江苏南通、海门、东台、淮阴、盐城、徐州、太仓等地；安徽铜陵、宿县、六安、滁县，江西九江、宜春、赣州、吉安、上饶以及河南驻马店、南阳、安阳、周口亦产。此外，四川宜宾、云南楚雄等地亦有少量栽培。

【应用心得】

薄荷辛凉、质轻，归肺经、肝经。《滇南本草》谓："上清头目诸风，止头痛、眩晕，发热，祛风痰。治伤风咳嗽，脑漏鼻流臭涕，退男女虚劳发热。"

疏散风热：凡外感风热、风寒化热，以及温疫初期邪在卫分，病涉感冒、咳嗽、肺炎喘嗽、水痘、手足口病、风温、春温、暑温等，薄荷皆为治疗要药。常与金银花、连翘、菊花、荆芥、淡豆豉、牛蒡子、蝉蜕、桔梗、板蓝根、贯众等同用，方如银翘散、桑菊饮、普济消毒饮等。

透疹解毒：对于出疹性温病，疹出是邪毒外透的表现，薄荷兼有疏散风热、透疹解毒之功。如麻疹邪犯肺卫证之宣毒发表汤、奶麻邪郁肌表证之银翘散、风疹邪犯肺卫证之银翘散等，以薄荷与荆芥、连翘、防风、牛蒡子、蝉蜕等联合应用，皆有助于疹发毒透病解。

清利咽喉：薄荷清肺利咽，如风热之邪壅于咽喉，见咽喉红肿疼痛者，均可用薄荷散风热、清头目、利咽喉。如急乳蛾、急喉痹之风热外侵证用银翘散，皆为取其清热利咽之功效。

清宣鼻窍：薄荷宣肺清热，对于肺经风热之鼻窍不利证，症见鼻塞、鼻痒、流黄涕者，可与菊花、金银花、辛夷、苍耳子、鱼腥草、败酱草、黄芩等相伍而用。如感冒风热感冒证之用银翘散、鼻渊肺经风热证之用苍耳子散，以及治疗鼻窒肺经蕴热证、鼻鼽肺经伏热证之辛夷清肺饮常用薄荷，皆是取其清宣肺气、通利鼻窍之功效。

疏肝行气：薄荷还可以用于内伤杂病，如逍遥散中用薄荷便是取其疏肝解郁行气之功，在儿科眩晕、抽动障碍、注意缺陷多动障碍、儿童抑郁症、儿童焦虑症、儿童癫狂病等心肝疾病的相应证候中均可以与相关药物配合辨证应用。

薄荷常用剂量为 2 ～ 6g。薄荷主要成分为薄荷脑、薄荷酮等挥发油，煎剂中应后下。体虚多汗者不宜使用。

蝉 蜕

【出处】《药性论》。

【品种】为蝉科昆虫黑蚱 *Cryotympana pustulata* Fabr. 羽化后的蜕壳。蝉蜕 Periostracum Cicadae 主产山东、河南、河北、湖北、江苏、四川等地。

【应用心得】

蝉蜕味甘、咸，性凉，归肺经、肝经。《医学入门·本草》谓："主风邪头眩，皮肤瘙痒疥癞，小儿惊痫、夜啼、癫痫，杀疳虫。"

宣散风热：蝉蜕质轻上浮，可以疏散肺经风热。在外感风热证之银翘散、桑菊饮中常加入使用。治疗温病初起发热、咳嗽，常与薄荷、前胡、淡豆豉、牛蒡子等同用，以宣肺散邪，方如《时病论》辛凉解表法。

透疹解毒：如麻疹邪入肺胃证用清解透表汤、风疹邪入气营证用透疹凉解汤、丹痧邪侵肺卫证用解肌透痧汤，其中均用到蝉蜕，便是取其透疹解毒之功。

利咽开音：蝉蜕与薄荷、桔梗、牛蒡子、板蓝根、木蝴蝶、玄参、胖大海、藏青果等相伍，治疗风热壅于咽喉所致咽喉肿痛、咽痒、清嗓、声音嘶哑等症，有清利咽喉、开音振声功效。

消风清热：用于多种风病，有消风止痒之功。鼻鼽伴风热表证者，可与金银花、薄荷、辛夷、地龙、胆南星等相伍疏风清热；风湿热毒客于肌肤之湿疹、荨麻疹，可与蒺藜、白鲜皮、地肤子、苦参、乌梢蛇、土茯苓、黄芩、板蓝根等相伍清热化湿消风。对于风咳、哮喘等属风痰内蕴证者，可与炙麻黄、胆南星、僵蚕等相伍消风化痰止咳。

安神止痉：蝉蜕既可定惊安神，又可息风止痉。小儿夜啼属热扰心经证，可与淡竹叶、灯心草、钩藤等相伍清心安神。感冒夹惊时可与僵蚕、钩藤、羚羊角等相伍镇惊息风；癫痫风痰内蕴证，可与石菖蒲、远志、半夏、茯苓、陈皮、胆南星、全蝎、蜈蚣、僵蚕、地龙等相伍以息风化痰。

退翳明目：蝉蜕疏散肝经风热而明目退翳，可用于风热上攻或肝火上炎之目赤肿痛、翳膜遮睛，与菊花、决明子、蒺藜等同用，如《银海精微》蝉花散。

蝉蜕质轻，常用剂量为 2 ～ 6g。

桑叶

【出处】《神农本草经》。

【品种】为桑科植物桑 *Morus alba* L. 的叶。桑叶 Folium Mori 主产于安徽、浙江、江苏、四川、湖南；其他各地亦产。

【应用心得】

桑叶味苦、甘，性寒，归肺经、肝经。《得配本草》谓其：“清西方之燥，泻东方之实，去风热，利关节，疏肝，止汗。”

疏散风热：桑叶可疏散在表之风热，对于风热感冒，可与菊花、桔梗、杏仁、薄荷、连翘、芦根等相伍疏风清热、轻宣解表。方如桑菊饮，吴瑭以之为“辛凉轻剂”“治上焦如羽，非轻不举”的代表方，在儿科风热感冒轻证被广泛应用。

清肺止咳：桑叶能轻宣肺气，又能清泄肺热、凉润肺燥，在儿科肺热咳嗽中常用为主药。风热咳嗽常用桑菊饮加前胡、黛蛤散、浙贝母、枇杷叶等止咳化痰。肺燥者取蜜炙用。风燥咳嗽常联用杏仁、南沙参、浙贝母、梨皮等，如桑杏汤。燥热咳嗽常联用石膏、杏仁、麦冬、阿胶等，如清燥救肺汤。阴虚燥咳则常联用南沙参、麦冬、玉竹、天花粉等，如沙参麦冬汤。桑叶轻扬宣肺、桑白皮质重肃肺，若需要宣肃兼施，则可以二者同用。

清肝明目：桑叶有平抑肝阳、清肝明目的功效，且作用平和。若是肝阳上亢、头痛眩晕，可与菊花、石决明、夏枯草、白芍等同用平肝潜阳。风热上攻、目赤涩痛，可与菊花、蝉蜕、蒺藜、谷精草等同用散风明目。精血不足、目昏眼花，可与黑芝麻、胡麻仁、枸杞子、女贞子等同用滋肾养肝。

桑叶常用剂量为 3 ～ 10g。

牛蒡子

【出处】《本草图经》。

【品种】为菊科植物牛蒡 *Arctium lappa* L. 的成熟果实。牛蒡子 Fructus Arctii 主产于东北、浙江等地。以东北产量大，称作“关力子”；浙江桐乡产者质佳，称作“杜大力”。

【应用心得】

牛蒡子味辛、苦，性寒，归肺经、胃经。《药鉴》谓其：“苦能解毒退热，而利咽喉之痛，并甘、桔为妙。”

疏散风热：牛蒡子辛散苦泄，寒能清热，可疏散外感风热。用于感冒或温病初期外感风热证，可与金银花、连翘、薄荷、白芷、荆芥、淡豆豉等相伍，方如银翘散。

清肺利咽：本品苦寒清肺利咽，与金银花、薄荷、桔梗、黄芩、连翘、玄参、甘草等相伍可清热解毒、利咽消肿，治疗肺热结咽之急乳蛾、喉痹等病症，大便秘结者加大黄、朴硝，如清咽利膈散。

透疹解毒：麻疹透发不畅者，欲透泄麻毒，常与柽柳、荆芥穗、竹叶、葛根等同用透疹解毒，方如竹叶柳蒡汤。

消肿散结：牛蒡子可散壅结之热毒，常与板蓝根、柴胡、升麻、连翘、僵蚕、黄芩、黄连等相伍，治疗痄腮、发颐、喉痹等疾病，方如普济消毒饮。

牛蒡子常用剂量为 3 ～ 10g。临床多用炒牛蒡子，生用则另有滑肠之性，气虚便溏者不宜。

淡豆豉

【出处】《本草汇言》。

【品种】为豆科植物大豆 *Glycine max*（L.）Merr. 黑色的成熟种子经蒸罨发酵等加

工而成。淡豆豉 Semen Glycines Macis Preparatum 主产于东北；全国大部分地区均产。

【应用心得】

淡豆豉味辛能散，味苦能清热。归肺经、胃经。《本经疏证》说："豆豉治烦躁满闷，非特由于伤寒头痛寒热者可用，即由于瘴气恶毒者亦可用也。"

解肌发表：淡豆豉性平，对于外感表证，无论风寒、风热均可以使用。用治风寒感冒初起，寒热、头痛，与葱白配伍，为《肘后方》葱豉汤，作用平和。风热感冒或温病初期，肌表热象较著者，则与金银花、连翘、薄荷等同用疏风解表清热，方如《温病条辨》银翘散。

宣郁除烦：淡豆豉有宣郁除烦功效。对于外感热病心中懊侬、烦热不眠者，与栀子配伍，是为《伤寒论》栀子豉汤。

此外，淡豆豉还有一定的健胃、化湿作用。由大豆经发芽干燥后炮制加工的大豆黄卷，有解表祛暑、清热利湿作用，可用于暑湿感冒、湿温病初起等。

淡豆豉常用剂量为 5 ～ 10g。

菊　花

【出处】《神农本草经》。

【品种】为菊科植物菊 *Dendranthema morifolium*（Ramat.）Tzvel. 的头状花序。药用菊花 Flos Dendranthemae Morifolii 产于安徽亳州、涡阳及河南商丘者称"亳菊"；产于安徽滁县者称"滁菊"；产于安徽歙县、浙江德清者称"贡菊"；产于浙江嘉兴、桐乡、吴兴多系茶菊，产于浙江海宁者多系黄菊，此二者，统称"杭菊"。以亳菊和滁菊品质最优，出口以杭菊为主。

【应用心得】

菊花味甘、苦，性微寒，归肺经、肝经。《本草汇言》谓其："祛风清热，养肝明目。"

疏风清热：菊花质轻上浮、微寒清热，对于肺经风热之咳嗽，可与桑叶、桔梗、杏仁等相伍疏风清热、宣肺止咳，方如桑菊饮。对于风邪停滞鼻间，气不得宣散而鼻塞，可与防风、细辛、桂心、前胡、甘草等相伍疏风而宣通鼻窍，取《奇效良方》菊花散。

清肝明目：菊花可清上焦头目之风热，对于眼痒目赤属肝经风热证者，可与木贼、青葙子、谷精草、栀子等相伍以疏风清热、清肝明目。

平肝息风：菊花入肝经，可息风。对于肝经热盛动风者，可与钩藤、蝉蜕、薄荷、僵蚕、蒺藜、羚羊角等相伍以疏风清热、平肝息风。对于抽动障碍眨眼频频属气郁化火者，可与栀子、柴胡、黄芩、薄荷、钩藤、蒺藜、决明子、谷精草等相伍以平肝息风。对于癫痫属风痫证，可与天麻、钩藤、蒺藜、胆南星、羚羊角等相伍以平肝息风。对于儿童高血压、头晕属肝阳上亢证，可与天麻、钩藤、夏枯草、石决明、牛膝、代赭石等相伍以平肝潜阳；属肾虚肝亢证者，可与枸杞子、生地黄、牡丹皮、山茱萸、龟甲、怀山药、茯苓等相伍以滋肾平肝。

解毒消肿：菊花能清热解毒，可以与金银花、连翘、紫花地丁、蒲公英等相伍，治疗疮痈肿毒，但多用于初起，若热毒重者可改用野菊花。

菊花常用剂量为 3 ～ 10g。

葛 根

【出处】《神农本草经》。

【品种】为豆科植物野葛 *Pueraria lobata*（Willd.）Ohwi 或甘葛藤 *Pueraria thomsonii* Benth. 的块根。野葛根 Radix Puerariae Lobatae 以湖南、河南、广东、浙江、四川为主；除新疆、西藏外，全国均产。粉葛（甘葛藤）根 Radix Puerariae Thomsonii 多为栽培，主产于广西、广东。此外，四川、云南等地亦产。

【应用心得】

葛根味甘、辛，性平，归脾经、胃经。《神农本草经》谓其："主消渴，身大热，呕吐，诸痹，起阴气，解诸 毒。"

解肌退热：葛根有发汗解表、解肌退热之功，适用于表实证而有项背强的证候。如外感风寒、郁而化热证，恶寒渐轻，身热增盛，无汗头痛，目疼鼻干，心烦不眠，咽干等症，与柴胡、白芷、桔梗、羌活、石膏、黄芩、白芍等配伍，方如柴葛解肌汤，以解肌清热。风寒感冒，表实无汗，恶风，项背强痛，与麻黄、桂枝、芍药、甘草、生姜、大枣同用，是《伤寒论》葛根汤，有发表解肌之功。现代治疗抽动障碍有扭颈、耸肩等症状者，也常在方中加入葛根以舒项背。

发表透疹：对于麻疹初起，表邪外束，疹出不畅者，葛根可以与升麻、芍药、甘草等同用，如升麻葛根汤发表以透疹。

生津止渴：本品能清热生津止渴。可用于小儿热病后期，津伤口渴者，与芦根、天花粉、知母、石斛等同用清热生津。泄泻伤阴，与乌梅、麦冬、白芍、玉竹等同用敛阴生津。消渴证阴津不足者，与天花粉、麦冬、生地黄、黄芪等同用生津止渴。

升阳止泻：葛根能升发清阳之气，鼓舞脾胃阳气上行，恢复升清降浊功能。常用于治疗泄泻而止泻，如对于湿热泄泻伴表证者，可与黄芩、黄连、苍术、地锦草等相伍解表清里化湿，如葛根黄芩黄连汤。对于脾虚泄泻，则可与党参、炒白术、苍术、茯苓、炒山药、芡实等相伍健脾止泻。

葛根常用剂量为 3 ～ 10g。

柴　胡

【出处】《神农本草经》。

【品种】为伞形科植物柴胡 *Bupleurum chinense* DC. 或狭叶柴胡 *Bupleurum scorzonerifolium* Willd. 的根。柴胡（北柴胡）Radix Bupleuri Chinensis 主产于河北、辽宁、吉林、黑龙江、河南、陕西。此外，内蒙古、山西、甘肃亦产。狭叶柴胡（南柴胡）Radix Bupleuri Scorzonerifolii 主产于辽宁、吉林、黑龙江、陕西、内蒙古、河北、江苏、安徽。

【应用心得】

柴胡味苦、辛，性微寒，归肝经、胆经。《滇南本草》谓其："伤寒发汗解表要药。退六经邪热往来，痹痿。除肝家邪热，痨热，行肝经逆结之气，止左胁肝气疼痛。治妇人血热烧经，能调月经。"

清解退热：仲景小柴胡汤以柴胡为君，配伍黄芩、人参、半夏、甘草、生姜、大枣，用于和解少阳，主治伤寒少阳证往来寒热、胸胁苦满、嘿嘿不欲饮食、心烦喜呕、口苦、咽干、舌苔薄白、脉弦者，在儿科外感后表证已解，而寒热往来不退者是为首选。但柴胡之用于外感热病，不仅在半表半里热，表证阶段便可以使用。《景岳全书》正柴胡饮配伍防风、陈皮、芍药、甘草、生姜，治外感风寒，症见发热恶寒、头疼身痛。《伤寒六书》柴葛解肌汤配伍葛根、甘草、黄芩、羌活、白芷、芍药、桔梗，治感冒风寒，郁而化热，症见恶寒渐轻，身热增盛，无汗，头痛肢楚，目痛鼻干，心烦不眠，眼眶痛，舌苔薄黄，脉浮微洪。对于湿热交阻所致发热缠绵，可与黄芩、青蒿、苍术、滑石等相伍清胆利湿退热。所以，以柴胡为主药的方剂与中成药在儿科外感病中有广泛的应用。

清肝散结：柴胡与黄芩、玄参、浙贝母、蒲公英、败酱草、夏枯草等相伍可清热解毒散结，常用于治疗痄腮、发颐。笔者配合清肝解毒、散结消痈、活血化瘀药治疗小儿肝痈取得良好效果。急性淋巴结炎、皮肤黏膜淋巴结综合征、传染性单核细胞增多症等疾病的适当证候均可以选用。

疏肝解郁：柴胡可舒郁结而条达肝气，与甘草、当归、茯苓、白芍、白术、生姜、薄荷等相伍为逍遥散，是疏肝解郁名方，在儿科抽动障碍、注意缺陷多动障碍、儿童抑郁症、儿童焦虑症、儿童癫狂病等多种心肝疾病的相应证候中均可应用。对于神经性尿频属肝郁脾虚证，可与黄芪、白术、党参、茯苓、益智仁、山药、乌药等相伍以疏肝健脾缩泉；对于荨麻疹每逢情绪紧张即出现皮疹加重者，可与栀子、郁金、黄芩、蒺藜、地肤子等相伍以清热除烦消风；对于胃脘痛属肝胃不和证，伴有胁肋胀满疼痛者，可与郁金、枳实、白芍、茯苓、陈皮、生麦芽等相伍以疏肝理气和胃；对于小儿癫痫属肝火偏旺者，可与黄芩、栀子、夏枯草、石决明、钩藤等相伍以清肝降火息风。

升举阳气：柴胡升举脾胃清阳之气，与黄芪、白术、陈皮、升麻、人参、甘草、当归同用，为健脾益气、升阳举陷的名方补中益气汤，用于脾虚气陷之久泻、脱肛、厌食、疳证等病证。

柴胡常用剂量为 2 ～ 10g。临床根据用途，一般升举阳气可生用或酒炙，用小剂量；疏肝解郁宜醋炙，用中剂量；和解退热宜生用，用大剂量。

升 麻

【出处】《神农本草经》。

【品种】为毛茛科植物升麻 *Cimicifuga foetida* L.、兴安升麻 *Cimicifuga dahurica* (Turcz.) Maxim. 或大三叶升麻 *Cimicifuga heracleifolia* Komar. 的根茎。升麻 Rhizoma Cimicifugae Foetidae 主产于四川、青海，陕西、河南、湖北、云南等地也产。以四

川产量较大，称“川升麻”。兴安升麻 Rhizoma Cimicifugae Dahuricae 主产于黑龙江、河北、山西、内蒙古；辽宁、吉林、河南、湖北亦产。以河北、山西产量较大，商品称“北升麻”。大三叶升麻 Rhizoma Cimicifugae Heracleifoliae 主产于辽宁、吉林、黑龙江等地，商品称“关升麻”。

【应用心得】

升麻味辛、甘，性微寒，归肺经、脾经、大肠经、胃经。《本草备要》谓：“表散风邪，升发火郁，能升阳气于至阴之下，引甘温之药上行，以补卫气之散而实其表。治久泄、脱肛、目赤、风热疮痈，解百药毒。”

清热解毒：升麻清热解毒，又轻浮升散。与柴胡、黄芩、薄荷、僵蚕、桔梗、玄参等相伍可治疗风热上壅之痄腮；如为感受外邪后邪热留恋、气阴两虚之低热，与地骨皮、白薇、生地黄、麦冬、银柴胡等相伍可滋阴解毒退热。升麻可清解阳明胃经之热毒，对于口疮、牙龈肿痛属阳明热盛证，可与黄连、生地黄、牡丹皮、当归、石膏等相伍清胃泻火；对于幽门螺杆菌相关性胃炎属胃热炽盛证，可与黄连、牡丹皮、黄芩、蒲公英、青黛等相伍清胃解毒。

发表透疹：麻疹初期，发热恶风，鼻塞流涕，可与葛根、白芍、甘草、荆芥、牛蒡子等同用，如升麻葛根汤，以发表透疹。麻疹热势上升，疹点欲出未出，目赤多眵、泪水汪汪，与葛根、荆芥、薄荷、连翘、桔梗、牛蒡子、竹叶等同用，如宣毒发表汤，以透疹解毒。

升阳举陷：本品可升举中阳之气，对于脱肛中气下陷证，可与黄芪、党参、白术、柴胡、陈皮等相伍升提中焦阳气以提肛。对于药毒伤脾之泄泻，可与葛根、苍术、茯苓、炒山药、芡实等相伍以解毒健脾升阳。

升麻常用剂量为 3 ～ 6g。如用以清热解毒，可用至 10g，宜生用。

蔓荆子

【出处】《本草经集注》。

【品种】为马鞭草科植物单叶蔓荆 *Vitex trifolia* L. var. *simplicifolia* Cham. 或蔓荆 *Vitex trifolia* L. 的果实。单叶蔓荆子 Fructus Viticis Simplicifoliae 主产于山东、江西、浙江、福建等地。蔓荆子 Fructus Viticis Trifoliae 主产于海南、广西、云南。

【应用心得】

蔓荆子味辛、苦，性微寒，归肺经、肝经、胃经。《珍珠囊》谓其："疗太阳头痛，头沉昏闷，除昏暗，散风邪，凉诸经血，止目睛内痛。"

疏散风热：蔓荆子能散风清热而作用较平和。如风热感冒头昏头痛者，与薄荷、菊花、防风等同用疏散头面之邪；风邪上攻之偏头痛，与川芎、白芷、藁本等同用以祛风止痛。笔者对于流行性脑脊髓膜炎邪在卫气、肝经淫热之证，以蔓荆子与葛根、菊花、金银花、连翘、薄荷、黄芩、龙胆等相伍以疏风解热清肝。

清利两目：风热上攻，目赤肿痛，与菊花、青葙子、决明子等同用清肝降火明目。肝肾不足，双目不明，与枸杞子、熟地黄、沙苑子等同用滋肾养肝明目。

蔓荆子常用剂量为 3 ～ 10g。

第二章 清热药

一、清热泻火药

石　膏

【出处】《神农本草经》。

【品种】为硫酸盐类石膏族矿物石膏 Gypsum。石膏 Gypsum Fibrosum 主产于湖北应城、河南新安、西藏昌都、安徽凤阳；四川、甘肃、新疆、贵州、云南亦产。

【应用心得】

石膏味辛、甘，性寒。归肺经、胃经。《医学启源》谓其："治足阳明经中热，发热，恶热，燥热，日晡潮热，自汗，小便浊赤，大渴引饮，身体肌肉壮热，苦头痛之药。"

清气分热：石膏善清阳明气分实热，《伤寒论》白虎汤与知母、甘草、粳米配伍，被广泛用于阳明气分热盛之壮热、大汗、烦渴、脉洪大。笔者在既往治疗流行性脑脊髓膜炎、流行性乙型脑炎时常取余师愚《疫病篇》清瘟败毒饮加龙胆为主方，用于气营两燔证，其中石膏用量大剂 60g、中剂 30g、小剂 15g，确有直遏邪热之功。20 世纪 50 年代郭可明医生在石家庄市传染病院用石膏为主方治疗流行性乙型脑炎，就认为石膏之质甚重，七八钱不过一大撮，必须重用始能奏效，其治外感实热轻症必用至两许，如实热炽盛则常重用四五两或七八两。所以，温疫气分实热重症应用石膏当取大剂量，是业内共识。

清肺经热：石膏入肺经善清肺热，是治疗邪热壅肺所致发热、咳逆、喘促的要药。如《伤寒论》麻黄杏仁甘草石膏汤，是自古以来治疗肺炎喘嗽最常用的基本方。我们临床应用，常取炙麻黄、桑白皮开肺平喘，杏仁、前胡宣肺止咳，葶苈子、紫苏子泻肺涤痰，石膏、黄芩、鱼腥草、虎杖、甘草清肺泄热，对于小儿肺炎喘嗽痰热闭肺证有可靠的疗效。

清脾胃热:《小儿药证直诀》泻黄散以石膏与藿香叶、栀子、甘草、防风同用，“治脾热弄舌”，并可用于治疗脾胃伏火所致口疮等症。笔者对于抽动障碍如表现为张口样动作、腹肌抽动等症者，亦常加用此方以清脾消风。又清胃散与黄连、牡丹皮、升麻、生地黄等相伍，还常用于治疗阳明热盛之牙龈肿痛等病症。

石膏常用剂量为 10 ～ 30g。

知 母

【出处】《神农本草经》。

【品种】为百合科植物知母 *Anemarrhena asphodeloides* Bunge 的根茎。知母 Rhizoma Anemarrhenae 主产于河北、山西、陕西、内蒙古；甘肃、河南、山东、辽宁、黑龙江等地亦产。以河北易县产者质量最好。

【应用心得】

知母味苦，性寒。归肺经、胃经、肾经。《本草纲目》谓其：“下则润肾燥而滋阴，上则清肺金而泻火。”

清热泻火：知母苦寒，有清热泻火之功，尤其善于清泻肺胃实热。对于阳明气分或肺热壅盛者，可与石膏相伍清热泻火，如白虎汤。对于肺热咳嗽，痰液黄稠者，常与黄芩、栀子、瓜蒌、贝母等组方清肺化痰，如清金化痰汤。

止渴除烦：本品可泻火除烦。《金匮要略·血痹虚劳病脉证并治》以知母与酸枣仁、茯苓、川芎、甘草配伍为酸枣汤，治“虚劳虚烦不得眠”。对于阴血不足，虚烦不安，可与麦冬、生地黄等相伍滋阴除烦。

滋阴清火：知母、黄柏与六味地黄丸同用为知柏地黄丸，为滋阴补肾、清热泻火名方，用于阴虚火旺，潮热盗汗、口干咽痛、耳鸣遗精、小便短赤等症。在儿科多种疾病使用激素后出现的阴虚火旺证常用；在免疫性血小板减少症、过敏性紫癜等病久阴亏、虚火内动，也常用以坚阴泻火。又如内热津伤、口渴引饮之消渴病，知母常与葛根、天花粉、石膏等同用，如玉液汤、知母石膏汤等生津清热止渴。

知母常用剂量为 3 ～ 10g。

芦　根

【出处】《名医别录》。

【品种】为禾本科植物芦苇 *Phragmites communis* Trin. 的根茎。芦根 Rhizoma Phragmitis 主产于安徽安庆、蚌埠，江苏启东，浙江杭州、宁波，湖北孝感等地；全国多数地区均产。

【应用心得】

芦根味甘，性寒。归肺经、胃经、膀胱经。《玉楸药解》谓其："清降肺胃，消荡郁烦，生津止渴。"

清肺经热：芦根具有透散之性，与金银花、连翘、荆芥、桔梗、淡豆豉等相伍可清肺解毒、生津止渴，用于治疗风热表证，如银翘散。再与土牛膝、玄参、虎杖、蒲公英、板蓝根、紫花地丁等相伍可清肺利咽解毒，用于热毒结于肺咽所致的乳蛾、喉痹、腺样体肥大等病症。对于风热犯肺之咳嗽，可与桑叶、菊花、桔梗、杏仁等相伍疏风清热、宣肺止咳，如桑菊饮。对于肺经热盛或热壅成脓，可与薏苡仁、冬瓜子、桃仁、浙贝母、黄芩、金银花、败酱草等相伍清肺排脓，如苇茎汤。

清胃经热：芦根清胃经实热，又能生津止渴，常与麦冬、天花粉、石膏、生地黄等同用。更有以鲜芦根汁与梨汁、藕汁、荸荠汁、麦冬汁同用之五汁饮，为《温病条辨》治疗温热病热盛津伤口渴名方，只是现今五汁俱全已经难觅。

清热利尿：芦根又能清热利尿，可引热自小便而出，常与白茅根、车前子、滑石、通草等同用，治疗热淋涩痛、小便短赤。

芦根常用剂量为 5 ～ 15g。

天花粉

【出处】《本草图经》。

【品种】为葫芦科植物栝楼 *Trichosanthes kirilowii* Maxim. 或中华栝楼 *T. rosthornii* Harms 的根。栝楼根 Radix Trichosanthis Kirilowii 主产于山东、河南；以河南安阳的质量最佳。中华栝楼根 Radix Trichosanthis Rosthornii 主产于四川。

【应用心得】

天花粉味甘、微苦，性微寒。归肺经、胃经。《本草纲目》谓其："止渴润枯，微苦降火。"

清热生津：天花粉清肺胃二经实热，又能生津止渴。与沙参、玉竹、甘草、冬桑叶、麦冬、扁豆配伍，为《温病条辨》沙参麦冬汤，具有甘寒生津、清养肺胃之功效，主治儿科多种外感热病后期肺胃阴伤证。本品生津止渴功胜，又常与麦冬、生地黄、葛根、五味子、甘草等配伍，如《仁斋直指》天花散，主治消渴病肺肾阴虚燥热证。

清肺润燥：本品能润肺、清热、止咳。如与天冬、麦冬、生地黄等配伍，为《沈氏尊生书》滋燥饮，用于肺热燥咳之宜清宜润者。人参、天花粉配伍，为《万病回春》参花散，有益气养阴、生津润燥之功效，主治咳嗽发热，气喘咳血。

消肿排脓：本品清热解毒、消肿排脓，治疗疮疡初起之红肿热痛，未成脓者可使之消散、已成脓者可溃痈排脓。如与白芷、贝母、防风、赤芍、当归尾、甘草节、皂角刺、炒穿山甲、乳香、没药、金银花、陈皮配伍，为《校注妇人良方》仙方活命饮，用于痈疡肿毒初起，患处红肿、焮痛，或身热微恶寒者。与姜黄、大黄、黄柏、苍术、厚朴、陈皮、甘草、天南星、白芷配伍，为《外科正宗》如意金黄散，有清热解毒、消肿止痛之功，外用于热毒瘀滞肌肤所致疮疖红、肿、热、痛者。如疮疡已溃而脓未尽者，配伍生黄芪、人参、白术、穿山甲、白芷、当归、生甘草等，有托毒排脓生肌之功。

天花粉常用剂量为 3 ～ 10g。

栀　子

【出处】《神农本草经》。

【品种】为茜草科植物栀子 *Gardenia jasminoides* Ellis 的果实。栀子 Fructus Gardeniae 主产于浙江平阳、温岭，湖南湘潭、浏阳，江西永丰、萍乡，湖北宜昌、孝感，福建惠安、晋江，四川宜宾、大足。以湖南产量大，浙江品质佳。河南、江苏、安徽、广东、广西、云南、贵州亦产。

【应用心得】

栀子味苦，性寒。归心经、肝经、肺经、胃经、三焦经。《名医别录》谓其："疗目热赤痛，胸心大小肠大热，心中烦闷，胃中热气。"

泻火除烦：栀子泻心火而除烦，如与淡豆豉配伍为《伤寒论》栀子豉汤，是治疗热病心烦、躁扰不宁常用方。小儿夜啼、夜惊，属心火内亢者，亦可取栀子豉汤与导赤散同用治疗。

清脾胃热：栀子能清脾胃热，在《小儿药证直诀》泻黄散中与藿香、石膏、甘草、防风配伍，"治脾热弄舌"；与《脾胃论》清胃散（黄连、升麻、牡丹皮、当归、生地黄）同用，可治疗脾胃积热之口疮。

清肝泻火：栀子善于清肝经之火，是龙胆泻肝汤中的要药。小儿肝火郁热，夜卧不宁，搐搦，耳鸣耳聋，口苦头晕，两胁疼痛，脉洪实，《小儿药证直诀》泻青丸以之与龙胆、大黄、防风、川芎、青黛等同用治疗。对于木火刑金之顿咳痉挛性咳嗽、咳时颜面通红甚至咳血，可与桑白皮、黄芩、黄连、胆南星、葶苈子、杏仁、百部等同用治疗。对于抽动障碍之肝郁化火或心肝火旺证，可与柴胡、黄芩、夏枯草、郁金等相伍治疗。

清热利湿：本品既能清热又能利湿。《伤寒论》治疗湿热黄疸主方茵陈汤，便是以栀子与茵陈、大黄配合应用。又如治疗湿热下注之热淋、血淋，与车前子、瞿麦、萹蓄、滑石、甘草、木通、大黄配伍，是为清热利水通淋名方《太平惠民和剂局方》八正散。

凉血解毒：栀子清热凉血解毒，治疗三焦火盛迫血妄行之吐血、衄血诸症，与黄连、黄芩、黄柏同用，是《外台秘要》引崔氏方黄连解毒汤。临证亦常与白茅根、仙鹤草、生地黄、小蓟、蒲黄等同用，治疗各种实火伤络之出血病证。

栀子常用剂量为 3 ～ 10g。清热泻火常用生栀子，凉血止血常用焦栀子。

夏枯草

【出处】《神农本草经》。

【品种】为唇形科植物夏枯草 *Prunella vulgaris* L. 或长冠夏枯草 *Prunella asiatica* Nakai 的果穗。夏枯草 Spica Prunellae Vulgaris 主产于江苏、安徽、河南等地；全国

大部分地区均产。长冠夏枯草 Spica Prunellae Asiaticae 主产于东北、山西、山东、江苏、浙江、安徽、江西等地。

【应用心得】

夏枯草味苦、辛，性寒。归肝经、胆经。《滇南本草》谓其："祛肝风，行经络。治口眼歪斜，止筋骨疼，舒肝气，开肝郁。治目珠胀痛，消散瘰疬、周身结核、手足周身筋骨酸疼。"

清肝平肝：夏枯草清泻肝火，可与栀子、黄芩、决明子等配伍，治疗肝郁化火之性情急躁；清肝明目，可与野菊花、谷精草、蒺藜等配伍，治疗抽动障碍肝风上扰之频频眨眼；平肝息风，可与天麻、钩藤、胆南星等配伍，治疗癫痫肝亢风动之风痫；平肝降火，可与天麻、钩藤、龙胆、石决明、牛膝、龟甲、代赭石等配伍，治疗儿童高血压肝阳亢盛。

散结解毒：夏枯草能清痰火、散郁结，对于痰核、瘰疬、传染性单核细胞增多症等痰瘀互结于肝经者，可与玄参、牡蛎、牡丹皮、浙贝母、郁金、瓜蒌等配伍化痰软坚散结。解毒散结，对于乳蛾、腺样体肥大等热毒痰瘀结于咽喉者，可与虎杖、蒲公英、紫花地丁、芦根、玄参、浙贝母等配伍解毒化痰散结。疏肝散结，对于儿童乳疬、女童乳房早发育等肝郁痰凝于乳房者，可与瓜蒌皮、柴胡、郁金、橘核、浙贝母等相伍疏肝解郁、化痰散结。

夏枯草常用剂量为 5 ～ 12g。本品用于肝郁热结一般取常规剂量，若用于散结消癥剂量较大。

竹 叶

【出处】《名医别录》。

【品种】为禾本科植物淡竹 *Phyllostachys nigra*（Lodd. ex Lindl.）Munro var. *henonis*（Mitf.）Stapf ex Rendle 等的叶。竹叶 Folium Phyllostachydis Henonis 产于山东、江苏、安徽、浙江、江西、河南等地。

【应用心得】

竹叶味甘、淡，性寒。归心经、肺经、胃经。《本草正》谓其："退虚热烦躁不眠，止烦渴，生津液，利小水，解喉痹，并小儿风热惊痫。"

清热生津：竹叶能清热除烦，生津止渴。与金银花、连翘、薄荷、芦根等配伍，治疗感冒或温病初起肺经风热，如银翘散。与石膏、知母、玄参、生地黄等配伍，治疗热病津伤，烦热口渴，如清瘟败毒饮。与人参、麦冬、石膏、甘草等配伍，治疗热病后气津两伤，如竹叶石膏汤。

清心利尿：竹叶清心降火，通利小便。与木通、生地黄、甘草梢配伍，为导赤散，治疗小儿夜啼、口疮、鹅口疮等属于心经火热证者。以竹叶卷心与玄参心、连翘心、莲子心同用，为清宫汤，治疗热病邪陷心包，高热不退、神昏谵语者。竹叶与八正散联用，治疗心火移热小肠之湿热淋证。

竹叶常用剂量为 3 ～ 10g。

淡竹叶

【出处】《滇南本草》。

【品种】为禾本科植物淡竹叶 *Lophatherum gracile* Brongn. 或中华淡竹叶 *Lophatherum sinense* Rendle 的全草。淡竹叶 Herba Lophatheri 主产于浙江、安徽、湖南、四川、湖北、广东、江西等地；以浙江产量大、质量优，称杭竹叶。此外，广西、贵州、福建、江苏、河南、云南等地亦产。

【应用心得】

淡竹叶味甘、淡，性寒。归心经、胃经、小肠经。《本草纲目》谓其：“去烦热，利小便，清心。”

竹叶为禾本科植物淡竹的叶，其卷而未放的幼叶称竹叶卷心或竹叶心。淡竹叶为禾本科植物淡竹叶的干燥茎叶。两者作用相近，竹叶长于清心泻火除烦，且能生津，尤其是竹叶卷心清心泻火之力更强；淡竹叶长于清心解热利尿。但二者在方中常因作用相近而代用。

清心利水：本品以清心热、利小便见长。引心热自小肠而出，导赤散中用淡竹叶代竹叶，治疗婴幼儿心肝火旺之夜啼、夜惊、热淋等病证。

清热除烦：淡竹叶清热泻火，除烦止渴。与石膏、知母、芦根等配伍，治疗外感热病、心烦口渴；与生地黄、牡丹皮、连翘等配伍，治疗热入营血，身热烦躁；与蝉蜕、钩藤、灯心草等配伍，治疗小儿惊啼、烦躁不安；与生地黄、石膏、黄连等配伍，治疗口舌生疮、牙龈肿痛。

淡竹叶常用剂量为 3 ～ 10g。

鸭跖草

【出处】《本草纲目拾遗》。

【品种】为鸭跖草科植物鸭跖草 *Commelina communis* L. 的全草。鸭跖草 Herba Commelinae 产于我国东南部地区。

【应用心得】

鸭跖草味甘、淡，性寒。归肺经、胃经、膀胱经。《本草品汇精要》谓其："去热毒，消痈疽。"

清热解毒：本品功善清肺解毒，解表清热。如治疗感冒发热，可配金银花、薄荷、牛蒡子等疏风清热解毒；治疗热入气分，可配石膏、知母、甘草等清气泻火解毒；治疗乳蛾红肿疼痛，可配板蓝根、薄荷、土牛膝等利咽清热解毒。笔者经验，对于小儿感冒，包括时疫感冒，加用本品，可增强解表清热、清瘟解毒作用。体外和动物实验显示本品具有抗流感病毒作用，以及对金黄色葡萄球菌、大肠杆菌、志贺氏痢疾杆菌等的抑制作用。

利水消肿：鸭跖草甘淡渗利，既可利水消肿，又能清热通淋。可配车前子、泽泻、淡竹叶等，治疗水肿小便不利；配伍滑石、通草、瞿麦等，治疗小便淋沥涩痛。

鸭跖草常用剂量为 3 ～ 15g。

二、清热燥湿药

黄芩

【出处】《神农本草经》。

【品种】为唇形科植物黄芩 *Scutellaria baicalensis* Georgi、滇黄芩 *Scutellaria amoena* C. H. Wrignt、粘毛黄芩 *Scutellaria viscidula* Bunge 或丽江黄芩 *Scutellaria likiangensis* Diels 的根。黄芩 Radix Scutellariae Baicalensis 产于东北、河北、山西、河南、陕西、内蒙古。以山西产量多，河北质量好。滇黄芩 Radix Scutellariae Amoenae 产于云南、四川、贵州等地。粘毛黄芩 Radix Scutellariae Viscidulae 产于河北、山西、山东、内蒙古等地。丽江黄芩 Radix Scutellariae Likiangensis 产于云南。

【应用心得】

黄芩味苦，性寒。归肺经、心经、肝经、胆经、大肠经。《本草纲目》谓其："入手少阴、阳明，手足太阴、少阳六经。"《药性论》谓其："能治热毒，骨蒸，寒热往来，肠胃不利，破壅气，治五淋，令人宣畅，去关节烦闷，解热渴，治热腹中疞痛，心腹坚胀。"黄芩能清上、中、下三焦之实热，尤善清上焦肺火，为儿科常用药物。

清肺解毒：黄芩善清上焦热。对于肺热郁闭之肺炎喘嗽，可与桑白皮、地骨皮、栀子、桔梗、前胡、葶苈子、炙麻黄、石膏等相伍清泻肺热，如加味泻白散。痰热壅肺之哮喘，可与炙麻黄、杏仁、前胡、款冬花、桑白皮、葶苈子、紫苏子、白果等相伍清肺涤痰平喘，如定喘汤。痰热阻肺之咳嗽，可与全瓜蒌、浙贝母、栀子、桑白皮、胆南星、桔梗、金荞麦、冬瓜子等相伍清肺化痰，如清金化痰汤。上中二焦邪热炽盛，可与大黄、芒硝、栀子、连翘、薄荷、竹叶、甘草等相伍泻火通便，如凉膈散。此外，肺经伏热之鼻衄、肺经蕴热之鼻窒、热毒结咽之乳蛾、肺胃实热之喉痹等病症，均可以黄芩与清肺宣窍、利咽解毒类药物配伍治疗。

清热化湿：黄芩清热化湿，可用于多种湿热证候。如与青蒿、竹茹、半夏、赤茯苓、枳壳、陈皮、碧玉散配伍，为蒿芩清胆汤，可清胆利湿、和胃化痰，治疗湿遏热郁之少阳湿热证、暑湿感冒证。与半夏、黄连、干姜、人参、甘草、大枣配伍，为半夏泻心汤，可化湿清热、和胃消痞，治疗湿热中阻、痞满呕吐证。与茵陈、栀子、升麻、大黄、龙胆、枳实、柴胡配伍，为茵陈汤，可清利肝胆湿热，治疗湿热蕴积肝胆之黄疸。与大黄、黄连、藿香、姜半夏、蒲公英、陈皮、竹茹、青黛、丁香等配伍，为大黄黄连泻心汤加味，可清热燥湿、调中行气，治疗小儿胃脘痛胃热气逆证。与葛根、黄连、木香、马齿苋、地锦草、甘草等配伍，为葛根黄芩黄连汤加味，可清肠化湿止泻，治疗肠腑湿热之痢疾、泄泻。与大黄、黄柏、苦参配伍，为皮炎洗剂，可清热解毒燥湿，外用于湿热浸淫之湿疹、脓疱疮等。

清肝泻火：黄芩清利肝胆。与柴胡、半夏、人参、甘草、生姜、大枣配伍，为小柴胡汤，可和解少阳，治疗邪在少阳之半表半里证。与龙胆、栀子、柴胡、泽泻、车前子、木通、当归、生地黄、甘草等配伍，为龙胆泻肝汤，可清泻肝经实火，治疗肝火内亢之儿童癫狂病、孤独症、不寐，以及胆腑郁热之鼻渊等。与天麻、钩藤、石决明、栀子、川牛膝、杜仲、益母草、桑寄生、首乌藤、朱茯神等配伍，为天麻钩藤饮，可平肝潜阳息风，治疗肝亢风动之抽动障碍。

清热凉血：黄芩有清热泻火、凉血止血之功。《圣济总录》独圣汤用黄芩一味，治疗血热妄行之鼻衄、肌衄。与黄连、黄柏、栀子同用，为黄连解毒汤，可清热泻火止血，治疗三焦火盛迫血妄行之吐血、衄血诸症。与槐角、地榆、白芍、栀子、枳壳、荆芥同用，为槐角地榆汤，可凉血解毒疏风，治疗便血近血。

黄芩常用剂量为 3 ～ 10g。

黄连

【出处】《神农本草经》。

【品种】为毛茛科植物黄连 *Coptis chinensis* Franch.、三角叶黄连 *Coptis deltoidea* C. Y. Cheng et Hsiao 或云南黄连 *Coptis teetoides* C. Y. Cheng 的根茎。味连 Rhizoma Coptidis Chinensis 主产于四川、湖北；陕西、甘肃、湖南亦产。以四川石柱、南川，湖北来凤、恩施等地产量大，质量好。雅连 Rhizoma Coptidis Deltoides 主产于四川峨眉、洪雅、峨边等地。云连 Rhizoma Coptidis Teetoides 主产于云南西北部的德钦、维西、腾冲等地。

【应用心得】

黄连味苦，性寒。归心经、肝经、脾经、胃经、大肠经。《珍珠囊》谓："其用有六：泻心脏火，一也；去中焦湿热，二也；诸疮必用，三也；去风湿，四也；治赤眼暴发，五也；止中部见血，六也。"

清热泻火：黄连苦寒，可直折上炎之火，善于泻火解毒。若三焦热盛高热不退，可与黄芩、黄柏、栀子等配伍，泻火解毒，如黄连解毒汤。若心经热盛致口舌疮赤糜烂，可与生地黄、通草、甘草梢配伍，直折心脾积热，如清热泻脾散。若胃火上炎致牙龈肿痛溃烂，可与升麻、当归、生地黄、牡丹皮等配伍，清胃凉血，如清胃散。若心火亢盛致心烦不眠，可与当归、龙胆、石菖蒲、全蝎、茯神等配伍，清肝泻火，如黄连安神丸。若小儿胃热气逆致胃脘痛，可与大黄、黄芩、藿香、姜半夏、蒲公英、竹茹、青黛、丁香等配伍，清热调中降逆，如大黄黄连泻心汤加味。若小儿胃热气逆致呕吐，可与竹茹、枳实、半夏、橘红、甘草、生姜、茯苓配伍，清热泻火降逆，如黄连温胆汤。若小儿积滞食积化热，可与枳实、大黄、黄芩、六神曲、白术、茯苓、泽泻配伍，清热导滞和中，如枳实导滞丸。若三焦火盛大热烦躁、口燥咽干、错语不眠，或热病吐血、衄血等症，与黄芩、黄柏、栀子配伍，清热解毒、泻火止血，为《肘后备急方》黄连解毒汤。对于小儿疔疮痈毒甚至疔毒内攻者，可与黄芩、黄柏、栀子、连翘、牛蒡子、甘草配伍，泻火解毒、消痈散结，如《外科正宗》黄连解毒汤。

燥湿解毒：可清热燥湿。对于小儿痢疾肠腑湿热证，常与木香合用之香连丸为基本方，还可加槟榔、马齿苋、地锦草、大黄、黄芩、白头翁、苦参等，清肠燥湿止痢。治疗泄泻湿热泻，可与葛根、黄芩、甘草、苍术、地锦草、藿香、车前子等配伍，清肠化湿止泻，为葛根黄芩黄连汤加味。治疗急性胃肠炎、伤寒、副伤寒等湿热并重证，可与制厚朴、石菖蒲、制半夏、淡豆豉、栀子、芦根等配伍，清热化湿、理气和中，为连朴饮。对于儿童幽门螺杆菌相关性胃炎肝火犯胃证，我们用黄连、吴茱萸之左金丸加味治疗取得良好的疗效，实验研究亦能证明左金丸对于幽门螺杆菌有明显的抑制作用。

黄连常用剂量为 1 ～ 4g。

黄　柏

【出处】《本草纲目》。

【品种】为芸香科植物黄檗 *Phellodendron amurense* Rupr. 或黄皮树 *Phellodendron chinense* Schneid. 的树皮。关黄柏（黄檗）Cortex Phellodendri Amurensis 主产于辽宁、吉林、黑龙江、河北、内蒙古等地。川黄柏（黄皮树）Cortex Phellodendri Chinensis 主产于四川、湖北、贵州、云南、陕西、广西等地。

【应用心得】

黄柏味苦、性寒。归肾经、膀胱经、大肠经。《珍珠囊》谓：“黄柏之用有六：泻膀胱龙火，一也；利小便结，二也；除下焦湿肿，三也；痢疾先见血，四也；脐中痛，五也；补肾不足、壮骨髓，六也。”

清热燥湿：黄柏清热燥湿。《脾胃论》谓其：“除湿热为痿，乘于肾救足膝无力，亦除阴汗、阴痿。”如治疗小儿痿病湿热浸淫证，两下肢痿软无力，用三妙丸加味：苍术、黄柏、牛膝、木瓜、萆薢、防己、木通、滑石、豨莶草等，清热解毒、利湿通络。治疗过敏性紫癜湿热痹阻证，关节红肿灼痛，用四妙丸加味：苍术、黄柏、牛膝、薏苡仁、桑枝、独活、鸡血藤、忍冬藤、紫草等，燥湿清热、活血通经。治疗细菌性痢疾、阿米巴痢疾属热毒痢证，腹痛里急后重、下痢脓血赤多白少，用白头翁汤：白头翁、黄连、黄柏、秦皮等，清热解毒、凉血止痢。治疗胎黄、肝炎、钩端螺旋体病发黄热重于湿者，用栀子柏皮汤加味：栀子、甘草、黄柏、茵陈、大黄等，清热泄湿退黄。治疗诸淋证属湿热下注膀胱者，用萆薢分清饮（《医学心悟》)：萆薢、黄柏、石菖蒲、茯苓、白术、莲子心、丹参、车前子，清热利湿、分清别浊。治疗丹毒、湿疹湿热证，用萆薢渗湿汤：萆薢、薏苡仁、赤茯苓、黄柏、牡丹皮、泽泻、滑石、通草，清热利湿。治疗疮疹疱疹红肿，可用《阎氏小儿方论》黄柏膏：黄柏、甘草、新绿豆同为细末，生油调，涂于患处，泻火解毒。

滋阴降火：治疗肾病综合征、性早熟等病阴虚火旺证，用知柏地黄丸：知母、黄柏、生地黄、山茱萸、山药、牡丹皮、茯苓、泽泻，滋阴降火。

黄柏常用剂量为 2 ～ 6g。

苦 参

【出处】《神农本草经》。

【品种】为豆科植物苦参 *Sophora flavescens* Ait. 的根。苦参 Radix Sophorae Flavescentis 全国各地均产。

【应用心得】

苦参味苦，性寒。归心经、肺经、肾经、大肠经。《本草汇言》谓其：“祛风泻火，燥湿杀虫之药也。”

清热燥湿：苦参清肠燥湿，《仁存堂经验方》单用为丸，治疗热痢下血；《沈氏尊生书》香参丸以苦参与木香、甘草配伍，治疗热痢。临床常取苦参与白头翁、黄芩、黄连、马齿苋、木香、地榆、甘草等配伍，治疗细菌性痢疾。现代研究证实苦参煎剂、苦参碱对于痢疾杆菌、大肠杆菌、金黄色葡萄球菌等有明显的抑制作用。苦参与茵陈、栀子、龙胆等配伍，如《补缺肘后方》治谷疸方，可用于治疗急性黄疸型肝炎湿热黄疸。

祛风杀虫：本品清热燥湿祛风，可与蒺藜、地肤子、白鲜皮等相伍内服治疗湿疹、脓疱型银屑病等属湿热泛肤证；亦可与黄连、黄柏、马齿苋、败酱草、地锦草、益母草、虎杖、蛇床子、白鲜皮等相伍煎汤外洗清热除湿解毒。

苦参味苦入心，现代研究提示有抗心律失常的作用，可用以治疗心律失常之频发性室性期前收缩，还有升高白细胞等作用，可供临床辨证选用。

苦参常用剂量为 3 ～ 10g。

白鲜皮

【出处】《药性论》。

【品种】为芸香科植物白鲜 *Dictamnus dasycarpus* Turcz. 或狭叶白鲜 *Dictamnus angustifolius* G. Don ex Sweet 的根皮。白鲜皮 Cortex Dictamni Dasycarpi 主产于辽宁、河北、山东等地。此外，江苏、山西、内蒙古、吉林、黑龙江等地亦产。以辽宁的产品质优。狭叶白鲜皮 Cortex Dictamni Angustifolii 产于新疆地区。

【应用心得】

白鲜皮味苦、咸，性寒。归脾经、胃经。《药性本草》谓其："治一切热毒风恶风，风疮疥癣赤烂。"

消风解毒：白鲜皮消风燥湿解毒，《太平圣惠方・卷六十四》白鲜皮散用白鲜皮、黄芩、升麻、玄参、蒺藜、桔梗、防风、前胡、百合、甘草、栀子、马牙硝、麦冬、茯神、薄荷，治疗遍身热毒疮，及皮肤瘙痒等症。现代常与苦参、地肤子、蒺藜、萆薢、土茯苓、乌梢蛇、板蓝根、紫草等配伍，治疗风湿热毒客于肌肤所致的湿疹、特应性皮炎、荨麻疹、皮肤瘙痒症等。亦可与黄连、黄柏、马齿苋、败酱草、地锦草、益母草、虎杖、蛇床子、苦参等配伍，煎汤外洗，清热化湿解毒，用于以上各种皮肤病。

清热燥湿：白鲜皮清热燥湿，可用于湿热蕴蒸之黄疸。如《圣济总录·卷六十》白鲜皮散用白鲜皮、黄连、土瓜根、芍药、大青叶、栀子、茵陈、栝楼根、柴胡、芒硝、贝珠、黄芩、大黄，利湿退黄、通腑泻热，主治黄疸如金色，小便黄赤，口干烦渴。

白鲜皮常用剂量为 3 ～ 10g。

三、清热凉血药

水牛角

【出处】《名医别录》。

【品种】为牛科动物水牛 *Bubalus bubalis* Linnaeus 的角。水牛角 Cornu Bubali 长江以南各地均产。

【应用心得】

水牛角味苦、咸，性寒。归心经、肝经。《日华子本草》谓其："治热毒风并壮热。"

清营凉血：水牛角有清营凉血之功，用于温病热入营血证，如清营汤、犀角地黄汤中因犀角禁用，常以水牛角代替，于流行性乙型脑炎、流行性脑脊髓膜炎等温疫病中多有应用。又如过敏性紫癜、免疫性血小板减少症及其他出血病症之血热妄行证，常与生地黄、牡丹皮、赤芍、紫草、茜草、玄参、甘草等同用凉血止血。

清热定惊：水牛角有清热解毒、泻火定惊功效。如局方至宝丹、紫雪丹等清热解毒、开窍定惊、止痉息风名方，现代均用水牛角代替《太平惠民和剂局方》原方中的犀角。中成药清开灵注射液有清热解毒、镇静安神功效，由胆酸、珍珠母、猪去氧胆酸、栀子、水牛角、板蓝根、黄芩苷、金银花组成，用于外感风热时毒，火毒内盛的多种病症，如急性上呼吸道病毒感染、病毒性肺炎、病毒性脑炎等。

水牛角常用剂量为 10 ～ 30g。现代研究认为水牛角与犀角成分及作用相似，但用量应加大。入煎剂要求先煎 3 小时以上。

生地黄

【出处】《神农本草经》。

【品种】为玄参科植物地黄 *Rehmannia glutinosa*（Gaertn.）Libosch. ex Fisch. et Mey. 的块根。干地黄 Radix Rehmanniae Exsiccata 全国大部分地区均有生产，以河南温县、博爱县、孟州市等地产量大、质量佳。

【应用心得】

生地黄味甘、苦，性微寒。归心经、肝经、肾经。《珍珠囊》谓其：“凉血、生血，补肾水真阴。”

滋阴清热：生地黄养阴生津清热。六味地黄丸原方《小儿药证直诀》地黄丸由熟地黄、山茱萸、牡丹皮、山药、茯苓、泽泻组成，功效滋阴补肾，但临床上对于津伤、虚热、纳差患儿则因熟地黄滋腻，常以清热生津之力较胜的生地黄取代，或者生地黄、熟地黄同用，知柏地黄丸、杞菊地黄丸等方同此。对于热病伤阴烦渴引饮，可与沙参、麦冬、玉竹、冰糖同用养阴益胃，如益胃汤。对于温病后期余热未清、夜热早凉，可与知母、青蒿、鳖甲、牡丹皮等相伍养阴清热，如青蒿鳖甲汤。对于温病后期、神倦瘈瘲，可与白芍、麦冬、龟甲、牡蛎、鳖甲、阿胶、甘草、五味子、麻仁、鸡子黄等相伍滋阴养液、柔肝息风，如大定风珠。对于热病津枯便秘，与玄参、麦冬同用，为增液汤，滋阴润燥，并可加用火麻仁、柏子仁、决明子、桑椹等药。生地黄与天麻、钩藤、石决明、蒺藜、山茱萸、枸杞子、白芍等相伍补肾平肝，可治疗抽动障碍阴虚阳亢证；与天麻、钩藤、菊花、枸杞子、石决明、决明子、牛膝、龟甲、代赭石、夏枯草等相伍以养阴平肝，可治疗儿童高血压阴虚阳亢证。

凉血补血：本品可清热凉血，养阴补血。对于温病热入营血，及过敏性紫癜、免疫性血小板减少症与吐血、衄血等属血热妄行证者，均可与水牛角、牡丹皮、赤芍、紫草、玄参、仙鹤草等相伍，如犀角地黄汤加味，清热凉血止血。对于血虚风燥之湿疹，可与当归、川芎、天冬、麦冬、僵蚕、何首乌、牡丹皮、蒺藜、地肤子等同用，如养血定风汤，养血祛风。

生地黄常用剂量为 9 ～ 15g。

玄 参

【出处】《神农本草经》。

【品种】为玄参科植物玄参 *Scrophularia ningpoensis* Hemsl. 或北玄参 *Scrophularia buergeriana* Miq. 的根。玄参 Radix Scrophulariae Ningpoensis 主产于浙江东阳、杭州、临海、义乌、临安、富阳、桐庐等地。此外，四川、陕西、贵州、湖北、江西、河北等地亦产。北玄参 Radix Scrophulariae Buergerianae 产于东北、华北及河南、山东、江苏等地。

【应用心得】

玄参味甘、苦、咸，性微寒。归肺经、胃经、肾经。《本草纲目》谓其："滋阴降火，解斑毒，利咽喉，通小便血滞。"

清热凉血：玄参清热解毒、清营凉血。用于治疗流行性脑脊髓膜炎、流行性乙型脑炎、败血症或其他热病证属热入营分者，可与犀角（水牛角代替）、生地黄、金银花、连翘、牡丹皮、黄连、竹叶心、丹参、麦冬、黄连、竹叶等相伍清营解毒、泄热护阴，如清营汤。玄参亦常与犀角地黄汤合用，治疗温病热入血分，以及属于血热妄行的各种出血病症。玄参、犀角（水牛角代）与白虎汤同用，为化斑汤，治疗热病发斑出疹之阳明火亢、血热炽盛证。

滋阴降火：玄参可滋阴降火解毒。用于温热病津亏肠燥便秘，以及慢喉痹、口疮等属阴虚内热者，与麦冬、生地黄配伍，为增液汤，具有增水行舟、养阴清火之功效。对于阴虚火旺、心神不宁之不寐，可与麦冬、天冬、酸枣仁、柏子仁、生地黄、丹参等相伍滋阴清热、养心安神；对于津液不足之便秘，可与麦冬、生地黄、当归、桑椹等相伍增液润肠。

解毒散结：玄参可清热解毒，消肿散结。玄参与升麻、桔梗、甘草、茯苓、黄连、黄芩、牛蒡子、防风、芍药同用，为清咽利膈汤，主治心脾蕴热上薰之乳蛾、喉痹、喉痈、重舌等病症。玄参与牡蛎、贝母同用，为消瘰丸，还可加虎杖、蒲公英、紫花地丁、郁金、牡丹皮、夏枯草、胖大海、芦根等，解毒化痰、消肿散结，用于热毒痰瘀互结之慢乳蛾、腺样体肥大、痰核、传染性单核细胞增多症等疾病。

玄参常用剂量为 3 ～ 10g。

牡丹皮

【出处】《珍珠囊》。

【品种】为芍药科植物牡丹 *Paeonia suffruticosa* Andr. 的根皮。牡丹皮 Cortex Moutan 全国各地均有栽培。主产于安徽、四川、湖南、湖北、陕西、山东、甘肃、贵州等地。

【应用心得】

牡丹皮味苦、辛，性微寒。归心经、肝经、肾经。《神农本草经》谓其："主寒热，中风瘈疭、痉、惊痫邪气，除癥坚瘀血留舍肠胃，安五脏，疗痈疮。"

清热凉血：牡丹皮用于温病热入血分而见吐衄、发斑等证，有清热凉血止血而不留瘀之功，如与水牛角、生地黄、赤芍、紫草、玄参等相伍，为犀角地黄汤加味，同时可用于过敏性紫癜、免疫性血小板减少症及吐血、衄血等属血热妄行证者。对于温病后期邪入血分、阴虚发热者，可内清血中伏热、外透伏阴之邪，如与青蒿、鳖甲、生地黄、知母等相伍，为青蒿鳖甲汤。本品可泻肝火，六味地黄丸中用牡丹皮，便是取其清泻肝火之功。逍遥散加牡丹皮、栀子，为丹栀逍遥散，具有疏肝解郁、健脾和营、兼清郁热之功，可用于儿童焦虑症、不寐等病之肝郁化火证。牡丹皮还有清胃凉血之功，与当归、黄连、生地黄、升麻等相伍，为清胃散，可用于小儿牙龈肿痛等症。对于血虚风燥之湿疹或风热搏于营血所致之荨麻疹，可与蒺藜、蝉蜕、地肤子、生地黄、紫草、忍冬藤、野菊花、乌梢蛇等相伍清热凉血、消风止痒。

活血行瘀：本品可凉血活血散瘀，用于热凝血瘀的证候。如治疗热毒痈肿，与解毒消痈药同用，可以加快脓肿消散，如治疗肠痈之《金匮要略》大黄牡丹汤、治疗肝痈之《明医杂著》柴胡清肝散、治疗痈疽疔毒之《疡科心得集》银花解毒汤，方中使用牡丹皮皆取其凉血活血行血散瘀之功。儿科肺炎喘嗽瘀热阻于肺络者，可与丹参、虎杖、赤芍、桃仁等相伍活血化瘀通络；对于慢乳蛾、腺样体肥大及由此引起的脓耳、耳闭等症，可与丹参、赤芍、虎杖、紫花地丁、蒲公英、芦根等相伍散瘀解毒消肿。

牡丹皮常用剂量为 3 ～ 10g。

赤芍

【出处】《药品化义》。

【品种】为芍药科植物芍药 *Paeonia lactiflora* Pall.、川芍药 *Paeonia veitchii* Lynch、草芍药 *Paeonia obovata* Maxim.、毛叶草芍药 *Paeonia obovata* Maxim. var. *willmottiae*（Stapf）Stern、美丽芍药 *Paeonia mairei* Lévl.、窄叶芍药 *Paeonia anomala* L. 或块根芍药 *Paeonia anomala* L. var. *intermedia*（C. A. Mey.）O. et B. Fedtsch. 的根。芍药根 Radix Paeoniae Lactiflorae 主产于内蒙古、黑龙江、吉林和辽宁，多为野生品。川芍药根 Radix Paeoniae Veitchii 主产于四川。草芍药根 Radix Paeoniae Obovatae 主产于吉林、黑龙江。毛叶草芍药根 Radix Paeoniae Willmottiae 主产于四川。美丽芍药根 Radix Paeoniae Mairei 主产于四川。窄叶芍药根 Radix Paeoniae Anomalae 主产于新疆。块根芍药根 Radix Paeoniae Intermediae 主产于新疆。

【应用心得】

赤芍味苦，性微寒。归肝经、脾经。《药性考》谓其："泻火，散血通便，肠风经阻，痈肿目赤，利水燥土，能行血滞。"

凉血活血：赤芍清热凉血、活血散瘀，在临床常用。治疗温病热入血分及多种血热妄行出血病证之犀角地黄汤，与水牛角、生地黄、牡丹皮等同用，以清热解毒、凉血散瘀。对于毒瘀结咽之喉痹、腺样体肥大，可与桃仁、红花、桔梗、生地黄、玄参、牡丹皮、丹参等相伍散瘀消肿，如会厌逐瘀汤；对于肾病综合征久病入络、瘀血内停，可与桃仁、红花、生地黄、牡丹皮、益母草、马鞭草、泽兰、牛膝等相伍活血化瘀，如桃红四物汤加减；对于腹痛之气滞血瘀证，可与当归、川芎、延胡索、丹参、木香等相伍行气活血止痛，如少腹逐瘀汤。

消痈散肿：对于小儿肝痈毒瘀互结证，可配合柴胡、黄芩、五灵脂、桃仁、牡丹皮、丹参、当归、蒲公英、败酱草等解毒消痈、活血化瘀，如膈下逐瘀汤合大柴胡汤加减。对于痈肿疮疡热毒壅盛者，可配伍金银花、白芷、皂角刺、穿山甲、天花粉、乳香等药解毒凉血消痈，如仙方活命饮。

赤芍常用剂量为 3 ～ 10g。

紫　草

【出处】《神农本草经》。

【品种】为紫草科植物软紫草 *Arnebia euchroma*（Royle）Johnst.、紫草（又名硬紫草）*Lithospermum erythrorhizon* Sieb. et Zucc. 或黄花软紫草 *Arnebia guttata* Bunge 的根。软紫草 Radix Arnebiae Euchromae 产于新疆。硬紫草 Radix Lithospermi 主产于东北、华北。此外，长江流域中下游诸省亦产。黄花软紫草 Radix Arnebiae Guttatae 产于内蒙古、甘肃等地。

【应用心得】

紫草味苦、性寒。归心经、肝经。《本草纲目》谓：“其功长于凉血活血、利大小肠，故痘疹欲出未出，血热毒盛，大便闭涩者宜用之，已出而紫黑便闭者亦可用。”

凉血解毒：紫草善清血分热毒，常用于血热发斑出疹类疾病。如治疗温病发斑、血热毒盛、斑疹紫黑者，紫草化斑汤与升麻、赤芍、蝉蜕、黄芩、黄连、甘草等相伍，凉血化斑解毒。治疗麻疹疹点红赤、紫暗、稠密者，清解透表汤与桑叶、菊花、金银花、连翘、牛蒡子、升麻、葛根、蝉蜕、西河柳、甘草相伍，清凉解毒透疹。对于温热邪毒由气分转入营分，或气营（血）两燔之证，可与水牛角、玄参、赤芍、生地黄、金银花、连翘等相伍清气凉血、解毒养阴。对于血热妄行、瘀血留络之免疫性血小板减少症，可与丹参、牡丹皮、生地黄、赤芍、茜草等相伍凉血止血化瘀消斑。

凉血消风：紫草可凉血消风，治疗血热生风类疾病。如对于荨麻疹、湿疹等疹色红赤瘙痒者，以及过敏性紫癜色红紫者，均可用犀角地黄汤合紫草、甘草为基本方加味治疗。

紫草常用剂量为 3 ～ 10g。

四、清热解毒药

金银花

【出处】《履巉岩本草》。

【品种】为忍冬科植物忍冬 *Lonicera japonica* Thunb.、华南忍冬 *Lonicera confusa*（Sweet）DC.、菰腺忍冬 *Lonicera hypoglauca* Miq. 或黄褐毛忍冬 *Lonicera fulvotomentosa* Hsu et S. C. Cheng 的花蕾。忍冬 Flos Lonicerae Japonicae 主产于河南、山东。华南忍冬 Flos Lonicerae Confusae 主产于广东、广西。菰腺忍冬 Flos Lonicerae Hypoglaucae 主产于广西、四川、云南、湖南。黄褐毛忍冬 Flos Lonicerae Fulvotomentosae 主产于贵州；广西亦产。

【应用心得】

金银花味甘，性寒。归肺经、胃经。《滇南本草》谓其："清热，解诸疮、痈疽发背、无名肿毒、丹瘤、瘰疬。"

解表清热：用于外感风热或温病初期，邪在肺卫，常与连翘、薄荷、淡豆豉、荆芥、牛蒡子、蝉蜕等相伍疏风解表清热，如银翘散。对于暑邪感冒，可与连翘、香薷、薄荷、淡豆豉、扁豆花、厚朴等相伍祛暑解表清热，如新加香薷饮；对于小儿暑热口渴，痱毒布身，可使用金银花露清暑解毒。

清热解毒：本品可清热解毒，用于各种热毒壅结病证。对于各类疔疮痈疡丹毒，与野菊花、蒲公英、紫花地丁、天葵子、赤芍、白芷等相伍清热解毒、消肿散结，如五味消毒饮、仙方活命饮。对于热毒结于咽喉之乳蛾、喉痹，与连翘、牛蒡子、射干、马勃、桔梗、薄荷、甘草等相伍清热利咽，如银翘马勃散、甘桔汤。对于温病热入营分，与水牛角、生地黄、玄参、竹叶心、麦冬、丹参、黄连、连翘等相伍清营解毒、透热养阴，如清营汤。

金银花常用剂量为 3 ～ 10g。

连　翘

【出处】《神农本草经》。

【品种】为木犀科植物连翘 *Forsythia suspensa*（Thunb.）Vahl 的果实。连翘 Fructus Forsythiae 主产于山西、河南、陕西、山东等地；以山西、河南产量最大。

【应用心得】

连翘味苦，性微寒。归肺经、心经、胆经。《医学启源》谓其："泻心经客热，一也；去上焦诸热，二也；为疮疡须用，三也。"

疏风清热：连翘外可疏散风热、内可清热解毒，功似金银花而常常联合应用，如在银翘散中与薄荷、淡豆豉、荆芥、牛蒡子、蝉蜕、竹叶等相伍，治疗外感风热及温邪犯表；在新加香薷饮中与香薷、鲜扁豆花、厚朴相伍，治疗暑邪感冒暑湿困遏证；在清营汤中与水牛角、生地黄、玄参、竹叶心、麦冬、丹参、黄连相伍，治疗温病热入营分证。此外，连翘与石膏、知母、蝉蜕同用，为《医学衷中参西录》寒解汤，清热生津、疏表透邪，用于热病表未解而里热已盛者；连翘与芒硝、大黄、栀子、黄芩、甘草、薄荷、竹叶同用，为《太平惠民和剂局方》凉膈散，泻火解毒、清上泄下，用于上中焦邪郁热盛证；连翘与焦山楂、茯苓、半夏、炒六神曲、炒莱菔子、陈皮、炒麦芽同用，为《丹溪心法》保和丸，消食化积、清解郁热，用于食积化热证。

解毒消肿：本品可清热解毒、消肿散结，故有"疮家圣药"之美誉，对于热毒壅结之乳蛾、腺样体肥大、淋巴结炎、痄腮等病，可与金银花、蒲公英、黄芩、天花粉、玄参、皂角刺等相伍清热解毒消肿。对于风湿热毒犯肤之特应性皮炎，除消风止痒之外，可与黄芩、板蓝根、栀子、土茯苓等相伍以清热解毒化湿。

连翘常用剂量为 3 ～ 10g。

蒲公英

【出处】《本草图经》。

【品种】为菊科植物蒲公英 *Taraxacum mongolicum* Hand.–Mazz.、碱地蒲公英

Taraxacum sinicum Kitag.、东北蒲公英 *Taraxacum ohwianum* Kitam.、异苞蒲公英 *Taraxacum heterolepis* Nakai *et* H. Koidz.、亚洲蒲公英 *Taraxacum asiaticum* Dahlst.、红梗蒲公英 *Taraxacum erythropodium* Kitag. 等同属多种植物的全草。蒲公英 Herba Taraxaci Mongolici 全国大部分地区均产。碱地蒲公英 Herba Taraxaci Sinici 主产于东北、华北、西北、西南。东北蒲公英 Herba Taraxaci Ohwiani 主产于东北。异苞蒲公英 Herba Taraxaci Heterolepis 主产于东北。亚洲蒲公英 Herba Taraxaci Asiaticae 主产于东北、西北及内蒙古、河北、四川等地。红梗蒲公英 Herba Taraxaci Erythropodii 主产于东北及内蒙古、新疆等地。

【应用心得】

蒲公英味苦、甘，性寒。归肝经、胃经。《本草衍义补遗》谓其："化热毒、消恶肿结核有奇功。"

清热解毒：蒲公英清热解毒、消痈散结，与金银花、野菊花、紫花地丁、天葵子合用，为五味消毒饮，广泛用于疔疮痈疖等各种小儿外症初起红肿热痛者。五味消毒饮若加皂角刺、玄参、桔梗、薄荷、大黄、芦根等清咽解毒消痈，治疗烂乳蛾胃火炽盛、肉腐化脓证；若加连翘、山豆根、土牛膝、败酱草、射干、芦根等清泄肺胃、利咽消肿，治疗喉痹肺胃实热证；若加柴胡、黄芩、赤芍、牡丹皮、败酱草、薏苡仁等清肝散结消痈，治疗小儿肝痈热毒壅结肝脏、腐化成脓证。

化湿解毒：对于幽门螺杆菌相关性胃炎湿热中阻证，将蒲公英与黄连、黄芩、栀子等合用，清热利湿调中。对于湿热黄疸，将蒲公英与茵陈、黄芩、栀子、大黄等合用，清热化湿退黄。对于热淋膀胱湿热证，将蒲公英与通草、车前子、滑石、萹蓄等合用，清热利湿通淋。

蒲公英常用剂量为 5 ～ 15g。

紫花地丁

【出处】《本草纲目》。

【品种】为堇菜科植物紫花地丁 *Viola philippica* Cav. 的全草。紫花地丁 Herba Violae 主产于江苏、浙江、安徽等地。

【应用心得】

紫花地丁味苦、辛，性寒。归心经、肝经。《本草纲目》谓其："主治一切痈疽发背，疔肿，瘰疬，无名肿毒，恶疮。"

清热解毒：紫花地丁清热解毒、消痈散结，与金银花、野菊花、蒲公英、天葵子合用，为五味消毒饮，治疗各种外症疔疮肿毒、痈疽发背、丹毒等红肿热痛者，并可以鲜品单用捣烂外敷于局部以助消肿。也可与金银花、蒲公英、败酱草、土牛膝、虎杖、皂角刺、芦根等同用治疗乳蛾、腺样体肥大属热毒壅结证者。

凉血消肿：本品既入气分、又入血分，兼清气分、血分之热。如与升麻、黄连、生地黄、赤芍、牡丹皮等相伍，能解毒凉血消肿，治疗胃火炽盛之牙龈肿痛。与金银花、柽柳、蝉蜕、升麻、紫草等相伍，能凉血透疹达邪，治疗邪入肺胃之麻疹见形期。

本品性寒，阴疽漫肿无头及体质虚寒者忌用。

紫花地丁常用剂量为 5 ～ 15g。

野菊花

【出处】《本草正》。

【品种】为菊科植物野菊 *Dendranthema indicum*（L.）Des Moul. 或岩香菊 *Dendranthema lavandulifolium*（Fisch. ex Trautv.）Ling et Shih 的花。野菊花 Flos Dendranthemae indici 我国大部分地区均产。岩香菊花 Flos Dendranthemae Lavandulifolii 产于东北及河北。

【应用心得】

野菊花味苦、辛，性凉。归肺经、肝经。《本草正》谓其："散火散气，消痈毒、疔肿、瘰疬，眼目热痛，亦破妇人瘀血。"

清热解毒：野菊花具有清热泻火、消肿止痛、解毒利咽之功，可与金银花、蒲公英、紫花地丁、天葵子合用，成五味消毒饮，再配伍相关药物，用于多种小儿外症如疔疮痈疖等初起红肿热痛者，以及乳蛾、喉痹、腺样体肥大等病的相关证候。

消风清热：本品能疏外风、消内风，解风毒。疏风作用类似菊花，而解毒作用强于菊花，故可以用于时疫感冒风热证中代替菊花。也可以与辛夷、苍耳子、白芷、金银花、连翘、鱼腥草等疏风清热通窍之药相伍，治疗肺经风热之鼻窒、鼻渊、鼻皲等病症。对于风湿热毒犯肤之湿疹，可与马齿苋、白鲜皮、黄柏、苦参、蛇床子等相伍煎汤外洗以消风清热解毒。

泻火平肝：本品味苦入肝经，清肝火、平肝阳。与金银花、密蒙花、青葙子、夏枯草、天花粉、赤芍等配伍，治疗风热上攻之目赤肿痛，散风热而清肝火。与栀子、前胡、百部、黛蛤散、黄芩、胆南星等配伍，治疗肝火犯肺之咳嗽，清肝肃肺止咳。与蒺藜、天麻、钩藤、决明子、栀子、蝉蜕等配伍，治疗抽动障碍肝风上扰之眨眼频频，平肝息风解痉。与夏枯草、石决明、钩藤、豨莶草、车前子、牛膝等配伍，治疗高血压等病头痛眩晕，平肝潜阳息风。

野菊花常用剂量为 3 ～ 10g，煎汤外洗方常用剂量为 20 ～ 30g。

板蓝根

【出处】《本草纲目》。

【品种】为十字花科植物菘蓝 *Isatis indigotica* Fort. 的根。板蓝根 Radix Isatidis 主产于河北安国，江苏如皋、南通等地。此外，安徽、河南也产。浙江、广西、山东、山西、陕西、内蒙古、新疆、甘肃、青海以及黑龙江均有引种栽培。

【应用心得】

板蓝根味苦，性寒。归心经、肝经、胃经。《本草便读》说："板蓝根即靛青根，其功用性味与靛叶相同，能入肝胃血分，不过清热、解毒、辟疫、杀虫四者而已。但叶主散，根主降，此又同中之异耳。"板蓝根为菘蓝之根、大青叶为菘蓝之叶，二者出于同一植物而功效同中有别。

疏风清热：用于疏风清热解毒，常与金银花、连翘、薄荷、荆芥、蝉蜕、牛蒡子、贯众等同用，如银翘散加减，治疗普通感冒、时疫感冒，以及痄腮、水痘、烂喉丹痧等温病初起，偏解表清热用大青叶、偏清咽解毒用板蓝根。

解毒利咽：对于肺热结咽之乳蛾、喉痹等证，可与金银花、薄荷、桔梗、土牛膝、山豆根、虎杖、玄参、蒲公英等相伍利咽解毒。与牛蒡子、黄芩、黄连、甘草、桔梗、马勃、连翘、玄参、升麻、柴胡、陈皮、僵蚕、薄荷配伍，为普济消毒饮，清热解毒、利咽散邪，常用于治疗急乳蛾、丹毒、臖核肿痛等属邪毒壅结者。

凉血解毒：板蓝根亦可清热凉血解毒，如与清营汤同用治疗温病热入营分证；

与犀角地黄汤同用治疗过敏性紫癜等。

现代药理研究报告，板蓝根所含吲哚类化合物具抗菌作用，有抗流感病毒、肝炎病毒等作用。

板蓝根常用剂量为 3 ～ 12g。

青　黛

【出处】《药性论》。

【品种】为爵床科植物马蓝 *Baphicacanthus cusia*（Nees）Bremek.、蓼科植物蓼蓝 *Polygonum tinctorium* Ait.、豆科植物木蓝 *Indigofera tinctoria* L.、十字花科植物菘蓝 *Isatis indigotica* Fort. 的叶或茎叶经加工制得的干燥粉末或团块。青黛 Indigo Naturalis 主产于福建、河北、云南、江苏、安徽等地。

【应用心得】

青黛味咸，性寒。归肝经、肺经、胃经。《本草蒙筌》谓其："泻肝，止暴注，清上膈痰火，驱时疫头痛，敛伤寒赤斑。"

疏风清热：青黛疏风清热解毒，功同大青叶，又有清肝息风定惊作用。《小儿药证直诀》大青膏用为主药，与天麻、白附子、蝎尾、乌梢蛇肉、朱砂、天竺黄配伍，治疗小儿外感热盛生风发搐，是儿科用青黛治疗外感风热病证之始。青敷膏由大黄、姜黄、黄柏、白及、白芷、赤芍、天花粉、青黛、甘草组成，外敷患处，清热解毒、消肿止痛，用于一切痈疡疮疖初起的红肿热痛。

清肝泻肺：青黛与海蛤壳合用，为黛蛤散，具有清肝泻肺、化痰止咳功效，主治肝火犯肺，呛咳黄痰带血、心烦易怒之咳嗽、顿咳等病证。与金银花、连翘、薄荷、浙贝母、瓜蒌皮、桔梗等相伍，可清肺利咽化痰，用于痰热结于肺咽之乳蛾、喉痹等病证。

凉血止血：用于温病热毒发斑，配伍石膏、生地黄、栀子、升麻、黄芩等，如《通俗伤寒论》青黛石膏汤，清热凉血、解毒透斑。对于血热妄行之吐血、衄血等病证，可以与生地黄、焦栀子、仙鹤草、藕节炭、白茅根等同用，清热凉血止血。

青黛每用 1 ～ 3g。本品多入散剂、丸剂使用，外用适量。

蚤休

【出处】《神农本草经》。

【品种】为百合科植物华重楼 *Paris polyphylla* Smith var. *chinensis*（Franch.）Hara、云南重楼 *Paris polyphylla* Smith var. *yunnanensis*（Franch.）Hand.-Mazz. 或七叶一枝花 *Paris polyphylla* Smith 的根茎。华重楼 Rhizoma Paridis Chinensis 主产于江苏、浙江、安徽、江西、湖北、湖南、广东、广西、福建、贵州等地。云南重楼 Rhizoma Paridis Yunnanensis 主产于云南、四川、贵州、广西等地。七叶一枝花 Rhizoma Paridis Polyphyllae 主产于四川、云南、贵州。

【应用心得】

蚤休味苦，性微寒，小毒。归肝经。《滇南本草》谓其："主治一切无名肿毒，攻各种疮毒痈疽，发背最良。"

清热解毒：蚤休有清热解毒、消肿止痛之功，治疗疮疡痈毒，如与金银花、赤芍、黄连、僵蚕、泽兰、甘草等配伍内服乃《外科全生集》夺命汤，或者单用蚤休为末，醋调外敷。治疗乳蛾、喉痹之咽喉肿痛，与牛蒡子、连翘、板蓝根、蒲公英等同用；治疗瘰核肿痛，与夏枯草、牡丹皮、瓜蒌皮、浙贝母等同用；治疗蛇虫咬伤，与半边莲、半枝莲、拳参、紫花地丁等同用，内服、外敷合治。

凉肝定惊：本品有清热平肝、定惊息风作用，可与钩藤、菊花、蝉蜕、全蝎、薄荷等同用，治疗小儿发热惊风。

蚤休常用剂量为 2 ～ 10g。本品有小毒，不宜长期、大量应用，以免出现恶心、呕吐、头晕、眼花、腹泻，甚至精神萎靡、抽搐等中毒反应。

拳参

【出处】《本草图经》。

【品种】为蓼科植物拳参 *Polygonum bistorta* L. 或耳叶蓼 *Polygonum manshuriense* V. Petr. ex Kom. 的根茎。拳参 Rhizoma Polygoni Bistortae 主产于华北、西北及山东、江苏、湖北等地。

【应用心得】

拳参味苦，性微寒，小毒。归肺经、肝经、大肠经。《名医别录》谓其：“疗肠胃大热，吐血衄血，肠中聚血，痈肿诸疮，止咳益精。”

清肺解毒：拳参清解肺经热毒，常用于肺系热病。笔者治疗流行性感冒，对于瘟毒犯表证，治以清瘟解毒、解表清热，予清瘟解表汤，以拳参与金银花、连翘、薄荷、荆芥、桔梗、牛蒡子、绵马贯众、鸭跖草、甘草组方；对于瘟毒郁肺证，治以清瘟解毒、宣肺止咳，予清瘟宣肺汤，以拳参与蜜炙麻黄、苦杏仁、前胡、石膏、薄荷、黛蛤散、金银花、绵马贯众、甘草组方；对于毒犯肺胃证，治以清瘟解毒、清胃止呕，予清瘟安胃汤，以拳参与紫苏叶、薄荷、淡豆豉、葛根、淡竹茹、黄芩、黄连、焦六神曲、甘草组方。治疗肺炎喘嗽痰热闭肺证，予清热、化痰、开肺、活血，用清肺口服液，以拳参与炙麻黄、石膏、杏仁、前胡、桑白皮、葶苈子、僵蚕、虎杖、丹参组方。《证治准绳》拳参汤以拳参为主药，配合蜜百合、沙参、炙甘草，用于治疗阴虚久咳。拳参还可与相关药物配合，治疗疮疡痈疖、�核肿痛、烧烫伤、毒蛇咬伤等病症，可同时内服、外敷。

凉肝息风：拳参可清肝泄热、平肝息风，与钩藤、全蝎、地龙、僵蚕、牛黄、蝉蜕等药同用，治疗热病高热神昏抽搐。

凉血止血：拳参味苦性凉，入肝经又能凉血止血，与贯众、焦栀子、白茅根、大蓟、生地黄、牛膝等凉血止血药同用，治疗血热妄行所致的吐血、衄血等。治疗便血，与地榆、槐花、当归、阿胶、侧柏叶、荆芥炭等同用。治疗肠腑湿热、赤痢脓血，与白头翁、秦皮、苦参、地榆、黄连、马齿苋等同用。

拳参常用剂量为 2 ～ 10g。用鲜药量加倍。内服入汤剂，外用适量煎水洗或捣烂外敷。

半边莲

【出处】《滇南本草》。

【品种】为桔梗科植物半边莲 *Lobelia chinensis* Lour. 的带根全草。半边莲 Herba Lobeliae Chinensis 主产于江苏、浙江、安徽。以安徽安庆地区产量最大。

【应用心得】

半边莲味甘，性平。归心经、肺经、小肠经。《本草求原》谓其："消肿散毒，治恶疮、蛇伤。"

清热解毒：半边莲清热解毒、消痈散结，治疗疔疮肿毒，可以用鲜品捣烂外敷，也可以与金银花、蒲公英、紫花地丁、天葵子、野菊花等清热解毒药同用内服。本品还善解蛇虫毒，常与蚤休、拳参、猫爪草、紫花地丁、穿心莲等同用，治疗毒蛇咬伤、蜂蝎螫伤。

利水祛湿：半边莲味甘，可祛湿利水消肿，常与茯苓、猪苓、泽泻、白术、桂枝、车前子等相伍治疗气不化水之湿水肿；与萹蓄、瞿麦、金钱草、荔枝草、车前子、通草等相伍治疗下焦湿热之热淋；与苦参、白鲜皮、蛇床子、黄柏、黄连、土茯苓等相伍治疗湿毒泛肤之湿疹、湿疮。

半边莲常用剂量为 5 ～ 12g。

藏青果

【出处】《饮片新参》。

【品种】为使君子科植物诃子 *Terminalia chebula* Retz. 的幼果。藏青果 Fructus Terminaliae Chebulae Immaturi 产于云南省临沧市和德宏傣族景颇族自治州。

【应用心得】

藏青果味苦、微甘、涩，性微寒。归肺经、胃经。《饮片新参》谓其："治阴虚白喉，杀虫生津。"

本品清热生津、利咽解毒。适用于喉痹，对于急喉痹，可与牛蒡子、桔梗、胖大海、桑白皮、连翘等相伍清热解毒利咽；对于慢喉痹，可与玄参、蝉蜕、麦冬、木蝴蝶、罗汉果等相伍滋阴降火利咽。

藏青果常用剂量为 2 ～ 6g。

木蝴蝶

【出处】《本草纲目拾遗》。

【品种】为紫葳科植物木蝴蝶 *Oroxylum indicum*（L.）Kurz 的成熟种子。木蝴蝶

Semen Oroxyli 主产于云南、广西、贵州等地；福建、广东、海南、四川等地亦产。

【应用心得】

木蝴蝶味苦、甘，性微寒。归肺经、肝经、胃经。《晶珠本草》谓其："清热，解毒，治肝病、咽喉病。"

利咽润肺：木蝴蝶清肺解毒，又质轻善开、性润，功专利咽。风邪结于咽喉而咽痒干咳，可与沙参、天冬、麦冬、蝉蜕、胖大海等相伍消风利咽；热毒结咽而致咽红肿痛，可与牛蒡子、金银花、板蓝根、薄荷、土牛膝等相伍清咽解毒；肺阴亏损而致咽喉干燥音哑，可与玄参、麦冬、生地黄、藏青果、罗汉果等相伍养阴润肺。

疏肝和胃：本品可疏肝和胃，对于因肝气郁结、肝风内动所致抽动障碍喉间"吭吭"作声者，可与蝉蜕、僵蚕、薄荷、青橘叶等相伍，有疏肝息风利咽之功。对于肝郁气滞、肝胃气痛所致之胃脘痛，嗳气、胁肋胀痛者，可与柴胡、青皮、郁金、延胡索等相伍，有疏肝理气和胃之功。

敛疮生肌：对于疮疡溃后久不收口，浸淫疮，取木蝴蝶外贴，有收敛生肌的作用。

木蝴蝶常用剂量为 1 ～ 3g。

土茯苓

【出处】《滇南本草》。

【品种】为百合科植物土茯苓 *Smilax glabra* Roxb. 或暗色菝葜 *Smilax lanceifolia* Roxb. var. *opaca* A. DC. 的根茎。土茯苓 Rhizoma Smilacis Glabrae 主产于广东、湖南、湖北、浙江、四川、安徽等省。此外，福建、江西、广西、江苏等地亦产。

【应用心得】

土茯苓味甘、淡，性平。归肝经、肾经、脾经、胃经。《药性切用》谓其："渗利湿热，解毒。"

土茯苓主要作用为清热除湿解毒。用于儿童湿疹、湿毒疮等皮肤病，如湿热明显，可与苦参、地肤子、白鲜皮、金银花、六一散、茵陈等相伍清热除湿；如热毒明显，可与连翘、黄芩、黄连、板蓝根、野菊花、蒲公英等相伍清热解毒。治疗牛皮癣，可与白鲜皮、蚤休、生地黄、紫草、乌梢蛇、蒺藜等同用清热凉血解毒。《滇南本草》《本草纲目》等书推荐用于治疗梅毒，若有小儿先天性梅毒可用。

土茯苓常用剂量为 5 ～ 12g。

鱼腥草

【出处】《履巉岩本草》。

【品种】为三白草科植物蕺菜 *Houttuynia cordata* Thunb. 的带根全草。鱼腥草 Herba Houttuyniae 主产于浙江、江苏、安徽、福建、河南；广东、广西、湖南、湖北、四川、贵州、云南、陕西、甘肃等地亦产。

【应用心得】

鱼腥草味辛，性微寒。归肺经、膀胱经、大肠经。《滇南本草》谓其："治肺痈咳嗽带脓血者，痰有腥臭。亦治大肠热毒，疗痔疮。"

清肺解毒：鱼腥草善清肺经之热。如肺经风热咳嗽，可与桑叶、菊花、桔梗、前胡、浙贝母、瓜蒌皮、连翘、大青叶等同用宣肺清热止咳；胆腑郁热上犯之鼻渊，可与野菊花、金银花、黄芩、辛夷、苍耳子、白芷、胆南星、龙胆等相伍清热泻肝宣窍；对于肺经热盛或痰热闭肺之咳喘，可与炙麻黄、杏仁、前胡、石膏、黄芩、栀子、葶苈子、金荞麦等相伍清肺止咳平喘；对于肺热肉腐之肺痈，可与黄芩、桔梗、芦根、瓜蒌皮、海浮石、浙贝母、栀子、败酱草等相伍清肺消痈排脓。鱼腥草还可以鲜品捣烂外敷，并与五味消毒饮相合内服，治疗外痈疮毒。

清利湿热：本品能清利膀胱湿热、利尿通淋，与车前草、金钱草、萹蓄、海金沙、瞿麦、冬葵子等同用，治疗热淋、石淋涩痛。还有清肠化湿之功，与黄连、黄芩、苦参、白头翁、马齿苋等同用，治疗湿热泻痢。

鱼腥草常用剂量为 5 ～ 15g。鲜品捣烂外敷可用至 20 ～ 50g。

射干

【出处】《神农本草经》。

【品种】为鸢尾科植物射干 *Belamcanda chinensis*（L.）DC. 的根茎。射干 Rhizoma Belamcandae 主产于湖北、河南、江苏、安徽；湖南、陕西、浙江、贵州、云南等地亦产。以河南产量大，湖北品质好。

【应用心得】

射干味苦、辛，性寒，有毒。归肺经、肝经。《神农本草经》谓其：“主咳逆上气，喉痹咽痛，不得消息。散结气，腹中邪逆，食饮大热。”

清肺利咽：射干善于清肺泻火、利咽祛痰，可用射干与挂金灯、桔梗、薄荷、山豆根、土牛膝、蚤休、芦根等配伍，用于急喉痹、乳蛾等症。对于因痰热互结而致喉部异常发声之抽动症，可与桑白皮、地骨皮、蝉蜕、僵蚕、木蝴蝶、土牛膝、天花粉等相伍，以清肺利咽息风。

祛痰平喘：射干清泻肺火、降气祛痰以止咳平喘。如《金匮要略》以射干与麻黄、生姜、细辛、半夏、紫菀、款冬花、五味子、大枣配伍，为射干麻黄汤，用于咳而上气，喉中如水鸡声者。

射干常用剂量为 2 ～ 8g。

山豆根

【出处】《开宝本草》。

【品种】为豆科植物越南槐 *Sophora tonkinensis* Gagnep. 的根及根茎。山豆根 Radix Sophorae Tonkinensis 主产广西；贵州、云南、广东亦产。

【应用心得】

山豆根味苦，性寒，有毒。归心经、肺经、胃经。《本草图经》谓其：“含以解咽喉肿痛。”

解毒利咽：山豆根清肺火，解热毒、利咽消肿，如近代名医张赞臣之金灯山根汤，便是以山豆根与挂金灯、射干、牛蒡子、桔梗、甘草配伍，用于火毒蕴结咽喉而致急喉痹、乳蛾、喉风咽喉肿痛诸症。

清胃泻火：山豆根治疗牙龈肿痛、口舌生疮，可以与升麻、黄连、石膏、白头翁、白芷等同用，清胃泻心解毒。

山豆根性味苦寒，有一定毒性，临床用量不可太大，且宜短期使用。脾胃虚寒者慎用。

山豆根常用剂量为 2 ～ 5g。

败酱草

【出处】《神农本草经》。

【品种】为败酱科植物黄花败酱 *Patrinia scabiosaefolia* Fisch. ex Trev. 或白花败酱 *Patrinia villosa*（Thunb.）Juss. 的全草。黄花败酱 Herba Patriniae Scabiosaefoliae 主产于辽宁、吉林、黑龙江、内蒙古、河北、山东、江西、河南、湖南及云南。白花败酱 Herba Patriniae Villosae 主产于河南、四川、福建、江西、湖南。

【应用心得】

败酱草味辛、苦，性微寒。归胃经、大肠经、肝经。《药性切用》谓其："泻热解毒，破血排脓，为外科专药。"

消痈排脓：败酱草清热解毒、消痈排脓，可用于多种痈肿疾病。如治疗乳蛾胃火炽盛、肉腐化脓，用本品与金银花、蒲公英、紫花地丁、连翘、皂角刺、大黄、牛蒡子、芦根等配伍；治疗肺痈肺热毒盛、肉腐成痈，用本品与芦根、桔梗、鱼腥草、薏苡仁、桃仁、虎杖、葶苈子、大枣等配伍；治疗肝痈肝络湿热、蕴结成痈，用本品与柴胡、黄芩、桃仁、金银花、大黄、蒲公英、紫花地丁、甘草等配伍；治疗肠痈热毒结聚、肠生痈脓，用本品与薏苡仁、红藤、牡丹皮、桃仁、冬瓜子、蒲公英、大黄、附子等配伍；治疗外症疮痈热毒壅滞，成痈化脓，用本品与金银花、蒲公英、紫花地丁、天葵子、皂角刺、天花粉、赤芍、虎杖等配伍。

解毒凉血：败酱草入大肠经，可以清解肠腑血分热毒，与白头翁、苦参、黄连、黄芩、地榆、槟榔、马齿苋、秦皮等配伍，治疗湿热痢、疫毒痢。

本品常用剂量为 3 ～ 15g。

金荞麦

【出处】《植物名实图考》。

【品种】为蓼科植物金荞麦 *Fagopyrum dibotrys*（D. Don）Hara 的根茎。金荞麦 Rhizoma Fagopyri Dibotrydis 主产于江苏、浙江；江西、湖南、湖北、广东、广西、贵州等地亦产。

【应用心得】

金荞麦味微辛、涩，性凉。归肺经、胃经、肝经。《本草纲目拾遗》谓其："主痈疽恶疮毒肿，赤白游疹。"

清肺解毒：金荞麦入肺经，善清肺解毒、排脓祛瘀，治疗肺痈咯吐稠痰脓血腥臭，可以单独使用，或者与鱼腥草、金银花、薏苡仁、败酱草、桃仁、芦根等同用。也可用于咳嗽痰热咳嗽证，与桑白皮、桔梗、前胡、杏仁、浙贝母、黛蛤散、黄芩、栀子等同用，清肺化痰止咳；或用于肺炎喘嗽痰热闭肺证，与炙麻黄、杏仁、前胡、石膏、葶苈子、虎杖、黄芩、鱼腥草等同用，开肺清热涤痰。

祛风除湿：本品可清热祛风、除湿通络，用于风湿热痹、关节不利，可单用水煎服，或者与苍术、防己、桑枝、虎杖、威灵仙、秦艽、豨莶草、松节等同用。

金荞麦常用剂量为 10 ～ 20g。据报道，以金荞麦治疗肺痈，用水或黄酒隔水密闭炖服最好。

马齿苋

【出处】《本草经集注》。

【品种】为马齿苋科植物马齿苋 *Portulaca oleracea* L. 的全草。马齿苋 Herba Potulacae Oleraceae 全国各地均产。

【应用心得】

马齿苋味酸，性寒。归大肠经、肝经。《本草从新》谓其："散血解毒，祛风杀虫。治诸淋疳痢，小儿丹毒。"

清肠止痢：马齿苋善清肠腑热毒、凉血止痢，可与黄连、黄芩、秦皮、苦参、地榆、败酱草、白头翁、地锦草等相伍，治疗湿热痢疾。

清热解毒：马齿苋清热除湿、解毒凉血，可与苦参、黄柏、白鲜皮、土茯苓、地肤子、蒺藜等相伍，治疗湿热内蕴、血热毒炽之剥脱性皮炎、湿疹等皮肤病；或与黄连、黄柏、苦参、败酱草、大黄、地锦草、益母草、白鲜皮等相伍煎汤外洗，治疗风湿热毒犯肤之皮肤病。

马齿苋常用剂量为 5 ～ 15g。如煎汤外洗可用至 30g。

地锦草

【出处】《嘉祐本草》。

【品种】为大戟科植物地锦草 *Euphorbia humifusa* Willd. 或斑叶地锦 *Euphorbia maculata* L. 的全草。地锦草 Herba Euphorbiae Humifusae 除广东、广西外，全国各地均产。斑叶地锦 Herba Euphorbiae Maculatae 主产于华东地区。

【应用心得】

地锦草味辛，性平。归肝经、大肠经。《本草纲目》谓其："主痈肿恶疮，金刃扑损出血，血痢、下血，崩中，能散血止血，利小便。"

清肠止痢：地锦草清肠解毒、化湿止痢，对于湿热、热毒所致泻痢不止、便下脓血，可与马齿苋、黄连、黄芩、木香、地榆、辣蓼等相伍应用。

凉血止血：地锦草既能凉血止血，又能活血散瘀，故有止血而不留瘀的特点，治疗血热所致的咳血、衄血、便血、尿血以及外伤出血等。治疗血热所致之咳血、衄血，可与青黛、生地黄、牡丹皮、栀子、黄芩、侧柏叶等配伍；治疗便血，可与地榆、槐角、茜草、栀子、黄连、防风炭等配伍；治疗尿血，可与小蓟、炒蒲黄、白茅根、藕节、瞿麦、生地黄等配伍；治疗外伤出血，可与苏木、生地黄、牡丹皮、黄芩、天花粉、儿茶等配伍。

利湿解毒：本品可利湿解毒退黄，治疗湿热黄疸，与茵陈、栀子、大黄、黄柏等配伍。对于风湿热毒泛肤之湿疹，可与苦参、黄柏、益母草、蛇床子、马齿苋等配伍，煎水外洗。对于热毒所致之疮疖痈肿，可以用地锦草鲜品捣烂外敷患处。

地锦草常用剂量为 5 ～ 12g。鲜品捣烂外用或煎水外洗可用至 20 ～ 50g。

荔枝草

【出处】《本草纲目》。

【品种】为唇形科植物荔枝草 *Salvia plebeia* R. Br. 的全草。荔枝草 Herba Salviae Plebeiae 主产于江苏、浙江、安徽。

【应用心得】

荔枝草味苦、辛，性凉。归肺经、胃经。《天宝本草》谓其："专治咳嗽，耳边疮黄水相得，拔疔去毒黄糖捣，肺金火胜能消克。”

清热解毒：荔枝草清泄肺热，可用鲜品捣汁、开水冲服或含漱，或与土牛膝、板蓝根、蒲公英等同用内服，治疗咽喉肿痛；鲜品捣烂敷局部，或与金银花、紫花地丁、野菊花等同用内服，治疗热毒痈肿。也可以与相关药物配合，治疗感冒发热、肺热咳嗽等疾病。

凉血散瘀：荔枝草凉血止血散瘀，可以与相关药物配合，用于血热妄行之各类出血病症。

利水消肿：本品利水消肿，可用于治疗水肿、小便不利等病症。又因其具有解毒、散瘀之功，可与猫爪草、马鞭草、石韦、车前子、赤芍、牡丹皮、白茅根、紫草、丹参等相伍清利湿热、化瘀行水，用于尿血、紫癜性肾炎等属于下焦湿热夹瘀证者。

荔枝草常用剂量为 5 ～ 15g。鲜品内服或捣烂外用 15 ～ 30g。

猫爪草

【出处】《中药材手册》。

【品种】为毛茛科植物小毛茛 *Ranunculus ternatus* Thunb. 的块根或全草。猫爪草 Radix Ranunculi Ternati 主产于长江中下游各地，北达河南南部、南达广西北部。

【应用心得】

猫爪草味甘、辛，性平。归肝经、肺经。《河南中草药手册》谓其：“清热解毒，消肿，截疟，治瘰疬。”

解毒消肿：猫爪草泻火解毒消肿，可以用鲜品捣烂涂敷疔疮肿毒、蛇虫咬伤患处。

化痰散结：猫爪草与夏枯草、玄参、浙贝母、牡蛎、僵蚕等同用，能化痰散结，治疗瘰疬结核。现代药理研究报道，本品煎剂、生药末及醇提取液对强毒人型结核杆菌有不同程度的抑制作用。

猫爪草常用剂量为 6 ～ 15g。鲜品外用适量。

一枝黄花

【出处】《植物名实图考》。

【品种】为菊科植物一枝黄花 *Solidago decurrens* Lour. 的全草或根。一枝黄花 Herba seu Radix Solidaginis 主产于长江以南各地。

【应用心得】

一枝黄花味辛、苦，性凉。《湖南药物志》谓其："疏风解毒，退热行血，消肿止痛。"

疏风泄热：一枝黄花能疏散肺经风热，与金银花、连翘、菊花、薄荷、桑叶、桔梗、虎杖、拳参等配伍，可治疗风热感冒、肺热咳嗽等病证。

解毒消肿：本品与金银花、牛蒡子、土牛膝、蒲公英、板蓝根、威灵仙等配伍，可治疗咽喉肿痛。与金银花、野菊花、紫花地丁、蒲公英、天葵子、赤芍等配伍，可治疗痈肿疮疖。

一枝黄花常用剂量为 6 ～ 15g。

马鞭草

【出处】《名医别录》。

【品种】为马鞭草科植物马鞭草 *Verbena officinalis* L. 的全草。马鞭草 Herba Verbenae Officinalis 主产于湖北、江苏、广西、贵州；安徽、浙江、湖南、江西、福建、河北、四川、云南等地亦产。

【应用心得】

马鞭草辛、苦，微寒。归肝经、脾经。《本草从新》谓其："破血通经，杀虫消肿。"

清热解毒：马鞭草能清解热毒，与青蒿、羌活、贯众、薄荷等配伍，治疗风热感冒、流行性感冒；与射干、马勃、土牛膝、甘草等配伍，治疗热毒结咽、咽喉肿痛；与升麻、黄连、石膏、白芷等配伍，治疗胃火上冲、齿龈肿痛。与蒲公英、紫花地丁、野菊花、金银花等配伍，治疗热毒壅结、疮痈肿毒。

活血通经：马鞭草活血化瘀、消癥散结，可与三棱、莪术、当归、鳖甲等同用，治疗癥瘕积聚。活血散瘀、疗伤止痛，与红花、苏木、落得打、血竭等同用，治疗跌扑损伤。

利水消肿：本品可利水而消肿，与赤小豆、茯苓、泽泻、半边莲等同用，治疗肾病水肿。

马鞭草常用剂量为 6 ～ 15g。

老鹳草

【出处】《本草纲目拾遗》。

【品种】为牻牛儿苗科植物牻牛儿苗 *Erodium stephanianum* Willd.、老鹳草 *Geranium wilfordii* Maxim.、西伯利亚老鹳草 *Geranium sibiricum* L.、尼泊尔老鹳草 *Geranium nepalense* Sweet、块根老鹳草 *Geranium dahuricum* DC.带果实的全草。牻牛儿苗 Herba Erodii Stephaniani 主产于天津、河北、山东；此外，河南、陕西、辽宁、吉林、黑龙江、山西、新疆等地亦产。老鹳草 Herba Geranii Wilfordii 主产于云南、四川、湖北等地。西伯利亚老鹳草 Herba Geranii Sibirici 主产于东北、华北、西北。尼泊尔老鹳草 Herba Geranii Nepalensis 主产于云南、贵州、四川、湖北等地。块根老鹳草 Herba Geranii Dahurici 主产于东北、西北、四川。

【应用心得】

老鹳草味苦、微辛，性平。归肝经、大肠经。《滇南本草》谓其："祛诸风皮肤发痒，通行十二经络。治筋骨疼痛、风痰痿软、手足筋挛麻木，利小便，泻膀胱积热，攻散诸疮肿毒，退痨热发烧，治风火牙疼、疥癞痘疹等症。"

祛风通络：老鹳草祛风湿、通经络，可与威灵仙、独活、红花、豨莶草等同用，治疗风湿痹痛、麻木拘挛、筋骨酸痛等症。

清热利湿：老鹳草清利湿热，与凤尾草、黄连、马齿苋、黄芩等同用，治疗肠腑湿热之泄泻、痢疾。

清热解毒：本品鲜品捣烂炒热外敷或制成软膏涂敷，可用于治疗湿毒蕴结之痈肿疮疖、湿疹、烧烫伤等。也可与金银花、蒲公英、紫花地丁、野菊花等配伍，同时内服。

老鹳草常用剂量为 3 ～ 10g。

五、清虚热药

青蒿

【出处】《五十二病方》。

【品种】为菊科植物黄花蒿 *Artemisia annua* L. 的全草。青蒿 Herba Artemisiae Annuae 全国各地均产。

【应用心得】

青蒿味苦、微辛，性寒。归肝经、胆经。《本草纲目》谓："青蒿，治疟疾寒热……黄花蒿，治小儿风寒惊热。"

滋阴清热：青蒿善于清阴分之火，对于温病后期邪伏阴分，可与鳖甲、知母、生地黄、牡丹皮等相伍，组成青蒿鳖甲汤，主治温病后期，夜热早凉，热退无汗，舌红少苔，脉细数者。临床常用于治疗各种传染病恢复期低热，以及原因不明的发热辨证属阴分内热者。

清利少阳：青蒿辛香发散，和解少阳、清胆利湿、解暑清热，与黄芩、枳壳、竹茹、陈皮、半夏、茯苓、碧玉散（滑石、甘草、青黛）组成蒿芩清胆汤，主治少阳湿热证，寒热如疟，寒轻热重，口苦膈闷，吐酸苦水，或呕黄涎而粘，甚则干呕呃逆，胸胁胀疼，小便黄少，舌红苔白腻，间见杂色，脉数而右滑左弦者。临床常用于治疗时邪感冒、急性胃炎、急性胆囊炎等病的相应证候。

截疟治疟：本品单用便是截疟良药，《肘后备急方》谓："青蒿一握，以水二升渍，绞取汁，尽服之。"现代研制成了青蒿素片、蒿甲醚注射液等治疗间日疟、恶性疟等，均取得良好效果。若用汤剂，还常与常山、草果等同用。

青蒿常用剂量为 3 ～ 10g。

白　薇

【出处】《神农本草经》。

【品种】为萝藦科植物白薇（又名直立白薇）*Cynanchum atratum* Bunge 或蔓生白薇 *Cynanchum versicolor* Bunge 的根。白薇 Radix Cynanchi Atrati 产于东北、华北、华东及西南等地。主产于安徽、湖北、辽宁等地。蔓生白薇 Radix Cynanchi Versicoloris 产于河北、河南、山西、山东、安徽等地。

【应用心得】

白薇味苦、咸，性寒。归肺经、肝经、胃经。《本草正义》谓其："凡阴虚有热者，自汗、盗汗者，久疟伤津者，病后阴液未复、余热未消者，皆为必不可少之药。"

清热益阴：白薇清热凉血、善清虚热，与生葳蕤（玉竹）、淡豆豉、葱白、桔梗、甘草、大枣、薄荷同用，为《重订通俗伤寒论》加减葳蕤汤，主治素体阴虚、外感风热证，头痛身热、微恶风寒、无汗或有汗不多、咳嗽、心烦、口渴、咽干、舌红、脉数。临床常用于治疗感冒、急性扁桃体炎、咽炎等属阴虚外感者。

利尿通淋：白薇凉血、利尿、通淋，与滑石、车前子、通草、萹蓄、白芍、瞿麦等同用，治疗热淋、血淋。

解毒疗疮：本品有清热解毒、消肿疗疮之功，外用捣烂外敷，内服与金银花、蒲公英、败酱草等同用，治疗热毒疮痈。

白薇常用剂量为 3 ～ 10g。外用适量。

地骨皮

【出处】《神农本草经》。

【品种】为茄科植物枸杞 *Lycium chinense* Mill. 的根皮。地骨皮 Cortex Lycii Chinensis 主产于山西、河北、河南、浙江、江苏、宁夏；四川、安徽、陕西、内蒙古等地亦产。以山西、河南产量大，江苏、浙江的质量佳。

【应用心得】

地骨皮味甘，性寒。归肺经、肾经。《滇南本草》谓其："治肺热劳烧，骨蒸客热。”

清肺泻火：地骨皮善于清肺火。对于肺经实火，常与桑白皮相须而用，如《小儿药证直诀》“治小儿肺盛气急喘嗽”之泻白散，用地骨皮、桑白皮、甘草、粳米，为多种肺系疾病实证之基本方，可以加桔梗、前胡、款冬花、浙贝母、天竺黄、黄芩、栀子、鱼腥草等治疗咳嗽痰热壅肺证；加炙麻黄、杏仁、前胡、石膏、葶苈子、紫苏子、黄芩、虎杖等治疗肺炎喘嗽痰热闭肺证、哮喘痰热阻肺证；加桔梗、牛蒡子、薄荷、浙贝母、瓜蒌皮、板蓝根、土牛膝、芦根等治疗乳蛾、喉痹热结肺咽证。对于咳嗽日久肺阴亏虚证，可以与南沙参、麦冬、天冬、百部、百合、生地黄、玉竹、天花粉等相伍，养阴润肺止咳。

内清虚热：地骨皮甘寒清润，为清虚热之常用药。如《小儿药证直诀》“治虚热潮作，亦治伤寒壮热及余热方”之地骨皮散，用地骨皮、知母、银柴胡、甘草、半夏、人参、赤茯苓，治疗热病后气阴亏虚以气虚为主虚热不清者。又如《卫生宝鉴》秦艽鳖甲散，用柴胡、鳖甲、地骨皮、秦艽、当归、知母，治疗虚劳阴亏血虚，骨蒸壮热，肌肉消瘦，唇红颊赤，困倦盗汗者。地骨皮还能清热泻火、生津止渴，与天花粉、生地黄、麦冬、葛根、知母、黄连等同用，治疗消渴肺热津伤证。

凉血止血：本品还有清热凉血止血之功。如以泻白散加焦栀子、黄芩、仙鹤草、侧柏叶、白茅根等，治疗血热妄行之衄血、咳血等症。

地骨皮常用剂量为 3 ～ 10g。

银柴胡

【出处】《本草纲目》。

【品种】为石竹科植物银柴胡 *Stellaria dichotoma* L.var.*lanceolata* Bunge 的根。银柴胡 Radix Stellariae 主产于宁夏回族自治区的陶乐、盐池、灵武、中卫等县，为该自治区地道药材；甘肃、内蒙古亦产。

【应用心得】

银柴胡味甘，性微寒。归肝经、胃经。《本草从新》谓其：“治虚劳肌热，骨蒸劳疟，热从髓出，小儿五疳羸热。”

除蒸退热：银柴胡善于清虚热、除骨蒸，用于治疗阴虚骨蒸劳热、潮热盗汗，如与地骨皮、青蒿、鳖甲、胡黄连、秦艽、知母、甘草同用，为《证治准绳》清骨散。治疗热病后气阴亏虚以气虚为主虚热潮作者，如与地骨皮、知母、甘草、半夏、人参、赤茯苓同用，为《小儿药证直诀》地骨皮散。

消疳清热：银柴胡善清肝热、消疳热，与胡黄连、使君子、党参、茯苓、白术、槟榔、大腹皮、焦山楂、焦六神曲同用，治疗小儿疳积发热、腹部膨大、口渴消瘦。

银柴胡常用剂量为 3 ～ 10g。

胡黄连

【出处】《新修本草》。

【品种】为玄参科植物西藏胡黄连 *Picrorhiza scrophulariiflora* Pennell 或胡黄连 *Picrorhiza kurroa* Royle 的根茎。西藏胡黄连 Rhizoma Picrorhizae Scrophulariiflorae 主产于西藏。胡黄连 Rhizoma Picrorhizae Kurroae 主产于印度、印度尼西亚。

【应用心得】

胡黄连味苦，性寒。归肝经、胃经、大肠经。《开宝本草》谓其："主久痢成疳，伤寒咳嗽，温疟，骨热，理腰肾，去阴汗，小儿惊痫，寒热，不下食，霍乱下痢。"

养阴清热：胡黄连入肝经，养阴血、退虚热，与银柴胡、地骨皮、青蒿、鳖甲、秦艽、知母、甘草同用，为《证治准绳》清骨散，治疗温病后期、邪伏阴分，骨蒸劳热、潮热盗汗。本品又能滋阴降火，柔肝止痉，与生地黄、菊花、枸杞子、牡丹皮、夏枯草、谷精草、钩藤、煅牡蛎、白芍等同用，治疗抽动障碍肝肾阴虚、内热风动，频繁眨眼、蹙眉、面肌抽动、耸肩、甩头、性情急躁、多动不安、盗汗、五心烦热等症。

消疳清热：胡黄连入肝经、胃经，消疳积、除疳热，与人参、茯苓、黄连、使君子、六神曲、麦芽、山楂、芦荟同用，为《万病回春》肥儿丸，治疗小儿疳积气虚食积内热。

清热燥湿：胡黄连清肠燥湿，功似黄连，与黄柏、白头翁、苦参、马齿苋、地锦草、槟榔、白芍等同用，治疗湿热痢疾。

胡黄连常用剂量为 1 ～ 5g。

第三章
泻下药

一、攻下药

大 黄

【出处】《神农本草经》。

【品种】为蓼科植物掌叶大黄 *Rheum palmatum* L.、唐古特大黄 *Rheum palmatum* L.var.*tanguticum* Maxim. ex Regel 或药用大黄 *Rheum officinale* Baill. 的根茎。大黄 Radix et Rhizoma Rhei：①掌叶大黄 Rhizoma et Radix Rhei Palmat，主产于甘肃岷县、礼县、临夏、武威、文县，青海同仁、同德等县，西藏昌都、那曲及四川阿坝、甘孜、凉山等地。②唐古特大黄 Rhizoma et Radix Rhei Tangutici，主产于青海、甘肃、西藏及四川等地。③药用大黄 Rhizoma et Radix Rhei Officinalis，主产于四川、贵州、云南、湖北、陕西等地。

【应用心得】

大黄味苦，性寒。归胃经、大肠经、肝经、脾经。《神农本草经》谓其："主下瘀血，血闭，寒热，破癥瘕积聚、留饮宿食，荡涤肠胃，推陈致新，通利水谷，调中化食，安和五脏。"

攻积导滞:《药品化义》谓:"大黄气味重浊，直降下行，走而不守，有斩关夺门之力，故号将军。"大黄攻坚破积、荡涤肠胃，对于小儿乳食壅积之积滞，可与枳实、槟榔、莱菔子、黄芩、六神曲等相伍导滞消积，如枳实导滞丸；对于燥热内结之便秘，可与火麻仁、枳实、瓜蒌子、虎杖、芒硝等相伍导滞通便，如麻子仁丸；对于痞、满、燥、实具备之阳明腑实便秘，与芒硝、枳实、厚朴同用泻下攻积，如大承气汤。笔者在治疗肠腑蛔虫及蛔厥、虫瘕，以及疳积之虫积、食积时，常以大黄与杀虫、导滞等药物同用，可以加速症状缓解。

泻火解毒:《温疫论》有"注意逐邪，勿拘结粪"专篇，其曰:"温疫可下者，约三十余证，不必悉具，但见舌黄心腹痞满，便于达原饮加大黄下之……殊不知承气本为逐邪而设，非专为结粪而设也。”提出使用泻下法逐邪并不拘于是否有结粪的重要原则，在温疫病中被广泛应用。笔者在治疗流行性感冒时常在银翘散中加用大黄，治疗流行性脑脊髓膜炎、流行性乙型脑炎时常以大黄与龙胆清瘟败毒饮同用，均以壮热、腹满、苔黄腻为辨证要点，只要患儿无腹泻便可施用。此外，在治疗急乳蛾肺胃热炽证时取大黄与牛蒡甘桔汤同用，治疗肺炎喘嗽痰热闭肺证时取大黄与麻黄杏仁甘草石膏汤同用，治疗口疮、牙龈肿痛脾胃积热证用凉膈散等，均以其热毒炽盛为应用指征，便秘及大便正常者均可应用，确有泻火逐邪而加速退热解毒之功。

清利湿热：大黄清利肠腑湿热，《素问病机气宜保命集》芍药汤以之与芍药、当归、黄连、槟榔、木香、炙甘草、黄芩、肉桂相伍，治疗湿热痢疾，症见腹痛、便脓血赤白相兼、里急后重、肛门灼热、小便短赤、舌苔黄腻、脉弦数者，是通因通用之范例。大黄清利肝胆湿热，《伤寒论》茵陈汤以之与茵陈、栀子相伍，治疗湿热黄疸，症见身热、面目周身黄如橘色、小便黄赤短涩、大便不畅（或秘）、腹微满、口渴胸闷、烦躁不安、苔黄腻、脉滑数者，是阳黄治疗经典方。大黄除湿清热，《万病回春》内府仙方升降散以之与僵蚕、蝉蜕、姜黄等相伍，原主治“肿项、大头病、蛤蟆瘟病”，今用于脾胃湿热之痤疮，显降浊升清之功。

凉血活血：大黄泻火凉血，《金匮要略》泻心汤以之与黄连、黄芩相伍，治疗火热亢盛、迫血上溢之吐血、衄血；《医学发明》复元活血汤以之与柴胡、瓜蒌根、当归、红花、甘草、穿山甲、桃仁相伍，治疗跌打损伤、瘀血阻滞之胁肋瘀肿、痛不可忍等症。

张介宾《本草正》说：“（大黄），欲速者生用，泡汤便吞；欲缓者熟用，和药煎服。”生大黄后下通腑之力强，如得通利后可改为同煎；熟大黄同煎通腑之力缓；若用于止血，也可用大黄炭。

大黄常用剂量为 3 ～ 10g。

番泻叶

【出处】《饮片新参》。

【品种】为豆科植物狭叶番泻 *Cassia angustifolia* Vahl. 或尖叶番泻 *Cassia acutifolia*

Delile的小叶。番泻叶Folium Sennae：①狭叶番泻叶，主产于红海以东至印度，印度南端丁内未利（Tinnevelly）产量较多，商品又名印度番泻叶或丁内未利番泻叶。埃及和苏丹亦产。②尖叶番泻叶，主产埃及，由亚历山大港输出，商品名又称埃及番泻叶或亚历山大番泻叶；我国广东、海南及云南西双版纳等地均有引种。

【应用心得】

番泻叶味甘、苦，性凉。归大肠经。《饮片新参》谓其："泄热，利肠府，通大便。"

泻热通便：番泻叶泻大肠积热，对于热结便秘，可单用本品泡水代茶饮；实热便秘、腹部胀满者，可与枳实、厚朴等合用。

行水消肿：本品可泻下行水消胀，单味泡服可用于水肿腹胀，重症者与牵牛子、大腹皮配合暂用。

番泻叶常用剂量为2～5g。番泻叶单用泡服宜小剂量，2～3g为宜，剂量大时可在2～3小时内发生雷鸣腹痛而作水泻。若研末或作丸剂服，则奏效较慢。入汤剂宜后下。

二、润下药

火麻仁

【出处】《神农本草经》。

【品种】为桑科植物大麻 *Cannabis sativa* L.的种仁。火麻仁Fructus Cannabis我国各地均产。

【应用心得】

火麻仁味甘，性平。归脾经、胃经、大肠经。《医林纂要》谓其："和脾，缓肝，润肠，去风秘。"

润燥滑肠：火麻仁体润多脂、润燥滑肠，主要用于肠燥便秘，轻症可与郁李仁、柏子仁、杏仁、桃仁、桑椹等相伍，如五仁丸加减；重症可与枳实、厚朴、大黄、杏仁、瓜蒌子等相伍，如麻子仁丸加减。

利水通淋：本品有滑利而通淋的作用，如《普济方》冬麻子粥，用火麻仁与冬葵子、米、葱白同煮粥食，用于治疗小便淋涩疼痛。

火麻仁常用剂量为 5 ～ 15g。

郁李仁

【出处】《神农本草经》。

【品种】为蔷薇科植物郁李 *Cerasus japonica*（Thunb.）Lois.、欧李 *Cerasus humilis*（Bge.）Sok.、榆叶梅 *Amygdalus triloba*（Lindl.）Ricker、长梗扁桃 *Amygdalus pedunculata* Pall. 等的种仁。郁李仁 Semen Cerasi Japonicae 主产于山东、辽宁、河北。欧李仁 Semen Cerasi Humilidis 主产于河北、内蒙古东部、辽宁、山东。榆叶梅仁 Semen Amygdali Trilobae 主产于黑龙江、吉林、辽宁、河北。长梗扁桃仁 Semen Amygdali Pedunculatae 主产于内蒙古、宁夏。

【应用心得】

郁李仁味辛、苦、甘，性平。归脾经、大肠经、小肠经。《用药法象》谓其："专治大肠气滞，燥涩不通。"

润肠通便：郁李仁体润多脂、行气滑降，治疗大肠气滞、燥涩不通，与其他润肠药物配合成复方使用，如与柏子仁、杏仁、桃仁、松子仁、陈皮配伍之《世医得效方》五仁丸。

利水消肿：郁李仁苦降而利水消肿，治疗水肿胸满气急，如与桑白皮、赤小豆、陈皮、紫苏、茅根配伍之《圣济总录》郁李仁汤。

郁李仁常用剂量为 3 ～ 10g。

瓜蒌子

【出处】《雷公炮炙论》。

【品种】为葫芦科植物栝楼 *Trichosanthes kirilowii* Maxim. 或中华栝楼 *T. rosthornii*

Harms 的种子。栝楼子 Semen Trichosanthis Kirilowii 主产于山东、安徽、河南。中华栝楼子 Semen Trichosanthis Rosthornii 主产于四川。

【应用心得】

瓜蒌子味甘、微苦，性寒。归肺经、胃经、大肠经。《药性切用》谓其："主润燥豁痰。"

润肠通便：瓜蒌子质润，可润肠通便，对于肠腑燥热便秘尤宜，可与火麻仁、郁李仁、柏子仁、决明子等配伍使用。

清肺化痰：瓜蒌子润燥清热化痰，用于痰热咳嗽，如与黄芩、陈皮、杏仁、枳实、茯苓、胆南星、制半夏同用，为清气化痰丸。本品化痰散结消肿，针对传染性单核细胞增多症痰热流注证，可予瓜蒌子、黛蛤散和清肝化痰丸之浙贝母、牡丹皮、海藻、生地黄、夏枯草、僵蚕、连翘、栀子等同用。

本品不宜与川乌、草乌、附子同用。

瓜蒌子常用剂量为 5 ～ 15g。

三、峻下逐水药

牵牛子

【出处】《名医别录》。

【品种】为旋毛科植物牵牛 *Pharbitis nil*（L.）Choisy、圆叶牵牛 *Pharbitis purpurea*（L.）Voigt 的种子。牵牛子 Semen Pharbitidis 全国各地均产，主产于辽宁。

【应用心得】

牵牛子味苦、辛，性寒，有毒。归肺经、肾经、大肠经。《本草纲目》谓其："逐痰消饮，通大肠气秘风秘，杀虫，达命门。"

逐水通便：牵牛子峻下降浊，通利二便以排泄水湿。用于水肿臌胀、二便不利者，可取《备急千金要方》方单用研末服。病情重而正气尚盛之水热内壅，气机阻滞阳水，取《景岳全书》舟车丸，与甘遂、大戟、大黄、芫花、青皮、陈皮、木香等同用。可暂予峻逐水湿，但不宜久服。

祛痰逐饮：牵牛子泻肺降气、消痰涤饮，用治小儿肺胀，喘满胸高、气急、两胁扇动、陷下作坑、两鼻窍张、闷乱嗽渴、声嗄不鸣、痰涎潮塞，俗云马脾风者，取《保婴集》牛黄夺命散，与大黄、槟榔同用。

消积杀虫：本品能杀虫消积，并可借其通下作用以排出虫体，治疗蛔虫病、绦虫病及虫积腹痛者，取《医学正传》万应丸，与槟榔、苦楝皮、大黄、皂角、雷丸等同用。

牵牛子逐水作用虽较甘遂、大戟稍缓，但仍为峻下逐水之品，使用对象以水湿停滞重症而正气未衰者为宜，得效则停服。本品不宜与巴豆同用。

牵牛子应用剂量不宜过大，一般以 1 ～ 5g 为宜，若为散剂、丸剂每次 1 ～ 3g。

第四章 消风药

蒺　藜

【出处】《神农本草经》。

【品种】为蒺藜科植物蒺藜 *Tribulus terrestris* L. 或大花蒺藜 *Tribulus cistoides* L. 的果实。蒺藜 Fructus Tribuli Terrestris 主产于河南、河北、山东、安徽、江苏、四川、陕西等地。大花蒺藜 Fructus Tribuli Cistoidis 产于云南。

【应用心得】

蒺藜味苦、辛，性平。归肝经。《本草蒙筌》谓其："疗双目赤疼，翳生不已。治遍身白癜，瘙痒难当。"

消风祛风：蒺藜可散风明目，对于肝经风热表现目赤多眵、目痒肿痛等症时，可与菊花、青葙子、密蒙花、决明子等相伍疏风清肝明目。本品可消风止痒，适用于外邪引动伏风之各种病证，如与辛夷、苍耳子、白芷、徐长卿等相伍消风通窍治疗鼻鼽，与地肤子、白鲜皮、乌梢蛇、豨莶草等相伍消风清热燥湿治疗湿疹、荨麻疹及皮肤瘙痒症。对于过敏性紫癜、湿疹、荨麻疹等病属血热生风者，本品可与紫草、生地黄、牡丹皮、赤芍等相伍凉血祛风。

平肝息风：蒺藜苦泄辛散，性平入肝，既可平肝阳，又可散风邪，除用于治疗肝阳上亢之头晕、眩晕、眼花外，对于肝风内动之抽动障碍，尤其以眨眼频频为主要表现者，可与菊花、决明子、胆南星、地龙、天麻、钩藤、栀子、白芍等相伍平肝息风；对于风痰内蕴所致癫痫，可与僵蚕、胆南星、天麻、钩藤、石决明、郁金、全蝎、蜈蚣等相伍息风豁痰开窍以定痫。

蒺藜常用剂量为 3 ～ 10g。

全　蝎

【出处】《蜀本草》。

【品种】为钳蝎科动物东亚钳蝎 *Buthus martensi* Karsch 的全体。全蝎 Scorpio 主产山东、河南等地；河北、安徽、湖北、辽宁等地亦产。

【应用心得】

全蝎味辛，性平，有毒。归肝经。《本草图经》谓其："治小儿惊搐。"

息风止痉：全蝎平肝息风止痉力强，同时能引诸风药达病所，起一引经药的作用。本品适用于儿科各种风动抽搐，常与蜈蚣配伍使用，息风止痉力强。对于风痰内蕴之癫痫，与石菖蒲、郁金、远志、胆南星、蜈蚣、僵蚕、天麻、钩藤、羚羊角等相伍可息风豁痰、开窍定痫；对于肝风内动之抽动障碍，与天麻、钩藤、蒺藜、石决明、菊花、牡丹皮、蝉蜕、白芍、决明子等相伍可平肝息风。

搜风通络：全蝎性善走窜，搜风通络止痛。对于风寒湿痹日久，筋脉拘挛之顽痹，与川乌、蕲蛇、没药、桂枝、白芍、当归、细辛、薏苡仁、威灵仙等相伍可温经逐寒通络。

全蝎有毒，用量不宜过大，一般以 1 ～ 3g 为宜。多入散剂、丸剂使用，亦可入汤剂。

蜈 蚣

【出处】《神农本草经》。

【品种】为蜈蚣科动物少棘蜈蚣 *Scolopendra subspinipes mutilans* L. Koch 或多棘蜈蚣 *Scolopendra subspinipes mutidens*（Newport）的全体。蜈蚣 Scolopendra：①少棘蜈蚣，主产江苏、浙江、湖北、湖南、陕西、河南等地。②多棘蜈蚣，产于广西、云南等地。

【应用心得】

蜈蚣味辛，性温，有毒。归肝经。《本草纲目》谓其："治小儿惊痫风搐，脐风口噤，丹毒，秃疮，瘰疬，便毒，痔漏，蛇瘕、蛇瘴、蛇伤。"

祛风止痉：祛风止痉之功与全蝎相似，且止痉作用尤胜，一切风动抽搐均可用之。常与全蝎合用，配为止痉散，再与不同药物配伍，用于治疗各种动风抽搐的病证，如对于肝风内动之抽动障碍，与天麻、钩藤、蒺藜、石决明、菊花、牡丹皮、蝉蜕、白芍、决明子等相伍可平肝息风；对于风痰内蕴之癫痫，与石菖蒲、郁金、远志、胆南星、全蝎、僵蚕、天麻、钩藤、羚羊角等相伍可息风豁痰、开窍定痫。治疗急惊风邪陷心肝证，与羚羊角、钩藤、菊花、生地黄、白芍、川贝母、竹茹、茯神、甘草之羚角钩藤汤同用，以清心开窍、平肝息风；治疗破伤风风毒入里证，与钩藤、朱砂、僵蚕、血竭、麝香、竹沥同用为撮风散，以息风化痰、解毒镇痉。

通络止痛：蜈蚣常与全蝎同用搜风通络止痛，与独活、秦艽、威灵仙、川乌、蕲蛇、乳香、没药、当归等相伍，治疗风寒湿痹，以祛风逐寒、温经通络。

攻毒散结：蜈蚣以毒攻毒，味辛散结。与雄黄、猪胆汁配伍制膏，可外敷用于恶疮肿毒；与乌梢蛇配伍研末，可内服用于风癣瘙痒；与半枝莲、大黄、甘草、黄连等配伍，可内服用于毒蛇咬伤。

蜈蚣有毒，用量不宜过大，一般以 1 ～ 3g 为宜。多入散剂、丸剂使用，亦可入汤剂。

僵　蚕

【出处】《神农本草经》。

【品种】为蚕蛾科动物家蚕蛾的幼虫感染白僵菌 *Beauveria bassiana*（Bals.）Vaillant 而僵死的全虫。僵蚕 Bombyx Batryticatus 主产于江苏、浙江、四川、广东等地。

【应用心得】

僵蚕味辛、咸，性平。归肝经、肺经、胃经。《日华子本草》谓其：“治中风失声，并一切风疾，小儿客忤，男子阴痒痛，女子带下。”

息风止痉：僵蚕能息风定惊，常用于儿科惊风痉挛而夹痰热者。如与菊花、栀子、天麻、钩藤、蒺藜、白芍、决明子、蝉蜕、地龙等相伍，治疗抽动障碍之气郁化火证；与石菖蒲、远志、郁金、胆南星、浙贝母、陈皮、半夏、礞石、地龙等相伍，治疗癫痫之痰痫证；与菊花、连翘、金银花、蝉蜕、钩藤、薄荷、远志、天竺黄、羚羊角等相伍，治疗风热感冒之夹惊证。

消风化痰：对于风咳、哮喘、顿咳等病肺经风痰壅盛的证候，可以僵蚕与炙麻黄、杏仁、远志、款冬花、紫菀、胆南星、地龙、天竺黄等相伍治疗，以消风化痰止咳。

解毒散结：本品有解毒散结之功，对于热毒结咽之咽喉肿痛，可与牛蒡子、蝉蜕、桔梗、土牛膝、蒲公英等相伍解毒利咽；对于毒积少阳之痄腮，可与柴胡、黄芩、板蓝根、夏枯草、虎杖等相伍解毒消肿；对于脾胃湿热之痤疮，可与蝉蜕、姜黄、大黄、野菊花、荷叶等相伍除湿清热。

消风止痒：僵蚕能散外风、消伏风，对于伏风内潜、外风引发之荨麻疹、湿疹等肤疾，可与蒺藜、地肤子、乌梢蛇、蝉蜕、白鲜皮、防风等相伍消风止痒。但若是患儿对于动物蛋白过敏者则忌用。

僵蚕常用剂量为 2 ～ 8g。

地　龙

【出处】《神农本草经》。

【品种】为钜蚓科动物参环毛蚓 *Pheretima aspergillum*（E. Perrier）或威廉环毛蚓 *Pheretima guillelmi*（Michaelsen）、通俗环毛蚓 *Pheretima vulgaris* Chen、栉盲环毛蚓 *Pheretima pectinifera* Michaelsen 等的全体。前一种药材习称“广地龙”，后三种药材习称“沪地龙”。地龙 Pheretima：①广地龙，主产广东、海南、广西等地。②沪地龙，主产上海、浙江、江苏、安徽、山东、河南等地。

【应用心得】

地龙味咸，性寒。归肝经、肺经、肾经。《滇南本草》谓其：“祛风。治小儿瘈疭惊风，口眼歪斜，强筋，治痿软。”

清热止痉：地龙擅清热息风定惊，可与羚羊角、钩藤、僵蚕、蝉蜕等相伍配合清热药物预防和治疗急惊风。与蜈蚣、天麻、钩藤、全蝎等平肝息风药相伍，用于治疗癫痫之风痫证、抽动障碍之肝亢风动证等。

清肺平喘：地龙清肺解痉平喘，兼祛风痰，可与炙麻黄、杏仁、紫菀、胆南星、僵蚕等相伍，治疗风咳、哮喘、顿咳等病风痰壅肺证；与炙麻黄、辛夷、苍耳子、蒺藜、徐长卿等相伍治疗鼻鼽风束肺窍证。

祛风通络：地龙祛风通经活络，与黄芪、当归、川芎、赤芍、红花、桃仁等相伍，可治疗小儿中风及小儿麻痹症、手足口病后遗症等风中经络而手足不遂等症。与防己、桑枝、忍冬藤、薏苡仁、豨莶草、石膏、知母等同用治疗风湿热痹；与独活、羌活、秦艽、徐长卿、桂枝、制川乌、当归等同用治疗风寒湿痹。

地龙常用剂量为 3 ～ 10g。

徐长卿

【出处】《神农本草经》。

【品种】为萝藦科植物徐长卿 *Cynanchum paniculatum*（Bunge）Kitag. 的根及根茎，或带根全草。徐长卿 Radix seu Herba Cynanchi Paniculati 主产于江苏、浙江、安徽、山东、湖北、湖南、河南等地。

【应用心得】

徐长卿味辛，性温。归肝经、胃经。《福建民间草药》谓其："益气，逐风，强腰膝，解蛇毒。"

消风除湿：徐长卿祛风除湿、通络止痛，治疗风寒湿痹，症见关节疼痛、筋脉拘挛者，可与独活、羌活、蕲蛇、川芎、桂枝、川乌、威灵仙、地鳖虫等配伍使用。本品消风除湿止痒，治疗湿疹瘙痒，可与苦参、蒺藜、白鲜皮、地肤子、黄柏、豨莶草等配伍使用。本品辛散消风宣窍，治疗鼻鼽肺气虚寒证，可与炙麻黄、辛夷、苍耳子、桂枝、地龙、胆南星等配伍使用。

行气活血：徐长卿活血散瘀、消肿止痛，治疗跌打损伤，可与当归、乳香、没药、刘寄奴等配伍使用。行气止痛，治疗寒凝气滞所致脘腹疼痛，可与高良姜、香附、延胡索、吴茱萸、乌药、干姜等配伍使用。

徐长卿常用剂量为 5 ～ 15g。

乌梢蛇

【出处】《药性论》。

【品种】为游蛇科动物乌梢蛇 *Zaocys dhumnades*（Cantor）除去内脏的全体。乌梢蛇 Zaocys 主产于江苏、安徽、浙江、江西、福建等地。

【应用心得】

乌梢蛇味甘，性平。归肺经、脾经、肝经。《开宝本草》谓其："主诸风瘙瘾疹，疥癣，皮肤不仁，顽痹。"

祛风通络：乌梢蛇性走窜，能搜剔经络风邪，用于治疗风湿顽痹，症见筋脉拘挛、关节不利、肌肤麻木，常配伍防风、全蝎、天南星、蕲蛇、川芎、桂枝、威灵仙、没药等应用。本品祛风止痉，用于治疗抽动障碍之肝风妄动，症见面部肌肉抽动，常配伍蜈蚣、天麻、钩藤、地龙、蒺藜、白芍等应用。本品息风平肝，用于癫痫风痫证，常配伍全蝎、僵蚕、地龙、钩藤、天麻、羚羊角等应用。

消风止痒：乌梢蛇与苦参、地肤子、土茯苓、蒺藜、紫草、牡丹皮等清热凉血、燥湿止痒药相伍，可治疗风湿血热之湿疹、荨麻疹、皮肤瘙痒症等皮肤病。

乌梢蛇常用剂量为 3 ～ 10g。

第五章

祛湿药

一、芳香化湿药

苍 术

【出处】《神农本草经》。

【品种】为菊科植物茅苍术 *Atractylodes lancea*（Thunb.）DC.、北苍术 *Atractylodes lancea*（Thunb.）DC. var. *chinensis*（Bunge）Kitam.、关苍术 *Atractylodes japonica* Koidz. ex Kitam. 的根茎。茅苍术 Rhizoma Atractylodis Lanceae 主产于江苏、湖北、河南等地。北苍术 Rhizoma Atractylodis Chinensis 主产于河北、山西、陕西等地。关苍术 Rhizoma Atractylodis Japonicae 主产于黑龙江、吉林、辽宁。

【应用心得】

苍术味辛、苦，性温。归脾经、胃经、肝经。《珍珠囊》谓其："诸肿湿非此不能除，能健胃安脾。"

古代本草文献中，苍术、白术始未分，如《神农本草经》统称为"术"。据清代张志聪《本草崇原》载："《本经》未分苍、白，而仲祖《伤寒》方中皆用白术，《金匮》方中又用赤术，至陶弘景《别录》则分而为二，须知赤、白之分，始于仲祖，非弘景始分之也。"该书又对二术的功能区别做了明确的阐述："白术性优，苍术性劣。凡欲补脾，则用白术；凡欲运脾，则用苍术；欲补运相兼，则相兼而用；如补多运少，则白术多而苍术少；运多补少，则苍术多而白术少。"江育仁教授以此为依据，将苍术作为运脾法应用的主药。

燥湿运脾：苍术气味辛烈，性温而燥，正合脾喜温而恶寒、喜燥而恶湿、喜运而恶滞习性，用为燥湿运脾主药。治疗小儿厌食之湿困脾阳、运化失健证，常与佩兰、藿香、豆蔻、半夏、陈皮、鸡内金、焦六神曲、焦山楂等同用；治疗厌食、疳气之脾虚失运证，常配伍党参、茯苓、白术、山药、陈皮、焦六神曲、炒谷芽、炒麦芽等同用。治疗积滞乳食内积证，常与枳实、槟榔、莱菔子、木香、砂仁、焦山楂等同用。治疗泄泻湿浊不化证，常与藿香、佩兰、扁豆花、半夏、车前子、焦山楂等同用。

祛风除湿：苍术辛散苦燥，祛风除湿。如:《明医指掌》薏苡仁汤，与薏苡仁、当归、芍药、麻黄、肉桂、甘草配伍，治疗寒湿痹痛。《丹溪心法》二妙散与黄柏配伍，四妙丸再加牛膝、薏苡仁，治疗湿热下注、脚膝肿痛。《本事方》苍术白虎汤，与白虎汤配伍，治疗湿温病多汗、一身尽疼之证。《外科正宗》消风散，与当归、生地黄、防风、蝉蜕、知母、苦参、胡麻仁、荆芥、牛蒡子、石膏、甘草、木通配伍，治疗湿疹风毒湿热证。

苍术常用剂量为 3 ～ 10g。

厚 朴

【出处】《神农本草经》。

【品种】为木兰科植物厚朴 *Magnolia officinalis* Rehd. et Wils. 或庐山厚朴 *Magnolia officinalis* Rehd. et Wils. var. *biloba* Rehd. et Wils. 的树皮、根皮和枝皮。厚朴 Cortex Magnoliae Officinalis 主产于四川万源、石柱、灌县，湖北恩施、宜昌、利川，浙江龙泉，安徽等地。此外，福建、江西、湖南、广西、云南、贵州、陕西、甘肃等地亦产。四川、湖北产者称“川朴”，质量较佳。浙江产者称“温朴”，产量较大。

【应用心得】

厚朴味苦、辛，性温。归脾经、胃经、大肠经。《萃金裘本草述录》谓其：“温中散结气，除胀满，湿滞胃中，冷逆呕吐，腹痛泄利，寒湿霍乱，化水谷，解暑，利膈宽胸。”

燥湿除满：厚朴苦燥祛湿消积除满，用于湿困中焦，脘腹胀满、舌苔厚腻者。如积滞腹胀、腹满、恶食时，可与枳实、槟榔、莱菔子、木香、焦山楂等相伍，以消导化积、行气除满；积滞脘腹胀满、呃逆、嗳气时，可与苍术、半夏、陈皮、丁香、焦六神曲等相伍，以燥湿运脾、和胃降逆；积滞腹满、便闭、口臭时，可与枳实、大黄、莱菔子、槟榔、瓜蒌子等相伍，以消积导滞、泄浊通便。

降逆平喘：本品亦能燥湿化痰，对于痰湿蕴肺，痰多色白而黏、咳喘胸闷者，可与炙麻黄、苍术、紫苏子、莱菔子、白芥子等相伍，以燥湿化痰、降逆平喘。

厚朴常用剂量为 2 ～ 6g。

藿　香

【出处】《本草乘雅半偈》。

【品种】为唇形科植物藿香 *Agastache rugosa*（Fisch. et Mey.）O. Kuntze 的地上部分。藿香 Herba Agastaches 主产于四川、江苏、浙江、湖南等地。

【应用心得】

藿香味辛，性微温。归肺经、脾经、胃经。《本草再新》谓其："解表散邪，利湿除风，清热止呕。治呕吐霍乱、疟痢、疮疥。梗可治喉痹，化痰、止咳嗽。"

解表和胃：藿香味苦辛散可解表，尚有和胃止呕之功，对于外感风寒、内伤湿滞，症见恶寒发热、头痛、胸膈满闷、脘腹疼痛、恶心呕吐、肠鸣泄泻、舌苔白腻者，适用藿香正气散，以藿香为主药，与大腹皮、白芷、紫苏叶、茯苓、半夏曲、白术、陈皮、厚朴、苦桔梗、甘草同用，解表化湿、理气和中。

化湿助运：藿香可化湿运脾开胃，对于脾虚湿困之厌食，可与苍术、豆蔻、佩兰、厚朴花、薏苡仁、焦六神曲等药配伍使用；清热利湿止泻，对于肠腑湿热之泄泻，可与苍术、黄连、黄芩、木香、地锦草、六一散等药配伍使用。藿香消食化积止吐，对于伤于乳食之呕吐，可与半夏、陈皮、茯苓、莱菔子、焦六神曲、炒麦芽等相伍，对于胃热呕吐可加用黄连、竹茹、黄芩，对于胃寒呕吐可加用丁香、干姜、柿蒂，对于肝气犯胃呕吐可加用紫苏叶、旋覆花、代赭石。

藿香常用剂量为 3 ～ 10g。

佩　兰

【出处】《神农本草经》。

【品种】为菊科植物佩兰 *Eupatorium fortunei* Turcz. 的地上部分。佩兰 Herba Eupatorii Fortunei 主产于江苏、河北、安徽、山东及上海。此外，湖北、湖南、贵州、陕西、浙江等地亦产。

【应用心得】

佩兰味辛，性平。归脾经、胃经。《本草衍义补遗》谓其：“叶能散久积陈郁之气，甚有力。”

醒脾化湿：佩兰芳香清冽，对于中焦湿浊不化、脾土受困的病证可化湿醒脾助运，我们取之与苍术、陈皮、厚朴花、荷叶、焦山楂、焦六神曲等相伍，用之于厌食脾运失健证。《素问·奇病论》用佩兰治脾瘅，即由于过食甘美肥味，导致内热中满蓄积于脾，上溢于口而致口甘之病。

解暑辟秽：佩兰解暑化湿、辟秽升清，对于暑湿证或湿温证，可与藿香、荷叶、陈皮、半夏、大腹皮、厚朴等相伍，如《时病论》芳香化浊法。

佩兰常用剂量为 3 ～ 10g。

砂 仁

【出处】《药性论》。

【品种】为姜科植物阳春砂仁 *Amomum villosum* Lour.、绿壳砂仁 *Amomum villosum* Lour. var. xanthioides (Wall. ex Baker) T. L. Wu et Senjen 或 海南砂仁 *Amomum longiligulare* T. L. Wu 的成熟果实或种子。阳春砂仁 Fructus Amomi Villosi 主产于云南、广东；福建、广西亦产。绿壳砂仁 Fructus Amomi Xanthioidis 主产于云南。海南砂仁 Fructus Amomi Longiligularis 主产于海南、广东。

【应用心得】

砂仁味辛，性温。归脾经、胃经、肾经。《药性论》谓其：“主冷气腹痛，止休息气痢，劳损，消化水谷，温暖脾胃。”

化湿醒脾：砂仁气香性温，功能化湿、醒脾、开胃，对于湿阻中焦之恶心、呕吐、恶食、脘腹胀满、苔腻等症，可与苍术、陈皮、半夏、豆蔻、厚朴、茯苓等化湿行气之品相伍使用。

行气宽中：砂仁温中行气，对于脾胃气滞之嗳气、呃逆、脘腹胀痛，可与陈皮、丁香、枳实、木香、旋覆花、柿蒂等行气降逆药相伍使用。对于乳积不化之积滞，可与麦芽、香附、陈皮、焦六神曲等消乳化积药相伍使用。

暖脾温胃：砂仁暖脾温胃，理气燥湿。对于脾胃虚寒之泄泻可与炮姜、煨益智仁、苍术、肉豆蔻等相伍温脾燥湿止泻；脾寒气滞之腹痛可与木香、香附、紫苏梗、吴茱萸等相伍温脾理气止痛；脾寒失摄之滞颐可与干姜、益智仁、山药、乌药等相伍暖脾健中摄涎。

砂仁常用剂量为 1 ～ 4g。

豆蔻

【出处】《开宝本草》。

【品种】为姜科植物豆蔻 *Amomum kravanh* Pierre ex Gagnep. 或爪哇豆蔻 *Amomum compactum* Soland. ex Maton 的成熟果实。豆蔻 Fructus Amomi Kravanh 主产于泰国；我国海南、云南有栽培。爪哇豆蔻 Fructus Amomi Compacti 主产于印度尼西亚；我国海南、云南多有栽培。

【应用心得】

豆蔻味辛，性温。归肺经、脾经、胃经。《开宝本草》谓其："主积冷气，止吐逆，反胃，消谷下气。"

化湿行气：豆蔻气味芳香，可化湿行气开胃，对于湿阻中焦所致纳呆、脘腹胀满，可与苍术、砂仁、藿香、佩兰、荷叶、焦六神曲等相伍芳香化湿、行气运脾。

温中止呕：豆蔻能温胃止呕，对于寒湿呕吐，可与苍术、半夏、藿香、陈皮等相伍散寒化湿止呕；对于胃寒呕吐，可与半夏、干姜、丁香、砂仁等相伍温胃降逆止呕；对于肝气犯胃呕吐，可与香橼、紫苏梗、白芍、旋覆花等相伍疏肝行气止呕。

宣畅气机：豆蔻宣畅中上二焦气机，用于湿温初起，身热不扬、胸闷不饥、苔白不渴，属湿重于热者，每与杏仁、薏苡仁、滑石、通草、厚朴等配伍，舒畅气机、渗泄湿热，如《温病条辨》三仁汤；若身热不解、尿赤苔黄，属热重于湿者，每与黄芩、滑石、茯苓皮、通草、猪苓等配伍，清热祛湿、舒展气机，如《温病条辨》黄芩滑石汤。

豆蔻常用剂量为 2 ～ 5g，煎服宜后下。

二、利水渗湿药

茯 苓

【出处】《神农本草经》。

【品种】为多孔菌科真菌茯苓 *Poria cocos*（Schw.）Wolf. 的菌核。茯苓 Poria 主产于云南、安徽、湖北等省。

【应用心得】

茯苓味甘、淡，性平。归心经、脾经、肺经、肾经。《神农本草经》谓其："主胸胁逆气，忧恚惊邪，恐悸，心下结痛，寒热烦满，咳逆，口焦舌干，利小便。久服安魂养神，不饥延年。"

利水渗湿：茯苓味甘补脾、淡能渗湿，可以治疗各类水肿痰湿病证。《伤寒论》五苓散以之与猪苓、白术、泽泻、桂枝同用，治疗水湿内停之水肿、小便不利；《伤寒论》真武汤以之与芍药、生姜、附子、白术同用，治疗阳虚水泛之阴水水肿、小便不利；《伤寒论》猪苓汤以之与猪苓、泽泻、滑石、阿胶同用，治疗水热互结、邪热伤阴之小便不利。茯苓温阳化饮、健脾利湿，《金匮要略》苓桂术甘汤以之与桂枝、白术、甘草同用，治疗中阳不足之痰饮上犯证，于儿科咳嗽、哮喘等痰饮上泛证，还可加半夏、陈皮、紫苏子等同用。茯苓健脾益气、利湿止泻，《太平惠民和剂局方》参苓白术散以之与白扁豆、白术、甘草、桔梗、莲子、人参、砂仁、山药、薏苡仁同用，治疗脾虚泄泻。

健脾益气：茯苓为健脾益气基本药物。对于儿科临床各种疾病的脾气虚弱证，均可使用《小儿药证直诀》异功散，即四君子汤补脾益气加陈皮理气助运。如脾胃气虚之厌食，可与党参、白术、陈皮、砂仁、焦六神曲、炒谷芽等相伍健脾益气、扶助运化；反复呼吸道感染之肺脾气虚证，可与黄芪、白术、防风、党参、黄精、甘草等相伍健脾益气、补肺固表。

宁心安神：茯苓有补益心脾而宁心安神之功。对于脾虚心火内亢之夜啼，可与竹叶、灯心草、蝉蜕、乌药、砂仁等相伍清心温脾安神；对于心脾气虚之注意缺陷多动障碍，可与人参、黄芪、当归、远志、酸枣仁等相伍健脾养心安神；对于心脾阴亏血少之虚烦不寐，可与天冬、麦冬、酸枣仁、柏子仁、首乌藤等相伍滋阴养血安神。

茯苓常用剂量为 3 ～ 10g。

猪苓

【出处】《神农本草经》。

【品种】为多孔菌科真菌猪苓 *Polyporus umbellatus*（Pers.）Fr. 的菌核。猪苓 Polyporus 主产于陕西、云南省；河南、甘肃、山西、吉林、四川等地亦产。

【应用心得】

猪苓味甘、淡，性平。归脾经、肾经、膀胱经。《珍珠囊》谓其："渗泄，止渴。又治淋肿。"

利水渗湿：猪苓味甘淡，功专渗泄，善利小便，对于气不化水、水湿停蓄之肾小球肾炎、肾病综合征等水肿病小便不利，可与防己、茯苓、泽泻、白术、桂枝等相伍以温阳化气行水。对于水热内结、邪热伤阴所致小便不利、涩痛，可与泽泻、茯苓、阿胶、滑石等相伍利水清热养阴。对于湿胜泄泻，可与苍术、白术、茯苓、藿香等相伍燥湿健脾止泻。

猪苓常用剂量为 3 ～ 10g。

泽泻

【出处】《神农本草经》。

【品种】为泽泻科植物泽泻 *Alisma orientale*（Sam.）Juz. 的块茎。泽泻 Rhizoma Alismatis 主产于福建、四川、江西，多系栽培品；现广东、广西、湖北、湖南等地也有生产。

【应用心得】

泽泻味甘、淡，性寒。归肾经、膀胱经。《药性论》谓其："主肾虚精自出，治五淋，利膀胱热，宣通水道。"

利水渗湿：泽泻善利水渗湿，治疗水肿因膀胱气化不利，水湿停聚，小便不利，与茯苓、猪苓、白术、桂枝、车前子等同用，方如五苓散加减。治疗小儿睾丸鞘膜积液因阳虚寒湿内凝，阴囊坠胀湿冷，与附子、桂枝、茯苓、生姜、茴香等同用，方如桂枝附子汤加减。

泄热通淋：泽泻清利膀胱湿热，治疗热淋因下焦湿热蕴积，小便热涩疼痛，与木通、萹蓄、滑石、甘草梢、车前草等同用，方如八正散加减。

化浊降脂：现代研究表明泽泻有化浊降脂作用，能有效降低总胆固醇、载脂蛋白B、低密度脂蛋白胆固醇水平。所以，泽泻与决明子、荷叶、何首乌、瓜蒌皮、大黄等辨证相伍，可用于治疗单纯性肥胖症、高脂血症。

泽泻常用剂量为3～10g。

薏苡仁

【出处】《神农本草经》。

【品种】为禾本科植物薏苡 *Coix lacryma-jobi* L. var. *ma-yuen*（Romanet）Stapf的种仁。薏苡仁 Semen Coicis 主产于福建、江苏、河北、辽宁等地。此外，四川、江西、湖南、湖北、广东、广西、贵州、云南、陕西、浙江等地有栽培。

【应用心得】

薏苡仁味甘、淡，性微寒。归脾经、胃经、肺经。《本草纲目》谓其能："健脾益胃，补肺清热，祛风胜湿。炊饭食，治冷气。煎饮，利小便热淋。"

健脾利湿：薏苡仁甘淡可渗湿利水，又能健脾补中，微寒而不伤胃，益脾而不滋腻，药性和缓，可清补利湿，宜于脾虚湿盛诸证。对于脾虚泄泻，可与党参、山药、茯苓、白扁豆、苍术等相伍健脾利湿止泻；对于湿热郁阻之水痘，可与金银花、连翘、车前子、滑石、甘草等相伍解毒利湿；对于湿温初起、湿重于热之手足口病，可与藿香、杏仁、豆蔻、滑石、金银花等相伍宣化湿热。

舒筋除痹：薏苡仁可舒筋除痹，对于风湿肢体痿痹日久，兼肾虚腰脊酸痛者，可与独活、苍术、桑寄生、续断、杜仲等相伍以除湿和络、补肾强筋；对于湿热痿躄，足胫痿弱无力，可与苍术、黄柏、牛膝、萆薢、木瓜等相伍清热利湿、通利筋脉。

清热排脓：薏苡仁有清热排脓之功。与冬瓜子、败酱草、鱼腥草、桃仁、桔梗、芦根等相伍，可治疗肺热壅盛、化腐成脓之肺痈；与大黄、败酱草、桃仁、牡丹皮、冬瓜子等相伍，可治疗肠腑热毒、化腐成脓之肠痈；与白芷、皂角刺、败酱草、牡丹皮、金银花等相伍，可治疗热毒壅积咽部之急乳蛾；与蒲公英、紫花地丁、皂角刺、败酱草、佛耳草等相伍，可用于慢乳蛾、腺样体肥大及其引起的分泌性中耳炎。

薏苡仁常用剂量为 5 ～ 15g。

车前子

【出处】《神农本草经》。

【品种】为车前科植物车前 *Plantago asiatica* L.、大车前 *Plantago major* L 或平车前 *Plantago depressa* Willd. 的种子。车前 Semen Plantginis Asiaticae 主产于江西、河南；东北、华北、西南及华东等地亦产。大车前 Semen Plantginis Majoris 主产于河北、辽宁、山西、四川等地；黑龙江、内蒙古、吉林、青海、山东等地亦产。平车前 Semen Plantginis Depressae 产地同大车前。

【应用心得】

车前子味甘、淡，性微寒。归肺经、肝经、肾经、膀胱经。《本草纲目》谓其："导小肠热，止暑湿泻痢。"

清热利尿：车前子善清膀胱之热，通利水道，为热淋要药，用于湿热下注于膀胱，症见尿频尿急、溺时涩痛、淋沥不畅、尿色浑赤等，常与木通、滑石、瞿麦、萹蓄、栀子、甘草等同用，如八正散。对于水肿水湿停滞，小便不利，常与茯苓、猪苓、泽泻、白术、冬瓜皮等同用。

渗湿止泻：车前子利小便而实大便，有渗湿止泻之功。与苍术、茯苓、芡实、炒山药、炒白术等相伍健脾渗湿止泻，用于脾虚湿盛濡泻；与葛根、地锦草、马齿苋、黄连、黄芩等相伍清热利湿止泻，用于肠腑湿热泄泻。对于小儿睾丸鞘膜积液属气化不利致水湿内停，可与桂枝、茯苓、泽泻、小茴香、荔枝草等相伍化气利水。

清肺祛痰：车前子清肺、祛痰、止咳。对于痰热蕴肺证，可与前胡、冬瓜子、瓜蒌子、金荞麦、黄芩等相伍清化热痰；对于痰浊壅阻证，可与半夏、陈皮、紫苏子、莱菔子、白芥子等相伍化痰泄浊。

车前子常用剂量为 5 ～ 10g，宜包煎。

滑 石

【出处】《神农本草经》。

【品种】为硅酸盐类滑石族矿物滑石 Talc。滑石 Talcum 主产于山东莱阳、栖霞，辽宁本溪、海城，江西鹰潭。滑石粉 Pulvis Talci 主产于山东青岛、辽宁海城，以及广西。

【应用心得】

滑石味甘、淡，性寒。归膀胱经、胃经。《名医别录》谓其：“通九窍六腑津液，去留结，止渴，令人利中。”

利水通淋：滑石性寒而滑，寒能清热，滑能利窍，对于热淋膀胱湿热，小便不利、淋沥涩痛等症，可与萹蓄、瞿麦、车前子、栀子、通草、灯心草等相伍，以清热利水通淋。

清暑化湿：滑石既能利湿，又能清暑，对于暑湿身热汗出、口渴心烦、小便短赤，或呕吐泄泻等症，常以滑石、甘草组成之六一散，配合金银花、连翘、香薷、厚朴、淡豆豉等相伍，以清暑化湿解表。

收湿敛疮：本品还有清热收湿敛疮作用，对于湿疹、湿疮属湿热泛肤证者，常以滑石、煅石膏、炉甘石等分为末撒布患处；对于痱子属暑毒泛肤者，可以滑石、薄荷、甘草配制成痱子粉外用。

滑石煎服剂量 5 ～ 15g，包煎。外用适量。

地 肤 子

【出处】《神农本草经》。

【品种】为藜科植物地肤 *Kochia scoparia*（L.）Schrad. 的成熟果实。地肤子 Fructus Kochiae Scopariae 主产于江苏、山东、河南、河北等地。

【应用心得】

地肤子味苦，性寒。归肾经、膀胱经。《滇南本草》谓其："利膀胱小便积热，洗皮肤之风。"

利水通淋：地肤子苦寒泄降，善于导湿热从小便而解，用于湿热蕴结膀胱，小便淋沥涩痛，可与黄芩、知母、猪苓、瞿麦、车前子等同用。

消风止痒：地肤子清热利湿、消风止痒，可用以治疗脓疱型银屑病、多形红斑、荨麻疹、湿疹、皮肤瘙痒症等皮肤病。如湿热毒盛，可与黄芩、黄连、白鲜皮、苦参、土茯苓等相伍清热燥湿；如风泛痒盛，可与蒺藜、白鲜皮、蝉蜕、防风、蛇蜕等相伍祛风止痒；如血虚风燥，可与牡丹皮、赤芍、生地黄、当归、鸡血藤等相伍养血祛风。

地肤子常用剂量为 3 ～ 10g。

冬瓜子（皮）

【出处】《神农本草经》。

【品种】为葫芦科植物冬瓜 *Benincasa hispida*（Thunb.）Cogn 的种子。冬瓜子 Semen Benincasae 主产于河北、河南、安徽、江苏、浙江和四川等地；全国各地均产。

【应用心得】

冬瓜子味甘，性微寒。归肺经、大肠经。《长沙药解》谓其："清肺润肠，排脓决瘀。"冬瓜皮味甘，性凉，归脾、小肠经。利尿消肿，清热解暑。

清肺化痰：冬瓜子可清热祛痰，用于痰热咳嗽，可与桔梗、前胡、杏仁、金荞麦、瓜蒌皮、黄芩、桑白皮等相伍清肺祛痰止咳。

消痈排脓：冬瓜子消痈排脓化瘀。治疗肺胃热盛、化腐成脓之烂乳蛾，可与金银花、桔梗、薏苡仁、败酱草、蒲公英、虎杖、白芷、皂角刺等相伍，解毒排脓消肿。治疗肺脏热毒、腐败成痈之肺痈，可与鱼腥草、瓜蒌皮、桔梗、黄芩、桑白皮、蒲公英、败酱草、桃仁等相伍，清肺消痈排脓。治疗肠腑热毒、腐败化脓之肠痈，可与大黄、牡丹皮、薏苡仁、败酱草、桃仁、赤芍、蒲公英等相伍，清肠化瘀消痈。

利尿消肿：冬瓜皮利尿消肿，常与茯苓皮、五加皮、生姜皮、桑白皮等同用。

冬瓜子常用剂量为 5 ～ 15g；冬瓜皮常用剂量为 10 ～ 30g。

灯心草

【出处】《开宝本草》。

【品种】为灯心草科植物灯心草 *Juncus effusus* L. 的茎髓或全草。灯心草 Medulla Junci 为江苏特产药材；四川、贵州、福建等地亦产。

【应用心得】

灯心草味甘、淡，性微寒。归心经、肺经、小肠经、膀胱经。《雷公炮制药性解》谓其："清心定惊，除热利水。"

清心定惊：灯心草清心火、安神志，可引心火自小便而出，对于心热内扰之小儿夜啼或注意缺陷多动障碍，可与淡竹叶、生地黄、麦冬、栀子、蝉蜕、通草等相伍清心安神。

除热利水：灯心草甘淡渗湿、清热利水，湿热蕴结膀胱之热淋、血淋，可与车前子、萹蓄、瞿麦、滑石、甘草梢、通草等相伍清利湿热。

灯心草质轻，小儿常用剂量为 1 ～ 2g。

萆薢

【出处】《神农本草经》。

【品种】为薯蓣科植物粉背薯蓣 *Dioscorea collettii* Hook. f. var. *hypoglauca*（Palibin）Péi et Ting 的根茎。萆薢 Rhizoma Dioscoreae Collettii 主产于浙江、安徽、江西、湖南等地；湖北、广西等地亦产。

【应用心得】

萆薢味苦，性平。归肝经、胃经、膀胱经。《神农本草经》谓其："主腰背痛，强骨节，风寒湿周痹，恶疮不瘳，热气。"

祛风化湿：萆薢祛风湿而利关节，常用于痹证。湿气胜者与独活、羌活、川芎、威灵仙等同用，祛风除湿治痹；寒湿重者与附子、乌头、桂枝、麻黄等同用，逐寒祛湿止痛；偏湿热者与防己、薏苡仁、虎杖、忍冬藤等同用，祛湿清热通痹。对于湿热俱盛之湿疹，萆薢与苦参、地肤子、白鲜皮、土茯苓等相伍，可清热利湿、消风止痒。

利湿去浊：萆薢善于利湿而分清去浊，儿科用于丝虫病乳糜尿之类膏淋病。《杨氏家藏方》萆薢分清饮萆薢与益智仁、石菖蒲、乌药同用，治下焦虚寒证，温肾利湿、分清化浊。《医学心悟》萆薢分清饮萆薢与黄柏、石菖蒲、茯苓、白术、莲子心、丹参、车前子同用，治下焦湿热证，清热利湿、分清别浊。现代动物实验显示萆薢总皂苷还具有抗高尿酸血症的作用。

萆薢常用剂量为 3 ～ 10g。

荷 叶

【出处】《食疗本草》。

【品种】为睡莲科植物莲 *Nelumbo nucifera* Gaertn. 的叶。荷叶 Folium Nelumbinis Nuciferae 我国大部分省区均产。

【应用心得】

荷叶味苦、涩，性平。归心经、肝经、脾经。《本草再新》谓其："清凉解暑，止渴生津。治泻痢，解火热。"

清热解暑：荷叶可清暑热。《温病条辨》清络饮以鲜荷叶与鲜金银花、西瓜翠衣、鲜扁豆花、丝瓜皮、鲜竹叶心同用，清透暑热，可用于小儿夏月中暑、夏季热等属于暑伤气分轻证者。对于暑湿困脾所致脾失健运，厌恶进食、舌苔腻者，可与佩兰、藿香、大豆黄卷、苍术、青蒿、黄芩、六一散、焦六神曲等相伍清暑化湿、运脾开胃。

升发清阳：荷叶色青气香，前人谓能升发胆中清气，以达脾气。对于脾虚泄泻，可与苍术、党参、茯苓、山药、扁豆、车前子等相伍健脾渗湿止泻；对于脾虚厌食，可与苍术、白术、茯苓、陈皮、鸡内金、焦山楂等相伍健脾助运开胃。《滇南本草》谓其能："上清头目之风热，止眩晕，清痰，泄气，止呕，头闷疼。"对于清阳失宣之头晕或邪在头面之颜面部痤疮，可用本品升发清阳、使邪从上散。现代药理研究显示荷叶生物总碱具有降脂作用，能明显抑制肥胖大鼠的体重增长，影响其肥胖程度且可使肥胖高脂血症大鼠血清总胆固醇（TC）、甘油三酯（TG）及动脉粥样硬化指数（AI）下降，可用于肥胖症、高脂血症。

荷叶常用剂量为 3 ～ 10g。

三、利湿退黄药

茵 陈

【出处】《神农本草经》。

【品种】为菊科植物猪毛蒿 *Artemisia scoparia* Waldst. et Kit. 或茵陈 *Artemisia capillaris* Thunb. 的地上部分。春采的去根幼苗，习称“绵茵陈”，夏割的地上部分称“茵陈”。猪毛蒿 Herba Artemisiae Scopariae 主产于陕西、河北、山西等地。商品通称绵茵陈。茵陈 Herba Artemisiae Capillaris 主产于山东、江苏、浙江、福建等地。

【应用心得】

茵陈味微苦、微辛，性微寒。归肝经、胆经、脾经、胃经、膀胱经。《神农本草经》谓其：“主风湿寒热邪气，热结黄疸。”

利湿退黄：茵陈清热利湿退黄，为治疗黄疸要药，常用于胎黄、儿童黄疸。湿热阳黄，可与栀子、大黄、茯苓、猪苓、泽泻、白术等相伍，如《金匮要略》茵陈汤、茵陈五苓散，清热利湿退黄；寒湿阴黄，可与白术、人参、干姜、党参、茯苓、附子等相伍，如《伤寒全生集》茵陈理中汤，温中化湿退黄；瘀滞发黄，则与桃仁、红花、当归、生地黄、牛膝、川芎等相伍，如《医林改错》血府逐瘀汤，活血化瘀退黄。

清化湿热：治疗手足口病邪犯肺脾证、感冒暑湿感冒证，可用甘露消毒丹，以茵陈与豆蔻、杏仁、薏苡仁、滑石、黄芩、藿香等相伍，宣畅气机、清利湿热。对于脾胃湿热所致痤疮，可与薏苡仁、大黄、黄芩、蒲公英、天花粉、枇杷叶等相伍，清脾化湿、泄热通腑。对于湿热俱盛之湿疹类皮肤病，可与白鲜皮、地肤子、萆薢、薏苡仁、土茯苓、六一散等相伍，清热利湿、祛风止痒。

茵陈常用剂量为 3 ～ 12g。大龄儿童阳黄重症者加大剂量。

金钱草

【出处】《本草纲目拾遗》。

【品种】为报春花科植物过路黄 *Lysimachia christinae* Hance 的全草。金钱草 Herba Lysimachiae 主产于四川及长江流域各省区。

【应用心得】

金钱草味甘、微苦，性凉。归肝经、胆经、肾经、膀胱经。《本草纲目拾遗》谓其：“祛风，治湿热。”引《采药志》云：“治白浊热淋，玉茎肿痛，捣汁，冲生酒吃。”

利水通淋：金钱草清利肝胆、下焦湿热。可用于治疗湿热蕴结于肝胆之黄疸，与茵陈、栀子、黄柏、虎杖等同用清热利湿退黄；治疗湿热郁结肝胆煎熬成石，与海金沙、郁金、川楝子、大黄等同用清肝利胆排石。清利下焦湿热，用于热淋，与萹蓄、瞿麦、车前子、六一散等同用清热利水通淋；用于石淋，与海金沙、石韦、鸡内金、滑石等同用通淋利水排石；用于湿热内蕴所致尿血、蛋白尿，与萹蓄、马鞭草、荔枝草、荠菜花等同用解毒利尿消肿。现代实验研究表明金钱草水提取物能显著减少高尿酸血症小鼠血清尿酸水平。

清热解毒：金钱草有清热解毒、散瘀消肿之功。可用于治疗恶疮肿毒、毒蛇咬伤，用本品鲜品捣烂外敷，或配合蒲公英、野菊花、半边莲、半枝莲等内服。

金钱草常用剂量为 3 ～ 12g。外用适量。

四、祛风除湿药

独活

【出处】《神农本草经》。

【品种】为伞形科植物重齿当归 *Angelica biserrata*（Shan et Yuan）Yuan et Shan 的根。独活 Radix Angelicae Biserratae 主产于四川、湖北、陕西。

【应用心得】

独活味苦、辛，性微温。归肾经、膀胱经。《名医别录》谓其："疗诸贼风，百节痛风无久新者。"

祛风胜湿：独活辛散，能通达周身，祛风胜湿，通经活络，为治疗风湿痹证之要药。如治疗风寒湿痹，与桂枝、羌活、秦艽、川芎、细辛、威灵仙等同用，温经驱风、祛湿通络；治疗痹证日久正虚，腰膝酸软、关节屈伸不利者，与桑寄生、杜仲、人参、生地黄、牛膝、当归等同用，祛风湿、补肝肾、益气血。

散寒止痛：独活温通发散风寒，治疗外感风寒夹湿之头身疼痛、牙齿疼痛等，可与羌活、藁本、防风、白芷、川芎、细辛等同用，祛风散寒止痛。

独活常用剂量为 5 ～ 10g。

木 瓜

【出处】《名医别录》。

【品种】为蔷薇科植物皱皮木瓜 *Chaenomeles speciosa*（Sweet）Nakai 的果实。木瓜 Fructus Chaenomelis 主产于四川、湖北、安徽、浙江。此外，湖南、福建、陕西、山东、云南等地亦产。以安徽宣城、湖北资丘和浙江淳安所产质量最好，四川产量最大。安徽宣城产者称宣木瓜，浙江淳安产者称淳木瓜，四川綦江产者名川木瓜。

【应用心得】

木瓜味酸，性温。归肝经、脾经、胃经。《名医别录》谓其："主湿痹邪气，霍乱大吐下，转筋不止。"

舒筋活络：木瓜味酸入肝经，性温气香能化湿舒筋活络，与独活、秦艽、乳香、没药、生地黄等相伍可治疗风湿痹痛、肢体酸重、筋脉拘挛，尤其是由于各种原因所致下肢抽筋、转侧不利者。

和胃化湿：木瓜温香入脾，化湿和胃，可用于治疗湿阻中焦之腹痛吐泻转筋。偏于寒湿者，配伍吴茱萸、紫苏叶、小茴香、生姜等；偏于暑湿者，配伍蚕沙、薏苡仁、黄连、大豆黄卷等。

木瓜常用剂量为 3 ～ 10g。

防己

【出处】《神农本草经》。

【品种】为防己科植物粉防己 *Stephania tetrandra* S. Moore 的块根。防己 Radix Stephaniae Tetrandrae 主产于浙江衢州、兰溪、武义、建德、金华，安徽安庆与徽州地区以及湖北、江西等地，大多为野生品。此外，广东、广西等地亦产。

【应用心得】

防己味苦、辛，性寒。归膀胱经、肺经、脾经。《本草经集注》谓其：“疗风水要药。”

祛风止痛：防己祛风清热、除湿止痛，用于风湿热痹，肢体酸重、关节红肿者，常与杏仁、滑石、连翘、栀子、薏苡仁、半夏、蚕沙等同用，如《温病条辨》宣痹汤；若是风寒湿痹，四肢疼痛难忍者，常与茯苓、白术、肉桂、生姜、甘草、人参、乌头等同用，如《备急千金要方》防己饮。对于过敏性紫癜关节型属湿热痹阻，关节肿痛、屈伸不利者，可与秦艽、牛膝、忍冬藤、木瓜、地龙、薏苡仁、桑枝等相伍以清热燥湿通络。

利水消肿：防己苦寒降泄，能清热利水消肿。对于表虚不固、风湿所伤之风水肿，身重汗出、恶风脉浮者，可与黄芪、白术、甘草等相伍以益气固表、利水消肿，如《金匮要略》防己黄芪汤；对于脾阳不振、水溢皮肤之皮水，四肢肿胀、水在皮中者，可与茯苓、黄芪、桂枝等相伍以健脾益气、温阳利水，如《金匮要略》防己茯苓汤。若是水饮积聚脘腹，肠间有声、腹满便秘者，可与椒目、葶苈子、大黄等相伍以泻热逐水、通利二便，如《金匮要略》己椒苈黄丸。

现代有报道称防己含马兜铃科植物中的马兜铃酸，有致癌毒性。但考察发现，现代临床普遍使用的是防己科植物粉防己，而不是马兜铃科植物汉中防己，需要辨识。

防己常用剂量为 3 ～ 10g。

桑寄生

【出处】《神农本草经》。

【品种】为桑寄生科植物桑寄生 *Taxillus chinensis*（DC.）Danser、四川寄生 *Taxillus sutchuenensis*（Lecomte）Danser、红花寄生 *Scurrula parasitica* L.、毛叶钝果寄生 *Taxillus nigrans*（Hance）Danser 的枝叶。桑寄生 Herba Taxilli Chinensis 主产于广东、广西、福建等地。四川寄生 Herba Taxilli Sutchuenensis 主产于四川、贵州、云南、湖北、湖南、江西等地。红花寄生 Ramulus Scurrulae Parasificae 主产于四川、贵州、云南、江西、湖南、广西、广东、福建、台湾等地。

【应用心得】

桑寄生味苦、甘，性平。归肝经、肾经。《神农本草经》谓其："主腰痛，小儿背强，痈肿，安胎，充肌肤，坚发齿，长须眉。"

补益肝肾：桑寄生补肝肾、强筋骨，对于肝肾亏虚，腰膝酸痛、筋骨痿弱、足膝无力，以及小儿背强难以俯仰的各种痿证，可与续断、杜仲、牛膝、狗脊、当归、龟甲等相伍治疗。

祛风除湿：桑寄生祛风湿、补肝肾、通经络，对于肝肾不足，寒湿伤络，痹证日久而腰膝疼痛、痿软、肢节屈伸不利或麻木不仁、畏寒喜温者，可与独活、杜仲、牛膝、细辛、秦艽、肉桂等相伍治疗。

桑寄生常用剂量为 3 ～ 10g。

第六章 止咳药

杏 仁

【出处】《神农本草经》。

【品种】为蔷薇科植物杏 *Armeniaca vulgaris* Lam.、野杏 *Armeniaca vulgaris* Lam. var. *ansu*（Maxim.）Yü et Lu、山杏 *Armeniaca sibirica*（L.）Lam.、东北杏 *Armeniaca mandshurica*（Maxim.）Skv. 的种子。杏仁 Semen Armeniacae Vulgaris 主产于我国北方各地，以内蒙古的东部、吉林、辽宁、河北、陕西等地产量最大。野杏仁 Semen Armeniacae Ansi 主产于河北、山西、陕西。山杏仁 Semen Armeniacae Sibiricae 主产于东北；河北也产。东北杏仁 Semen Armeniacae Mandshuricae 主产于东北、河北、山西等地。

【应用心得】

杏仁味苦，性微温，小毒。归肺经、大肠经。《滇南本草》谓其："止咳嗽，消痰润肺，润肠胃，消面粉积，下气，治疳虫。"

止咳平喘：杏仁苦泄降气、止咳平喘，化痰润肺，化痰无燥伤肺阴之弊、润养无滋腻之忧，为肺家治疗咳嗽气喘常用药。对于风寒袭肺所致咳嗽，可与炙麻黄、紫苏叶、荆芥、白前、陈皮等相伍疏风散寒、宣肺止咳；对于风热犯肺所致咳嗽，可与桑叶、菊花、桔梗、黛蛤散、大青叶等相伍以疏风清热、宣肺止咳；对于凉燥外袭所致咳嗽，可与紫苏叶、桔梗、陈皮、百部、生姜等相伍以轻宣凉燥、宣肺化痰；对于温燥伤肺所致咳嗽，可与桑叶、南沙参、浙贝母、栀子、百合等相伍以清宣温燥、润肺止咳；对于外寒内饮之哮喘，可与炙麻黄、款冬花、细辛、半夏、干姜、紫苏子等相伍以温肺散寒、化饮平喘；对于痰热阻肺之哮喘，可与炙麻黄、前胡、地龙、石膏、葶苈子、黄芩等相伍以清肺涤痰、止咳平喘；对于风热郁肺之肺炎喘嗽，可与炙麻黄、桔梗、前胡、金银花、薄荷、贯众等相伍以辛凉宣肺、清热化痰；对于痰热闭肺之肺炎喘嗽，可与炙麻黄、前胡、桑白皮、石膏、葶苈子、虎杖等相伍以清热涤痰、开肺定喘。

润肠通便：杏仁质润多脂，可润降通便。对于肠胃燥热、津液不足之便秘，可与柏子仁、郁李仁、瓜蒌子、枳实、虎杖、决明子等相伍以润肠泻热通便；对于血虚阴伤、肠腑失润之便秘，可与当归、生地黄、火麻仁、桑椹、何首乌、肉苁蓉等相伍以养血润肠、滋阴通便。

杏仁常用剂量为 3 ～ 10g。

百 部

【出处】《名医别录》。

【品种】为百部科植物直立百部 *Stemona sessilifolia*（Miq.）Franch. et Sav.、蔓生百部 *Stemona japonica*（Bl.）Miq. 或对叶百部 *Stemona tuberosa* Lour. 的根。直立百部 Radix Stemonae Sessilifoliae 主产于安徽、江苏、湖北、浙江、山东。蔓生百部 Radix Stemonae Japonicae 主产于浙江；安徽、江苏亦产。对叶百部 Radix Stemonae Tuberosae 主产于湖南、湖北、广东、福建、四川、贵州。

【应用心得】

百部味苦、微甘，性微温。归肺经。《抱朴子》谓其：“治咳及杀虫。”

润肺止咳：百部味苦而降，因其味甘而质多汁，故性温不燥而润，本品入肺经，善治咳逆上气之证，尤适宜于阵咳，无论外感或内伤新久咳嗽均可应用。对于外感风寒咳嗽，可与紫苏叶、桔梗、白前、紫菀、半夏、陈皮等药相伍以宣肺散寒、止咳化痰；对于外感风热咳嗽，可与桑叶、菊花、前胡、杏仁、黛蛤散、连翘等药相伍以宣肺清热、止咳化痰；对于久咳阴虚肺热咳嗽，可与南沙参、天冬、麦冬、百合、黄芩等相伍以润肺清热止咳。对于肺痨肺阴亏虚久咳，可与北沙参、麦冬、天冬、紫菀、黄芩、丹参、生地黄、阿胶等相伍以滋阴保肺止咳。对于痰阻气逆之顿咳，包括百日咳、百日咳样综合征，可与炙麻黄、前胡、远志、葶苈子、胆南星、蜈蚣、黄芩、龙胆等相伍以泻肺涤痰、解痉止咳。

杀虫灭虱：百部治疗蛲虫病，可单味浓煎，睡前保留灌肠。用于治疗头虱、体虱及疥癣，可制成 20% 乙醇液或 50% 水煎液外搽患处。

百部常用剂量为 3 ～ 10g。煎汤灌肠可用至 50g。

紫　菀

【出处】《神农本草经》。

【品种】为菊科植物紫菀 *Aster tataricus* L. f. 的根和根茎。紫菀 Radix Asteris 主产于河北安国及安徽亳州、涡阳。

【应用心得】

紫菀味苦、辛，性温。归肺经。《本草再新》谓其："润肺下气，寒痰及虚喘者宜之。"

润肺下气，化痰止咳：紫菀味苦而辛，能开泄肺郁，其性温而不热，质润而不燥，又能化痰止咳，对于外感内伤、寒热虚实各类咳嗽多所应用。治疗外感风寒、肺气怫郁之咳嗽，可与荆芥、桔梗、白前、百部、款冬花等药相伍以疏表散寒、宣肺止咳；治疗伏风内潜、外风引发之风咳，可与炙麻黄、天冬、地龙、胆南星、五味子等相伍以消风化痰、润肺止咳；治疗肺阴亏虚、久咳不愈，可与南沙参、天冬、百合、百部、麦冬等相伍以润肺益阴止咳；治疗肺气亏虚、久嗽不愈，可与黄芪、党参、款冬花、川贝母、红景天等相伍以补肺益气止嗽；治疗外寒内热、咳嗽哮喘，可与炙麻黄、杏仁、黄芩、葶苈子、胆南星等相伍以解表清里、止咳定喘。

紫菀常用剂量为 3 ～ 10g。

款冬花

【出处】《神农本草经》。

【品种】为菊科植物款冬 *Tussilago farfara* L. 的花蕾。款冬花 Flos Farfarae 主产于河南、甘肃、山西、陕西等地。以河南产量最大；甘肃灵台、陕西榆林产者质佳，称"灵台冬花"。

【应用心得】

款冬花味辛、微甘，性温。归肺经。《神农本草经》谓其："主咳逆上气，善喘，喉痹。"

润肺下气，化痰止咳：款冬花辛散而润，甘缓而和，温而不燥，能润肺下气、化痰止咳，无论寒热、虚实咳嗽均适合使用，常与紫菀相须为用。如治疗外感风寒、肺气失宣之咳嗽，可与炙麻黄、杏仁、紫菀、桔梗、干姜等相伍宣肺散寒止咳；治疗外感风热、肺气失宣之咳嗽，可与桑叶、菊花、前胡、浙贝母、黛蛤散等相伍宣肺清热止咳；如久咳不已，肺气耗散、肺阴亏损，可与百部、紫菀、生晒参、麦冬、五味子等相伍以益气养阴、敛肺止咳。本品兼能下气定喘，对于哮喘之风寒束肺证，可与炙麻黄、杏仁、紫菀、半夏、干姜、细辛、五味子、紫苏子等相伍以温经涤痰、肃肺平哮；对于哮喘之痰热阻肺证，可与炙麻黄、前胡、紫菀、黄芩、桑白皮、胆南星、葶苈子、地龙等相伍以清肺涤痰、降气平喘；对于风咳之风束肺气证，可与炙麻黄、杏仁、紫菀、百合、天冬、炙乌梅、胆南星、黄芩等相伍祛外风、抑伏风，润肺止咳。

款冬花常用剂量为 3 ～ 10g。

枇杷叶

【出处】《名医别录》。

【品种】为蔷薇科植物枇杷 *Eriobotrya japonica*（Thunb.）Lindl. 的叶。枇杷叶 Folium Eriobotryae 产于华东、中南、西南及陕西、甘肃等地；广东及江苏产量较大。

【应用心得】

枇杷叶味苦、微辛，性微寒。归肺经、胃经。《药性切用》谓其："平肝清肺，降气化痰，为咳逆、吐逆、喘逆药。煎汁收膏，润燥止咳。"

清肺止咳：枇杷叶降气肃肺、清金止咳。治疗风热咳嗽，可与桑叶、杏仁、前胡、桔梗等相伍，宣肺清热止咳；治疗温燥咳嗽，可与桑叶、杏仁、南沙参、梨皮等相伍，清燥润肺止咳；治疗痰热咳嗽，可与桑白皮、前胡、瓜蒌皮、黄芩等相伍，清肺化痰止咳；治疗阴虚燥咳，可与桑白皮、南沙参、百合、麦冬等相伍，养阴润燥止咳。

和胃降逆：枇杷叶有和胃降逆之功。治疗胃热呕吐呃逆，可与黄连、竹茹、黄芩、柿蒂等相伍，清胃降逆下气；治疗胃寒呕吐呃逆，可与半夏、陈皮、生姜、丁香等相伍，温胃止呕降逆。

枇杷叶常用剂量为 5 ～ 10g。

第七章 平喘药

桑白皮

【出处】《神农本草经》。

【品种】为桑科植物桑 *Morus alba* L. 的根皮。桑白皮 Cortex Mori 主产于河南、安徽、浙江、江苏、湖南、四川、河北、广东；其他各地亦产。

【应用心得】

桑白皮味甘、辛，性寒。归肺经、脾经。《药性论》谓其："治肺气喘满，水气浮肿，主伤绝，利水道，消水气。"

泻肺平喘：桑白皮性寒降泄，能泻肺热、平咳喘，《小儿药证直诀》泻白散以之为主药，与地骨皮、甘草、粳米相伍，"治小儿肺盛气急喘嗽"。临床应用，桑白皮主要用于肺热失肃的证候。如为咳嗽痰热壅肺证，可配伍前胡、远志、款冬花、浙贝母、天竺黄、黄芩、栀子、鱼腥草等，清肺化痰、肃肺止咳。哮喘痰热阻肺证，可配伍炙麻黄、杏仁、前胡、葶苈子、紫苏子、地龙、黄芩、重楼等，清肺涤痰、平哮定喘。肺炎喘嗽痰热闭肺证，可配伍炙麻黄、杏仁、石膏、前胡、葶苈子、紫苏子、黄芩、虎杖等，清热涤痰、开肺平喘。如为热毒结咽、痰瘀互结之腺样体肥大，可配伍虎杖、蒲公英、紫花地丁、皂角刺、瓜蒌皮、丹参、芦根等以清热解毒、化痰消瘀；如为热毒结咽、咽喉不利之慢乳蛾、喉痹，可配伍桔梗、胖大海、蝉蜕、玄参、土牛膝、浙贝母、山豆根、藏青果等以清肺利咽、散结消肿。对于感受湿热疫毒之疱疹性咽峡炎或手足口病，可与地骨皮、金银花、连翘、蒲公英、薄荷、藿香、滑石、薏苡仁等相伍，清热解毒利湿；对于肺热熏窍之鼻衄，可与地骨皮、牛膝、仙鹤草、黄芩、栀子、茜草、侧柏叶、白茅根等相伍，清肺凉营止血。

利水消肿：桑白皮肃降肺气、通调水道而利水消肿。如《中藏经》五皮饮，用陈皮、茯苓皮、生姜皮、桑白皮、大腹皮配合组方，行气化湿、利水消肿，用于全身水肿、胸腹胀满、小便不利者。

桑白皮常用剂量为 3 ～ 10g。

紫苏子

【出处】《名医别录》。

【品种】为唇形科植物紫苏 *Perilla frutescens*（L.）Britt. var. *arguta*（Benth.）Hand.-Mazz 或野紫苏 *P. frutescens*（L.）Britt. var. *purpurascens*（Hayata）H.W.Li 的果实。紫苏子 Fructus Perillae Argutae 主产于湖北、河南、山东、江西、浙江、四川、河北、黑龙江等地；我国大部分地区有产。以湖北产量较大。

【应用心得】

紫苏子味辛，性温。归肺经、大肠经。《神农本草经疏》谓其："定喘，消痰，降气。"

涤痰平喘：紫苏子性沉降，涤壅盛之痰涎，降上逆之肺气，对于痰涎上壅于肺、肺气宣降失司证候，常与葶苈子同用，如《医宗金鉴》苏葶丸。治疗哮喘痰热阻肺证，用炙麻黄、杏仁、前胡、紫苏子、葶苈子、地龙、黄芩、虎杖等，清肺涤痰、平哮定喘；治疗肺炎喘嗽痰热闭肺证，用炙麻黄、杏仁、石膏、桑白皮、前胡、葶苈子、紫苏子、黄芩、鱼腥草等，清热涤痰、开肺平喘。若是风寒哮喘，咳嗽上气，痰气不利，呀呷有声，脉浮数者，可取《太平惠民和剂局方》华盖散，以紫苏子与麻黄、杏仁、茯苓、桑白皮、陈皮、甘草同用，宣肺化痰、止咳平哮。

润肠通便：紫苏子质润多脂，又能降气，可促进肠腑传导，用于肠燥气滞便秘，与火麻仁、瓜蒌子、郁李仁、杏仁、莱菔子、枳实等同用，降气导滞、润肠通便。

紫苏子常用剂量为 3 ～ 10g。

葶苈子

【出处】《神农本草经》。

【品种】为十字花科植物葶苈 *Lepidium apetalum* Willd.、琴叶葶苈 *Lepidium virginicum* L. 或播娘蒿 *Descurainia Sophia*（L.）Webb ex Prantl 的种子。北葶苈子（葶苈种子。又名：苦葶苈）Semen Lepidii 主产于河北、辽宁、内蒙古；黑龙江、吉林、山西、山东、甘肃、青海等地也产。南葶苈子（播娘蒿种子。又名：甜葶苈）Semen Descurainiae 主产于江苏、安徽、山东；浙江、河北、河南、山西、陕西、甘肃等地亦产。

【应用心得】

葶苈子味辛、苦，性寒。归肺经、膀胱经、大肠经。《药性本草》谓其："疗肺壅上气咳嗽，定喘促，除胸中痰饮。"

涤痰平喘：葶苈子泻肺涤痰、降气平喘，是为治疗肺气上逆、痰浊壅盛、喘促哮鸣要药。《金匮要略》葶苈大枣泻肺汤原用于"肺痈喘不得卧"，有人认为此处之"痈"当作"壅"解，（见中医研究院编《金匮要略语译》，人民卫生出版社 1974 年版），其适应证在于"喘不得卧"。葶苈子苦寒沉降，泻肺涤痰下驱，对于痰壅肺络者，确有降气、下痰、平喘之功。治疗风痰壅盛、肺失肃降之哮喘，可与炙麻黄、射干、杏仁、款冬花、紫苏子、地龙、胆南星、莱菔子等同用；治疗痰热壅盛、肺气郁闭之肺炎喘嗽，可与炙麻黄、杏仁、前胡、桑白皮、紫苏子、石膏、黄芩、虎杖等同用。

泻肺利水：葶苈子泻肺气之闭、行膀胱之水。《伤寒论》大陷胸丸用大黄、葶苈子、芒硝、杏仁配伍，治疗痰热结胸、饮停胸胁者。《金匮要略》己椒苈黄丸用防己、椒目、葶苈子、大黄配伍，治疗腹水"腹满，口舌干燥，此肠间有水气者"。

葶苈子常用剂量为 3 ～ 10g。

第八章 化痰药

半 夏

【出处】《神农本草经》。

【品种】为天南星科植物半夏 *Pinellia ternata*（Thunb.）Breit. 的块茎。半夏 Rhizoma Pinelliae Ternatae 主产于四川、湖北、河南、安徽、山东等地；湖南、江苏、浙江、江西、云南等省也产，我国大部分地区有野生。

【应用心得】

半夏味辛，性温，有毒。归脾经、胃经、肺经。《药性论》谓其：“能消痰涎，开胃健脾，止呕吐，去胸中痰满，下肺气，主咳结。”

燥湿化痰：半夏温燥祛湿化痰。对于痰湿咳嗽，可与陈皮、茯苓、白前、远志等相伍以燥湿化痰；对于痰热咳嗽，可与杏仁、前胡、黄芩、黛蛤散等相伍以清金化痰；对于风痰内伏、外感风寒之哮喘，可与炙麻黄、细辛、干姜、五味子等相伍以解表散寒、温肺化饮。治疗癫痫之痰痫证，可与石菖蒲、远志、制僵蚕、浙贝母、瓜蒌皮、胆南星等相伍豁痰开窍定痫；对于眩晕之风痰上扰证，可与天麻、钩藤、白术、橘红等相伍以平肝化痰息风。对于痰凝气滞之梅核气，可与厚朴、茯苓、紫苏梗、生姜等相伍以行气化痰、疏肝解郁。

降逆止呕：半夏调中和胃、降逆止呕。对于胃热呕吐，可与黄连、黄芩、竹茹、旋覆花等相伍以清胃止呕；对于胃寒呕吐，可与干姜、陈皮、吴茱萸、丁香等相伍以温胃止呕；对于乳食积滞呕吐，可与炒麦芽、焦六神曲、砂仁、陈皮等相伍以消乳化食和胃。

消痞散结：半夏味辛能散积消痞。对于痰热互结于心下之胸脘痞闷、按之疼痛，可与瓜蒌子、黄连、黄芩、天竺黄等相伍以清热化痰消痞；如胸痹由于胸阳不振、痰浊阻滞而胸部闷痛，可与薤白、瓜蒌皮、桂枝、枳实等相伍通阳宽胸祛痰。

生半夏有毒，可引起腹泻、抑制生长，损伤孕妇及胚胎。临床常炮制后使用。白矾制者为清半夏，常用于燥湿化痰；生姜、白矾制为姜半夏，常用于温中化痰、降逆止呕；生石灰、甘草制为法半夏，温化寒痰、调和脾胃。

半夏不宜与川乌、草乌、附子同用。

半夏常用剂量为 3 ～ 10g。

天南星

【出处】《神农本草经》。

【品种】为天南星科植物虎掌 *Pinellia pedatisecta* Schott、天南星 *Arisaema heterophyllum* Bl.、一把伞南星 *Arisaema erubescens*（Wall.）Schott 或东北天南星 *Arisaema amurense* Maxim. 的块茎。虎掌 Rhizoma Pinelliae Pedatisectae 主产于河南、河北、山东、安徽、江苏等地。天南星 Rhizoma Arisaemae Heterophylli 产于湖北、湖南、四川、贵州、河南、安徽、江苏、浙江、江西等地。一把伞南星 Rhizoma Arisaemae Erubescentis 主产于陕西、甘肃、四川、贵州、云南等地；安徽、浙江、湖北、湖南、广西、河北等地也产。东北天南星 Rhizoma Arisaemae Amurensis 主产于东北及山东、河北等地。

【应用心得】

天南星味苦、辛，性温，有毒。归肺经、肝经、脾经。《珍珠囊补遗药性赋》谓其："坠中风不省之痰毒，主破伤如尸之身强。"

燥湿化痰：天南星温燥之性胜于半夏，故有较强的燥湿化痰之功。治疗湿痰壅肺，咳嗽痰稠、胸膈闷胀，与法半夏、枳实、陈皮、薤白同用；若是痰热壅肺，咳嗽连作、咯痰黄稠，与浙贝母、瓜蒌皮、黛蛤散、黄芩同用。

祛风化痰：天南星祛风化痰，用于风痰证候。如风痰上扰之头痛、眩晕，可与天麻、半夏、白术、蒺藜等相伍以息风痰、制眩晕；风痰留滞经络之中风半身不遂，可与半夏、白附子、天麻、全蝎等相伍以逐风痰、通经络。

息风止痉：本品可息风止痉。治疗癫痫属痰痫证，可与石菖蒲、矾郁金、僵蚕、全蝎等相伍豁痰止痉。

天南星常用剂量为 2 ～ 6g。本品生用有一定毒性，内服宜以生姜、白矾制过后用。

胆南星

【出处】《本草纲目》。

【品种】为制天南星细粉与牛、羊或猪胆汁拌制，或生天南星细粉与牛、羊或猪胆汁经发酵而制成的加工品。胆南星 Arisaema Cum Bile 产于全国大部分地区。

【应用心得】

胆南星味苦、微辛，性凉。归肝经、胆经、肺经。《本草汇言》谓其："（治）小儿惊风、惊痰，四肢搐搦；大人气虚内热，热郁生痰。"胆南星为天南星经胆汁制后而成，其性由温转凉，毒性亦大减。

清肺化痰：胆南星清肺热、逐风痰。与前胡、杏仁、浙贝母、瓜蒌皮、黛蛤散、竹沥等相伍，可治疗痰热阻肺之咳嗽；与炙麻黄、杏仁、紫菀、地龙、僵蚕、五味子等相伍，可治疗风痰阻肺之风咳；与炙麻黄、辛夷、苍耳子、鱼脑石、黄芩、鱼腥草等相伍，可治疗肺经风热之鼻鼽。

息风定惊：对于癫痫之痰痫证，可与矾郁金、浙贝母、远志、石菖蒲、地龙等相伍以豁痰定痫；对于风痫证，可与羚羊角、钩藤、全蝎、僵蚕、蜈蚣等相伍以息风定痫。对于肝风痰火之抽动障碍，可与栀子、菊花、钩藤、蝉蜕、夏枯草等相伍以清肝息风。

胆南星常用剂量为 2 ～ 6g。

白芥子

【出处】《新修本草》。

【品种】为十字花科植物白芥 *Sinapis alba* L. 的种子。白芥子 Semen Sinapis Albae 主产于山西、山东、安徽、新疆、四川、云南等地。

【应用心得】

白芥子味辛，性温。归肺经、胃经。《得配本草》谓其："通经络，散水饮，除痃癖，治喘嗽。"

化痰逐饮：白芥子能散肺寒、利气机、豁寒痰、逐水饮。如《韩氏医通》以白芥子与紫苏子、莱菔子配伍为三子养亲汤，是温肺化痰、降气消食的名方，儿科用于哮喘、肺炎喘嗽属于寒痰壅肺、气逆食滞证，咳喘哮鸣、痰多胸痞、食少难消、舌苔白腻、脉滑者。痰饮停积胸膈之悬饮，正气尚盛者，可以短期应用《三因方》控涎丹，取白芥子、甘遂、大戟同用，峻逐痰饮。本品又是冬病夏治三伏贴的主要成分，其局部刺激作用，通过经络循行内达脏腑，起到温肺散寒逐饮的功效，如《张氏医通》白芥子涂法，用白芥子、延胡索、甘遂、细辛共为细末，入麝香少许，杵匀，姜汁调涂肺俞、膏肓、百劳等穴，夏季三伏天贴敷，可用于哮喘、风咳、鼻鼽等疾病缓解期的治疗。

散结消肿：白芥子温通经络，疏散“皮里膜外之痰”，消肿散结止痛。如《外科全生集》阳和汤以白芥子与鹿角胶、肉桂、麻黄等同用，治疗痰湿流注所致的阴疽肿毒。

白芥子辛温力雄，耗气伤阴，肺虚久咳、阴虚火旺者禁服。消化道溃疡、出血症忌用。皮肤过敏或破溃者忌外用。用量不宜过大，否则可引起呕吐、泄泻。

白芥子常用剂量为 2 ～ 6g。

皂角刺

【出处】《图经本草》。

【品种】为豆科植物皂荚 *Gleditsia sinensis* Lam. 或山皂荚 *Gleditsia japonica* Miq. 的棘刺。皂角刺 Spina Gleditsiae 主产于河南洛阳、信阳、南阳，江苏泰兴、句容、溧阳，湖北恩施、宜昌，广西全县、龙胜、永福、凌乐。此外，安徽、四川、湖南、浙江、贵州、陕西、甘肃、河北、江西、山东、山西、辽宁等地亦产。

【应用心得】

皂角刺味辛，性温。归肝经、肺经、胃经。《本草纲目》谓其：“治痈肿。”

消肿透脓：皂角刺解毒消肿、消痈排脓。儿科多用于热毒结咽、化腐成脓之急乳蛾，常与金银花、连翘、白芷、桔梗、蒲公英、紫花地丁、败酱草、大黄等相伍以解毒排脓，此方在外科疮疡肿毒中也常用。对于慢乳蛾、腺样体肥大，也可与牡丹皮、僵蚕、虎杖、蒲公英、败酱草、薏苡仁、浙贝母、芦根等相伍解毒活血、化痰消肿。

治风杀虫：《医宗金鉴》追风散用本品同大黄、郁金、大风子油、朴硝配伍治疗麻风。苏颂方以米醋熬本品嫩刺作煎，外涂治疮癣。

皂角刺常用剂量为 3 ～ 10g。

桔　梗

【出处】《神农本草经》。

【品种】为桔梗科植物桔梗 *Platycodon grandiflorus*（Jacq.）A. DC. 的根。桔梗 Radix Platycodi 全国大部分地区均产。以东北、华北产量大，称“北桔梗”；华东产的质量较好，称“南桔梗”。

【应用心得】

桔梗味苦、辛，性平。归肺经、胃经。《本草汇言》谓其：“主利肺气，通咽喉，宽中理气，开郁行痰之要药也。”

宣肺祛痰：桔梗味辛载药上行，宣发肺气，祛痰止咳，无论风寒、风热所致咳嗽皆适合使用。对于风寒咳嗽，可与麻黄、紫苏叶、杏仁、白前等配伍，宣肺散寒止咳；对于风热咳嗽，可与桑叶、菊花、前胡、枇杷叶等配伍，宣肺清热止咳；对于痰多偏寒者，可与半夏、陈皮、茯苓、款冬花等配伍，温肺化痰；对于痰多偏热者，可与浙贝母、黛蛤散、瓜蒌皮、天竺黄等配伍，清肺化痰。

利咽排脓：桔梗可清肺利咽，《小儿药证直诀》用桔梗、甘草（2 ∶ 1）组合成甘桔汤，“治小儿肺热，手掐眉目鼻面”。现代常用于咽喉肿痛，与牛蒡子、板蓝根、桑白皮、地骨皮、薄荷、土牛膝、金银花、蒲公英等同用清热利咽；如属肺热阴虚，可加生地黄、麦冬、玄参、藏青果等相伍以养阴利咽；如伴有音哑、失声，可与蝉蜕、木蝴蝶、胖大海、罗汉果等相伍以利咽开声。若是肺热肉腐形成肺痈，可与鱼腥草、薏苡仁、浙贝母、黄芩、蒲公英、败酱草、桃仁、甘草等同用以清肺解毒消痈。

桔梗常用剂量为 2 ～ 6g。

旋覆花

【出处】《神农本草经》。

【品种】为菊科植物旋覆花 *Inula japonica* Thunb. 或欧亚旋覆花 *Inula britannica* L. 的花序。旋覆花 Flos Inulae Japonicae 全国大部分地区均产，主产于河南信阳、洛阳，江苏南通、启东，河北保定，浙江杭州、宁波。以河南产量最大，江苏、浙江品质最佳。欧亚旋覆花 Flos Inulae Britanicae 产地同旋覆花。

【应用心得】

旋覆花味苦、辛、咸，微温。归肺经、胃经、大肠经。《药性切用》谓："下气定喘，软坚化痰，为疏理风气水湿专药。"

消痰平喘：旋覆花可消痰下气、止咳平喘。对于哮喘风寒束肺证，如痰多、咳甚、胸闷、哮鸣，可与炙麻黄、杏仁、白前、射干、款冬花、紫菀、紫苏子、莱菔子等相伍以温肺化痰、止咳平喘。若是肺热咳喘，痰黄稠黏，可与桑白皮、杏仁、前胡、海浮石、胆南星、广地龙、黄芩、虎杖等相伍以清肺化痰、止咳平喘。

降气止呕：诸花皆升，旋覆花独降，本品可降胃气以止呕逆、噫气。对于中气虚弱、痰浊内生、胃失和降之呕吐、噫气，可与代赭石、党参、半夏、陈皮、茯苓、刀豆等相伍以益气和胃、降气止呕。

旋覆花常用剂量为 2 ～ 6g。为防止花毛刺激咽喉，煎煮时应用纱布包煎。

白 前

【出处】《名医别录》。

【品种】为萝藦科植物柳叶白前 *Cynanchum stauntonii*（Decne.）Schltr. ex Lévl. 或芫花叶白前 *Cynanchum glaucescens*（Decne.）Hand.-Mazz. 的茎及根。柳叶白前 Rhizoma et Radix Cynanchi Stauntonii 产于浙江、安徽、福建、江西、湖北、湖南、广西等地。芫花叶白前 Rhizoma et Radix Cynanchi Glaucescentis 产于浙江、安徽、福建、江西、湖北、湖南、广西等地。

【应用心得】

白前味辛、甘，性微温。归肺经。《本草纲目》谓其："降气下痰。"

下痰止咳：白前泻肺降气，下痰止咳，性温而不燥，为肺家咳嗽要药。对于偏寒之咳嗽，可与炙麻黄、杏仁、紫菀、款冬花、荆芥、陈皮等相伍，宣肺散寒止咳。对于偏热之咳嗽，可与桔梗、前胡、桑叶、菊花、浙贝母、枇杷叶等相伍，宣肺清热止咳。

白前对于虚证久咳、咳喘痰鸣，以及胃脘疼痛、疳积等病，也可以配合相关药物应用。

白前常用剂量为 3 ～ 10g。

前　胡

【出处】《雷公炮炙论》。

【品种】为伞形科植物白花前胡 *Peucedanum praeruptorum* Dunn 或紫花前胡 *Angelica decursiva*（Miq.）Franch. et Sav. 的根。白花前胡 Radix Peucedani Praeruptori 主产于浙江、湖南、四川；广西、安徽、江苏、湖北、江西、福建亦产。紫花前胡 Radix Angelicae Decursivae 产于江西、安徽、湖南、浙江等地。

【应用心得】

前胡味苦、辛，性微寒。归肺经、脾经、肝经。《本草纲目》谓其："清肺热，化痰热，散风邪。"

降气化痰：前胡宣肺清热，止咳化痰。对于外感风热咳嗽，可与桑叶、杏仁、桔梗、薄荷、大青叶等药相伍，疏风清热、宣肺止咳；对于痰热咳嗽，可与桑白皮、桔梗、款冬花、黄芩、瓜蒌皮等药相伍，以清化痰热、肃肺止咳。

疏散风热：前胡用于风热感冒，可与菊花、薄荷、牛蒡子、桔梗、连翘等药相伍，疏散风热、宣发肺气；用于风寒感冒，可与紫苏叶、荆芥、防风、法半夏、陈皮等药相伍，疏风散寒、宣肺化痰。

前胡常用剂量为 3 ～ 10g。

瓜蒌皮

【出处】《雷公炮炙论》。

【品种】为葫芦科植物栝楼 *Trichosanthes kirilowii* Maxim. 或中华栝楼 *T. rosthornii* Harms 的果皮。栝楼果皮 Pericarpium Trichosanthis Kirilowii 主产于山东、安徽、河南、浙江等地。中华栝楼果皮 Pericarpium Trichosanthis Rosthornii 主产于四川。

【应用心得】

瓜蒌皮味甘、微苦，性寒。归肺经、胃经。《药性切用》谓其："主宽胸除热。"

清肺化痰：瓜蒌皮清肺化痰散结。对于热毒结咽之急乳蛾，可与金银花、牛蒡子、败酱草、浙贝母、皂角刺、薄荷等相伍，清肺利咽、解毒消肿；对于痰热阻肺之咳嗽，可与桑白皮、杏仁、前胡、黛蛤散、浙贝母、胆南星等相伍，清肺化痰、肃肺止咳；对于痰瘀互结之臀核肿痛，可与玄参、浙贝母、牡蛎、牡丹皮、蒲公英、夏枯草等相伍，化痰散结、化瘀消肿。

利气宽胸：瓜蒌皮可宽胸利气。对于胸痹痰浊较甚者，可与半夏、枳实、薤白、厚朴、郁金等相伍，祛痰宽胸；对于肝郁不舒之胸闷、叹气，可与柴胡、郁金、枳壳、紫苏叶、玫瑰花等相伍，疏肝解郁。本品兼可化痰散结，对于肝郁痰结之乳房早发育，可与柴胡、郁金、夏枯草、牡丹皮、浙贝母等相伍，疏肝散结。

瓜蒌皮不宜与川乌、草乌、附子同用。

瓜蒌皮常用剂量为 3 ～ 10g。

浙贝母

【出处】《轩岐救正论》。

【品种】为百合科植物浙贝母 *Fritillaria thunbergii* Miq. 的鳞茎。浙贝母 Bulbus Fritillariae Thunbergii 主产于浙江；江苏等地亦产。

【应用心得】

浙贝母味苦，性寒。归肺经、心经。《本草纲目拾遗》谓其："解毒利痰，开宣肺气，凡肺家夹风火有痰者宜此。"

清热化痰：浙贝母清肺化痰止咳。对于风热咳嗽，可与桑叶、菊花、桔梗、杏仁、前胡、连翘等相伍，疏风清热、宣肺止咳；对于痰热咳嗽，可与桑白皮、前胡、款冬花、胆南星、黄芩、金荞麦等相伍，清金化痰、肃肺止咳；对于痰热结咽之咽痒、清嗓、喉间有痰，可与桑白皮、木蝴蝶、蝉蜕、桔梗、胖大海、土牛膝等相伍，清肺祛风、化痰利咽。

散结消肿：浙贝母清热化痰、散结消肿，治疗痰热互结、流注经络之颈部臀核肿痛，可与牡蛎、玄参、夏枯草、牡丹皮、蒲公英、紫花地丁等同用。本品还可清肺化痰、散结消痈，治疗肺热毒瘀、腐化成痈之肺痈，可与鱼腥草、金荞麦、薏苡仁、桃仁、败酱草、芦根等同用。

浙贝母常用剂量为 3 ～ 8g。

川贝母

【出处】《神农本草经》。

【品种】为百合科植物暗紫贝母 *Fritillaria unibracteata* Hsiao et K. C. Hsia、卷叶贝母 *Fritillaria cirrhosa* D. Don、梭砂贝母 *Fritillaria delavayi* Franch.、甘肃贝母 *Fritillaria przewalskii* Maxim. ex Batal.、康定贝母 *Fritillaria cirrhosa* D. Don var. *ecirrhosa* Franch. 等的鳞茎。暗紫贝母 Bulbus Fritillariae Unibracteatae 主产于四川阿坝藏族自治州，本品为商品川贝母的主要来源。卷叶贝母 Bulbus Fritillariae Cirrhosae 主产于西藏、四川、云南。梭砂贝母 Bulbus Fritillariae Delavayi 主产于青海玉树、四川甘孜等地。甘肃贝母 Bulbus Fritillariae Przewalskii 主产于甘肃、青海和四川西部。康定贝母 Bulbus Fritillariae Ecirrhosae 主产于四川康定。

【应用心得】

川贝母味甘、苦，性微寒。归肺经、心经。《日华子本草》谓其："消痰，润心肺。"

润肺止咳：川贝母味甘质润，可润燥清肺止咳。对于咳嗽时间较长，属阴虚燥热者尤为合适，可与南沙参、天冬、麦冬、百部、百合、生地黄等相伍，养阴润肺、化痰止咳。

化痰散结：川贝母化痰散结、消痈排脓。对于热结肺脏、腐化成脓之肺痈，可与鱼腥草、桃仁、薏苡仁、蒲公英、冬瓜子、芦根等相伍，清肺解毒、消痈排脓。对于痰瘀互结、流注经络之颈部臀核肿痛，可与牡蛎、玄参、瓜蒌皮、夏枯草、牡丹皮、郁金等相伍，化痰散结、活血消肿。

川贝母常用剂量为 2 ～ 5g。

竹　茹

【出处】《本草经集注》。

【品种】为禾本科植物淡竹 *Phyllostachys nigra*（Lodd. ex Lindl.）Munro rar. henoniscmitf. Stapfet Rendle、青竿竹 *Bambusa tuldoides* Munro、大头典竹 *Sinocalamus beecheyanus*（Munro）McClure var. *pubescens* P. F. Li 等的茎秆去外皮刮出的中间层。竹

茹 Caulis Bambusae in Taeniam 产于山东、江苏、安徽、浙江、江西、河南、湖南、湖北、四川、陕西等地。

【应用心得】

竹茹味甘，性微寒。归脾经、胃经、胆经。《本草汇言》谓其："清热化痰，下气止呃。"

清热化痰：竹茹清肺化痰，治疗小儿咳喘属痰热壅肺证。用于咳嗽痰热壅肺证，可与桑白皮、前胡、黄芩、浙贝母、全瓜蒌、鱼腥草等相伍，清金化痰、肃肺止咳；用于风咳风痰肺热证，可与炙麻黄、杏仁、款冬花、胆南星、地龙、黄芩等相伍，消风化痰、清肺止咳。治疗不寐、儿童焦虑症等病属痰火内扰，心烦意乱、不寐噩梦、惊恐不宁者，可与枳实、半夏、茯苓、陈皮、黄连、栀子等相伍，清热涤痰、和中安神。对于癫痫属痰痫证，可与半夏、茯苓、枳实、僵蚕等相伍化痰定痫。

清热止呕：本品可清胃热、止呕逆，用于胃热呕吐，可与黄连、黄芩、生姜、枇杷叶等相伍治疗。若是胃虚有热、气逆不降之呕吐，可与党参、陈皮、半夏、生姜等相伍，益气清热止呕。

竹茹常用剂量为 2 ～ 6g。

海蛤壳

【出处】《神农本草经》。

【品种】为帘蛤科动物文蛤 *Meretrix meretrix* Linnaeus 或青蛤 *Cyclina sinensis*（Gmelin）等的贝壳。蛤壳 Concha Meretricis seu Cyclinae 沿海各地均产。

【应用心得】

海蛤壳味咸，性微寒。归肺经、胃经、肾经。《长沙药解》谓（文蛤）："清金利水，解渴除烦，化痰止嗽，软坚消痞。"

清肺化痰：海蛤壳清肺化痰，《医说》以之与青黛配伍，蛤粉炒令通红 300g、青黛 30g，名黛蛤散，具有清肝泻肺、化痰止咳之功效，用于肝火犯肺之咳嗽，咳痰带血、心烦易怒、眩晕耳鸣、舌红苔黄、脉数者。治疗小儿痰热咳嗽、顿咳，常用黛蛤散与桑白皮、浙贝母、黄芩、胆南星、金荞麦、栀子等相伍清热化痰、清肝宁肺。治疗小儿鼻鼽肺经伏热证，可与黄芩、菊花、辛夷、苍耳子、胆南星、徐长卿等相伍，清肺消风宣窍；治疗小儿鼻渊胆经郁热证，可与龙胆、黄芩、白芷、辛夷、苍耳子、鱼腥草等相伍，清胆泄热利窍。

软坚散结：本品味咸，可软坚散结，对于热毒结咽、痰瘀互结之慢乳蛾、腺样体肥大，可与桑白皮、虎杖、蒲公英、山豆根、玄参、芦根等相伍，解毒散瘀消肿。

制酸止痛：海蛤壳尚可制酸止痛，对于肝胃郁热之胃脘痛吞酸者，可与黄连、吴茱萸、海螵蛸、瓦楞子、延胡索等相伍，清肝泻火、制酸止痛。

敛疮收湿：海蛤壳研末外用，可收湿敛疮，用于治疗湿疹。

海蛤壳常用剂量为 5 ～ 10g。

礞　石

【出处】《嘉祐本草》。

【品种】为变质岩类黑云母片岩 Biotite Schist、绿泥石化云母碳酸盐片岩 Mica Carbonate Schist by Chloritization。青礞石 Lapis Chloriti 黑云母片岩主产河南省新乡地区，绿泥石化云母碳酸盐片岩主产浙江省淳安地区。

【应用心得】

礞石味甘、咸，性平。归肺经、心经、肝经、胃经。《本草从新》谓其："能平肝下气，为治顽痰癖结之神药。"

坠痰下气：礞石质重性坠，味咸软坚，长于下气坠痰，且能平肝定惊。适用于癫痫风痰内蕴证，可与石菖蒲、矾郁金、半夏、胆南星、僵蚕、地龙等相伍以豁痰息风定痫。对于小儿癫狂症痰火扰神之狂证，可与生铁落、黄芩、大黄、沉香、胆南星、远志等相伍以清心涤痰醒神。对于哮喘肺热痰壅便秘之证，可与炙麻黄、杏仁、葶苈子、莱菔子、黄芩、大黄等相伍以降气涤痰平喘。

消食攻积：礞石消食攻积导滞。对于小儿食积停滞、胃实眩晕者，可与枳实、木香、白术、莱菔子、六神曲、天麻等相伍以消食下积平肝。

礞石常用剂量为 5 ～ 12g。

胖大海

【出处】《本草纲目拾遗》。

【品种】为梧桐科植物胖大海 *Sterculia lychnophora Hance* 的种子。胖大海 Semen Sterculiae Lychnophorae 原为进口商品，产于越南、泰国、印度尼西亚等国；现我国广东、海南、云南等省已有引种。

【应用心得】

胖大海味甘、淡，性凉。归肺经、大肠经。《本草正义》谓其："开音治喑，爽嗽豁痰。"

清热利咽：胖大海清宣肺气，润肺化痰，利咽开音。对于外感风热、肺热郁闭所致咽干、咽痒、声嘶、清嗓，可与蝉蜕、薄荷、麦冬、桔梗、藏青果、土牛膝等相伍，疏风清热利咽；对于热毒结咽、痰瘀互结之慢乳蛾、腺样体肥大，与玄参、浙贝母、丹参、虎杖、蒲公英、紫花地丁等相伍，化痰消瘀散结。

清肠通便：胖大海润肠通便，清泄火热。对于肺热肠燥便秘，可用单味泡服，或者与虎杖、瓜蒌子、火麻仁、罗汉果等相伍清热润肠通便。

胖大海常用剂量为 3 ～ 10g。

天竺黄

【出处】《蜀本草》。

【品种】为禾本科植物青皮竹 *Bambusa textilis* McClure、薄竹 *Leptocanna chinensis* (Rendle) Chia et H. L. Fung 等竹节间贮积的伤流液，经干涸凝结而成的块状物质。天竺黄 Concretio Silicea Bambusae 主产于云南、广东、广西等地。

【应用心得】

天竺黄味甘，性寒。归心经、肝经、胆经。《本草汇言》谓其："豁痰利窍，镇惊安神。"

清热化痰，镇惊安神：本品性寒，既可清心、肝之热，又能豁痰镇惊息风。对于急惊风痰热动风证，可与羚羊角、钩藤、胆南星、浙贝母、僵蚕、蝉蜕等相伍，清化痰热、息风定惊。对于抽动障碍肝风痰火证，可与栀子、牡丹皮、菊花、钩藤、胆南星、蒺藜等相伍，清肝泻火、平肝息风。对于癫痫痰火内蕴证，可与胆南星、浙贝母、瓜蒌皮、钩藤、礞石、地龙等相伍，豁痰清热、息风定痫。对于痰热内蕴之咳嗽，还可与桑白皮、黛蛤散、浙贝母、前胡、黄芩、金荞麦等相伍，清热化痰、肃肺止咳。

天竺黄常用剂量为 3 ～ 10g。

佛耳草

【出处】《本草拾遗》。

【品种】为菊科植物鼠曲草 *Gnaphalium affine* D. Don 的全草。鼠曲草 Herba Gnaphalii Affinis 主产于江苏、浙江。

【应用心得】

佛耳草味甘、微酸，性平。归肺经。《品汇精要》谓其："治形寒饮冷，痰嗽，经年久不瘥者。"

化痰止咳：佛耳草化痰止咳平喘，无论寒咳热咳及新久咳喘均可应用。对于痰热咳嗽，可与桑白皮、前胡、桔梗、浙贝母、黄芩、鱼腥草等相伍，清肺解热、化痰止咳；对于痰湿咳嗽，可与白前、远志、半夏、陈皮、紫菀、款冬花等相伍温化痰湿。

除湿解毒：佛耳草祛风除湿，治疗风湿痹痛，筋骨疼痛，脚膝肿痛，跌打损伤，可单用本品 10 ～ 15g，水煎服。本品又可以解毒，治疗聤耳，用鲜品取汁，直接滴入患儿的耳朵中，每日滴 3 次，每次 2 ～ 3 滴，连用 3 ～ 5 天，也可以配入复方中内服使用。

佛耳草常用剂量为 5 ～ 15g。

第九章 平肝药

羚羊角

【出处】《神农本草经》。

【品种】为牛科动物赛加羚羊 *Saiga tatarica* Linnaeus 的角。羚羊角 Cornu Saigae Tataricae 大部分从俄罗斯等国进口；我国新疆产少量。

【应用心得】

羚羊角味咸，性寒。归肝经、心经。《药性切用》谓其："清肝泄热，去翳，舒筋，为惊狂抽搐专药。"

平肝息风：羚羊角清肝定惊，息风止痉，对于小儿惊风抽搐的多种病症皆可以应用。感冒风热夹惊证，常以银翘散为主方解表清热，配用羚珠散或羚羊角粉清热息风，如在有热性惊厥史的患儿于发热初起时即用则有解热镇惊的预防作用。多种外感热病如流行性乙型脑炎、流行性脑脊髓膜炎等出现邪陷心肝抽搐昏迷的证候，则可在清气凉营的基础上同时使用羚角钩藤汤，并可同服紫雪以清热解毒、息风开窍。癫痫风痫证，可与天麻、钩藤、全蝎、蜈蚣、地龙、僵蚕等相伍，息风止痉定痫。抽动障碍气郁化火证，可与栀子、菊花、夏枯草、牡丹皮、钩藤、蝉蜕等相伍，清肝泻火息风。

清肝明目：羚羊角清肝火、平肝阳。对于头痛、眩晕、不寐等病属肝阳上亢证者，可与石决明、蒺藜、钩藤、生地黄、白芍、龟甲等相伍，平抑肝阳。目赤肿痛、羞明流泪、目生翳障等肝火上炎证候，可与决明子、黄芩、野菊花、龙胆、栀子、蔓荆子等相伍，清肝明目。

羚羊角多以散剂或入中成药中应用，据小儿年龄大小和病情轻重，每用 0.1 ～ 0.6g，1 日 2 ～ 3 次，蜂蜜或水调服。

石决明

【出处】《名医别录》。

【品种】为鲍科动物杂色鲍 *Haliotis diversicolor* Reeve、皱纹盘鲍 *Haliotis discus hannai* Ino、耳鲍 *Haliotis asinina* Linnaeus、羊鲍 *Haliotis ovina* Gmelin 等的贝壳。石决明 Concha Haliotidis ①杂色鲍：主产广东、福建等地。②皱纹盘鲍：主产辽宁、山东等地。③耳鲍：主产海南、西沙群岛、台湾等地。④羊鲍：主产海南、西沙群岛、南沙群岛等地。

【应用心得】

石决明味咸，性寒。归肝经。《药性切用》谓其："平肝清热，明目去翳。"

平肝潜阳：石决明质重沉降，擅清热平肝潜阳。对于肝亢风动之抽动障碍，可与天麻、钩藤、夏枯草、栀子、菊花、地龙等相伍，平肝息风。对于肝亢风动之癫痫，可与羚羊角、天麻、钩藤、全蝎、蜈蚣、蒺藜等相伍，息风定痫。若是邪热久羁，阴血不足，虚风内动证，见筋脉拘急、手足瘛疭、心烦不寐或头目眩晕，舌绛少苔，脉细数者，可与阿胶、白芍、钩藤、生地黄、炙甘草、鸡子黄等相伍，滋阴养血、柔肝息风。

清肝明目：治疗目赤肿痛、翳膜遮睛等症，可与菊花、黄连、龙胆、决明子、青葙子、夜明砂等相伍，清肝明目。若是肝虚血少、目涩昏暗、雀盲眼花者，可与熟地黄、枸杞子、菟丝子、苍术、青葙子、羊肝等相伍，养肝明目。

石决明常用剂量为 5 ～ 20g，需先煎。

牡 蛎

【出处】《神农本草经》。

【品种】为牡蛎科动物近江牡蛎 *Ostrea rivularis* Gould、长牡蛎 *Ostrea gigas* Thunberg 或大连湾牡蛎 *Ostrea talienwhanensis* Crosse、密鳞牡蛎 *Ostrea denselamellosa* Lischke 等的贝壳。牡蛎 Concha Ostreae ①近江牡蛎：产区较广，北起东北，南至海南岛沿海。②长牡蛎：主产山东以北至东北沿海。③大连湾牡蛎：主产辽宁、山东、河北等地沿海。④密鳞牡蛎：主产辽宁、山东等地沿海。

【应用心得】

牡蛎味咸，性微寒。归肝经、肾经。《药性切用》谓其："涩精敛汗，潜热益阴，为虚热上浮专药。又能软坚消瘿。潜热生研，涩脱火煅。"

平肝潜阳：牡蛎质重，可平肝潜阳。对于温病后期阴虚风动之证，可与龙骨、鳖甲、龟甲、白芍、天冬、牛膝等相伍，滋阴息风。对于癫痫肝亢风动证，可与羚羊角、天麻、钩藤、全蝎、蜈蚣、石决明等相伍，息风定痫。对于抽动障碍肝亢风动证，可与夏枯草、栀子、决明子、天麻、钩藤、菊花等相伍，平肝息风。

重镇安神：牡蛎重镇安神，可与龙骨、郁金、黄芩、酸枣仁、白芍、连翘等相伍，治疗不寐肝郁化火证。如属不寐阴虚火旺证，可与麦冬、生地黄、合欢皮、首乌藤、牡丹皮、山茱萸等相伍，养阴宁心安神。

软坚散结：牡蛎味咸可软坚散结。对于臖核肿大属痰火郁结者，与浙贝母、玄参、夏枯草、黄芩、蒲公英、牡丹皮等相伍，散结消肿；对于传染性单核细胞增多症属热毒内结、气血瘀滞，发为腹中癥瘕积块（肝脾肿大）者，可与鳖甲、丹参、莪术、郁金、穿山甲等相伍以活血消癥。

收敛固涩：本品煅用可收敛止汗，常与龙骨相须而用，无论自汗、盗汗均可使用。如为卫表不固，可与黄芪、白术、麻黄根、浮小麦等相伍益气固表；如为营卫不和，可与黄芪、桂枝、白芍、煅龙骨等相伍调和营卫；如为气阴两虚，可与黄芪、党参、麦冬、五味子等相伍益气养阴。

牡蛎常用剂量为 5 ～ 20g，先煎。

珍珠母

【出处】《饮片新参》。

【品种】为蚌科动物褶纹冠蚌 *Cristaria plicata*（Leach）、三角帆蚌 *Hyriopsis cumingii*（Lea）或珍珠贝科动物合浦珠母贝 *Pinctada martensii*（Dunker）的贝壳。珍珠母 Concha Margaritifera Usta 三角帆蚌珍珠母主产于河北、安徽、江苏、浙江等地；褶纹冠蚌珍珠母全国大部分地区有产；合浦珠母贝珍珠母主产于广西合浦。

【应用心得】

珍珠母味甘、咸，性寒。归肝经、心经。《饮片新参》谓其：“平肝潜阳，安神魄，定惊痫，消热痞、眼翳。”

平肝潜阳：珍珠母治疗头痛眩晕属于肝阳上亢者，与石决明、牡蛎、夏枯草、钩藤、天麻等同用，平肝潜阳息风；属于肝火上炎者，与龙胆、栀子、黄芩、生地黄、决明子等同用，清肝泻火息风。

安神定惊：珍珠母质重沉降，可清心定惊，对于心火亢盛之烦躁失眠或抽动障碍伴注意缺陷，可与淡竹叶、远志、酸枣仁、柏子仁、灯心草等相伍，安神定志。对于癫痫属惊痫证，可与石决明、磁石、远志、郁金、茯神等相伍，镇惊安神。

清肝明目：治疗肝火上炎之目赤肿痛，可与菊花、决明子、青葙子、车前子、黄芩等相伍，清肝泻火。

珍珠母常用剂量为5～20g，先煎。

代赭石

【出处】《神农本草经》。

【品种】为氧化物类刚玉族矿物赤铁矿Haematite矿石。代赭石Haematitum主产于山西、河北、河南；山东、湖南、四川、广东亦产。

【应用心得】

代赭石味苦、甘，性微寒。归肝经、心经、肺经、胃经。《长沙药解》谓其："驱浊下冲，降摄肺胃之逆气，除哕噫而泄郁烦，止反胃呕吐，疗惊悸、哮喘。"

平肝潜阳：代赭石可清心肝之火、潜上亢之阳。对于癫痫，无论惊痫、痰痫、风痫，凡有心肝火旺证候者均可应用。对于抽动障碍属肝亢风动证，可与天麻、钩藤、栀子、菊花、夏枯草、蒺藜等相伍，平肝息风；对于注意缺陷多动障碍属痰火内扰证，可与黄连、法半夏、陈皮、竹茹、胆南星、龙胆等相伍，豁痰清心。对于儿童高血压属阴虚阳亢证，可与天麻、钩藤、菊花、枸杞子、石决明、决明子、牛膝、龟甲、夏枯草等相伍，养阴平肝。

重镇降逆：代赭石能重坠降逆、涤痰平喘。用于治疗胃气上逆之呕吐、嗳气、呃逆，如属胃热亢盛，可与黄连、黄芩、竹茹、半夏、麦冬、柿蒂等相伍，清胃降逆；如属中焦虚寒，可与干姜、丁香、陈皮、炒白术、刀豆、砂仁等相伍，温胃降逆；如属痰浊中阻，可与旋覆花、半夏、党参、生姜、陈皮、茯苓等相伍，降逆化痰。治疗哮喘痰壅气逆哮鸣，可与炙麻黄、杏仁、桑白皮、地龙、葶苈子、紫苏子等相伍，宣肃肺气、涤痰平喘。

凉血止血：代赭石用于气火上逆、血热妄行之吐血、咳血、鼻衄等病证，可与石膏、知母、栀子、黄芩、生地黄、仙鹤草、侧柏叶、白茅根等相伍，清火降气、凉血止血。

代赭石常用剂量为 10 ～ 20g，先煎。

钩　藤

【出处】《名医别录》。

【品种】为茜草科植物钩藤 *Uncaria rhynchophylla*（Miq.）Miq. ex Havil.、华钩藤 *Uncaria sinensis*（Oliv.）Havil.、大叶钩藤 *Uncaria macrophylla* Wall. 的带钩茎枝。钩藤 Ramulus Uncariae Rhynchophyllae Cum Uncis 主产于广西桂林、苍梧，江西武宁、吉水，湖南湘潭、黔阳，浙江永嘉、兰溪，福建宁化、福安，以及安徽、广东等地。华钩藤 Ramulus Uncariae Sinensis Cum Uncis 主产于四川昭化、宜宾；贵州、云南、湖北等地亦产。大叶钩藤 Ramulus Uncariae Macrophyllae Cum Uncis 主产于云南、广西、海南等地。

【应用心得】

钩藤味甘、微苦，性微寒。归肝经、心包经。《药性论》谓其："主小儿惊啼，瘈疭热壅。"

息风止痉：钩藤为儿科息风止痉要药。对于急惊风肝经淫热生风，常与羚羊角、菊花、生地黄、白芍、胆南星、蝉蜕、龙胆、黄芩等相伍清热凉肝息风；对于小儿有热性惊厥病史，如出现高热且有抽搐倾向者，可在清热方中加用本品预防惊厥发作。对于慢惊风脾虚肝旺证，可与人参、白术、茯苓、天麻、白芍等相伍，扶土抑木、柔肝止痉；对于注意缺陷多动障碍肝肾阴虚证，可与生地黄、山茱萸、枸杞子、牡丹皮、菊花、龙齿等相伍，滋阴平肝；对于癫痫、抽动障碍属肝风内动证者，可与天麻、石决明、蒺藜、菊花、蜈蚣、全蝎等相伍，平肝息风。

清心平肝：钩藤清肝热、心包经热，对于热病邪陷心肝，常与羚羊角、生地黄、郁金、浙贝母、僵蚕、石菖蒲、贯众、栀子等相伍，清心凉肝、息风开窍。对于夜啼心肝积热证，可与蝉蜕、淡竹叶、灯心草、麦冬、生地黄、栀子等相伍，清心定惊安神；对于龂齿心肝积热证，可与珍珠母、龙齿、连翘、黄连、玄参、灯心草等相伍以清心凉肝泄热。

钩藤常用剂量为 3 ～ 10g，煎煮需后下。

天 麻

【出处】《神农本草经》。

【品种】为兰科植物天麻 *Gastrodia elata* Bl. 的块茎。天麻 Rhizoma Gastrodiae 主产于贵州、陕西、四川、云南、湖北等地；东北、华北等地亦产。以贵州产质量较好。

【应用心得】

天麻味甘、辛，性平。归肝经。《本草汇言》谓其："主头风，头痛，头晕虚旋，癫痫强痉，四肢挛急，语言不顺，一切中风，风痰等证。"

息风止痉：天麻被誉为"定风神药"，常用于儿科各类热极生风、肝风内动诸症。对于风热感冒夹惊，可在银翘散解表清热基础上加用天麻、钩藤、蝉蜕等以清热平肝息风。对于急惊风气营两燔证，可与石膏、知母、黄连、栀子、羚羊角、钩藤等同用，清气凉营息风。《小儿药证直诀》钩藤饮子以钩藤、蝉蜕、防风、人参、麻黄、僵蚕、天麻、蝎尾、甘草、川芎、麝香同用，"治吐利脾胃虚风，慢惊。"对于癫痫、抽动障碍属于肝风内动证者，可与钩藤、菊花、胆南星、蒺藜、蜈蚣、僵蚕等同用，平肝息风。

平肝潜阳：本品为治疗眩晕、头痛之要药，对于肝阳偏亢、肝风上扰者，可与石决明、牛膝、钩藤、夏枯草、杜仲、蒺藜等相伍，潜阳息风；对于风痰上扰、清阳失主者，可与半夏、白术、茯苓、橘红、决明子、甘草等相伍，化痰息风。

祛风通络：天麻祛外风、内风，通利经络，用于小儿中风，手足不遂、肢体麻木，可与杜仲、牛膝、羌活、当归、豨莶草、地龙等相伍，祛风通络。

天麻常用剂量为 3 ～ 10g。

决明子

【出处】《神农本草经》。

【品种】为豆科植物决明 *Cassia obtusifolia* L. 或小决明 *Cassia tora* L. 的成熟种子。决明 Semen Cassiae Obtusifoliae 主产于江苏、安徽、四川等地。小决明 Semen Cassiae Torae 主产广西、云南等地，野生或半野生。

【应用心得】

决明子味苦、甘、咸，性微寒。归肝经、肾经、大肠经。《本草汇言》谓其：“祛风散热，清肝明目之药也。”

清肝明目：决明子清肝明目，为眼病常用药物。对于目赤肿痛，如属风热上壅，可与白菊花、青葙子、桑叶、谷精草、密蒙花等相伍，疏风清热；如属肝火上扰，可与夏枯草、黄芩、栀子、野菊花、木贼等相伍，清肝泻火。本品兼可益肾阴，对于肝肾阴虚之视力下降，可与石斛、熟地黄、枸杞子、女贞子、沙苑子等相伍，益肾明目。

平肝息风：决明子清肝平肝、潜阳息风。对于抽动障碍以眨眼为主要表现者，可与菊花、蒺藜、钩藤、白芍、谷精草等相伍，清肝息风；对于癫痫之风痫证，可与天麻、钩藤、蜈蚣、全蝎、羚羊角等相伍，息风止痉；对于头晕、眩晕之肝阳上亢证，可与天麻、钩藤、石决明、夏枯草、菊花等相伍，平肝潜阳；对于不寐之肝郁化火证，可与柴胡、黄芩、栀子、郁金、合欢皮等相伍，清肝宁神。

润肠通便：决明子质润，用于内热肠燥津枯之便秘，可与瓜蒌子、桑椹、火麻仁、郁李仁、虎杖等相伍，润肠清热通便。

现代临床及实验研究观察，本品还有降血脂、降血压作用，可与相关药物配伍辨证应用。

决明子常用剂量为 5 ～ 10g。

第十章 安神药

磁　石

【出处】《神农本草经》。

【品种】为氧化物类尖晶石族矿物磁铁矿 Magnetite。磁石 Magnetitum 主产江苏南京，辽宁鞍山、辽阳、本溪，广东阳春、新丰、佛冈、和平，安徽铜陵；山东、河北亦产。

【应用心得】

磁石味咸，性平。归肾经、肝经、心经。《本草从新》谓其："治恐怯怔忡……明目，重镇阳气。"

安神镇惊：磁石质重，性主沉降，可安神镇惊。对于癫痫之惊痫证，可与茯神、酸枣仁、远志、珍珠母、朱砂等同用，镇惊安神止痫。对于儿童癫狂病之狂病火盛伤阴证，可与黄连、黄芩、生地黄、白芍、酸枣仁等同用，滋阴降火安神。对于心悸频发性室性期前收缩属心脾气虚、心神失养者，可与生晒参、茯苓、当归、丹参、石菖蒲、远志等同用，补益心脾、宁心通络。

平肝潜阳：磁石质重，可平肝潜阳。对于癫痫、抽动障碍属肝风内动证，可与天麻、钩藤、蒺藜、蜈蚣、全蝎等同用，平肝息风定痫；对于注意缺陷多动障碍阴虚阳亢证，可与决明子、龟甲、枸杞子、生地黄、钩藤等同用，滋阴平肝潜阳。

聪耳明目：本品能补益肾阴，聪耳明目。对于耳鸣耳聋属肾阴亏虚证，可与熟地黄、枸杞子、山茱萸、五味子、石菖蒲等同用，滋阴益肾聪耳。对于眼目昏花肝肾不足证，可与枸杞子、菊花、熟地黄、决明子、沙苑子等同用，滋阴益肾明目。

纳气平喘：对于哮喘肾虚摄纳无权之虚喘，可与熟地黄、五味子、胡桃肉、紫河车、蛤蚧等同用，补肾纳气平喘。

磁石常用剂量为 5 ～ 20g，入汤剂应先煎。

龙　骨

【出处】《神农本草经》。

【品种】为古代哺乳动物象类、犀类、三趾马、牛类、鹿类等的骨骼化石。龙骨 Os Draconis 主产于河南、河北、山西、陕西、内蒙古；湖北、四川、甘肃亦产。

【应用心得】

龙骨味涩、甘，性平。归心经、肝经、肾经、大肠经。《本草纲目》谓其："益肾镇惊，止阴疟，收湿气脱肛，生肌敛疮。"

镇心安神：龙骨质重能镇，可镇心安神。对于不寐心火炽盛证，可与淡竹叶、生地黄、灯心草、麦冬、连翘等同用，清心安神；对于心脾两虚证，可与党参、茯神、当归、酸枣仁、柏子仁等同用，养心安神。

平肝潜阳：龙骨可平肝潜阳，又能补益肾阴。对于抽动障碍阴虚风动证，可与龟甲、鳖甲、生地黄、白芍、麦冬等同用，滋阴潜阳、柔肝息风。

固涩收敛：龙骨味涩，可收敛固涩，常煅用并与牡蛎相须为用治疗各种汗证，如卫表不固证，可与黄芪、白术、防风等相伍益气固表；如营卫不和证，可与桂枝、白芍、甘草等相伍调和营卫；如气阴两虚证，可与党参、麦冬、五味子等相伍益气养阴。治疗尿频脾肾气虚证，可与益智仁、山药、白术、乌药、桑螵蛸等同用，温补脾肾、升提固摄。治疗湿疮流水，溃久不敛，可用龙骨与枯矾等份，共研细末，掺敷患处。

龙骨常用剂量为 10 ～ 20g。入汤剂需先煎，外用适量。

琥珀

【出处】《名医别录》。

【品种】为古代松科松属植物的树脂，埋藏地下经年久转化而成的化石样物质。琥珀 Succinum 主产于云南腾冲，河南南阳、西峡，广西平南、费县，辽宁抚顺。

【应用心得】

琥珀味甘，性平。归心经、肝经、膀胱经。《名医别录》谓其："主安五脏，定魂魄，杀精魅邪鬼，消瘀血，通五淋。"

镇惊安神：琥珀质重能镇，安神镇惊。对于癫痫惊痫证，可与石菖蒲、磁石、茯神、酸枣仁、远志、珍珠母等同用，镇惊安神定痫；瘀血痫证，可与桃仁、红花、川芎、赤芍、丹参、三七等同用，化瘀通窍治痫。若是心悸、不寐属血不养心证，可与当归、川芎、生地黄、麦冬、酸枣仁、柏子仁等同用，养血宁心安神。

散瘀止血：琥珀有活血通经、散瘀消癥之功。用于胸痹瘀血痹阻证，可与桃仁、红花、川芎、枳实、没药、郁金、延胡索、丹参等同用，活血化瘀、通络止痛。用于癥瘕痰瘀阻结证，可与三棱、丹参、穿山甲、僵蚕、大黄、鳖甲、水蛭、三七等同用，化痰活血、消癥散结。

利水通淋：本品能利水通淋，用于尿血瘀血内阻证尿中红细胞经久难消者，可与桃仁、红花、赤芍、牛膝、生地黄、茜草、牡丹皮、三七等同用，化瘀活血、利水通淋。

琥珀临床多研成粉末冲服，常用剂量为每次 0.5 ～ 1.5g，每日 2 ～ 3 次。或入丸、散剂用。

酸枣仁

【出处】《神农本草经》。

【品种】为鼠李科植物酸枣 *Ziziphus jujuba* Mill. var. *spinosa*（Bunge）Hu ex H. F. Chow 的种子。酸枣仁 Semen Ziziphi Spinosae 主产于河北、陕西、辽宁、河南等地。此外，内蒙古、甘肃、山西、山东、安徽等地亦产。

【应用心得】

酸枣仁味甘，性平。归心经、肝经。《名医别录》谓其：“治烦心不得眠……虚汗、烦渴、补中、益肝气。”

宁心安神：酸枣仁养心阴、益肝血而宁心安神。对于不寐心脾两虚证，可与党参、白术、黄芪、龙眼肉、远志、茯神同用，益气健脾、养心安神。对于注意缺陷多动障碍心脾两虚证注意力不集中者，可与柏子仁、远志、龙骨、牡蛎、党参、当归等同用，健脾养心、安神定志。对于癫痫惊痫证心神怯弱心神失主者，可与柏子仁、远志、茯苓、麦冬、珍珠母、琥珀等同用，宁心安神、镇惊定痫。

养心敛汗：酸枣仁养心阴、敛虚汗，尤适用于汗证气阴亏虚证伴心烦失眠者，可与碧桃干、浮小麦、太子参、五味子、茯苓等同用，益气养阴、固涩敛汗。

酸枣仁常用剂量为 3 ～ 10g。

柏子仁

【出处】《神农本草经》。

【品种】为柏科植物侧柏 *Platycladus orientalis*（L.）Franco 的种仁。侧柏仁 Semen Platycladi 主产于山东、河北、河南；陕西、湖北、甘肃、云南等地亦产。

【应用心得】

柏子仁味甘，性平。归心经、肾经、大肠经。《本草纲目》谓其："养心气，润肾燥，安魂定魄，益智宁神。"

养心安神：柏子仁养心血、安心神。对于心血不足、血不养心之不寐、失眠，可与酸枣仁、当归、茯神、生地黄、五味子等同用，养心安神；对于癫痫惊痫证心神怯弱心神失主者，可与酸枣仁、远志、茯苓、龙齿、琥珀等同用，宁神定痫。本品还可用于阴虚盗汗，可与酸枣仁、牡蛎、麦冬、五味子、浮小麦等同用，收敛止汗。

润肠通便：本品质润多脂，可养血润肠通便，对于血虚肠燥便秘，可与火麻仁、郁李仁、瓜蒌子、决明子、桑椹等相伍以润肠通便。

柏子仁常用剂量为 5 ～ 10g。

远志

【出处】《神农本草经》。

【品种】为远志科植物远志 *Polygala tenuifolia* Willd. 或西伯利亚远志 *Polygala sibirica* L. 的根。远志 Radix Polygalae Tenuifoliae 主产于东北、华北、西北以及河南、山东、安徽部分地区。以山西、陕西产量最大。西伯利亚远志 Radix Polygalae Sibiricae 各地自产自销。

【应用心得】

远志味辛、苦，性微温。入心经、肾经。《本草再新》谓其："行气散郁，并善豁痰。"

安神定志：远志既能助心气，开心郁，又能交通心肾，有安神定志之功。治疗心悸怔忡、不寐属阴亏血少、阴虚阳亢之证，可与酸枣仁、柏子仁、天冬、麦冬、龙齿等相伍，滋阴养血安神。治疗抽动障碍属心肝火旺、上扰心神之证，可与石菖蒲、郁金、栀子、钩藤、蝉蜕等相伍，清肝宁心安神。

祛痰开窍：远志祛痰开窍利气。治疗咳嗽痰湿蕴肺证，可与白前、桔梗、陈皮、半夏、茯苓等相伍，燥湿化痰止咳，因兼有安神作用，故可用于夜间较重的有痰咳嗽。治疗风咳风痰蕴肺证，可与炙麻黄、杏仁、紫菀、胆南星、地龙等相伍，消风化痰止咳。治疗癫痫惊痫证，可与茯神、酸枣仁、珍珠母、琥珀、朱砂等相伍，镇惊安神定痫；风痫证，可与羚羊角、天麻、钩藤、蜈蚣、全蝎等相伍，息风止痉定痫；痰痫证，可与石菖蒲、胆南星、矾郁金、半夏、浙贝母等相伍，豁痰开窍定痫。

远志常用剂量为 2 ～ 6g。

合欢皮

【出处】《神农本草经》。

【品种】为豆科植物合欢 *Albizia julibrissin* Durazz. 的树皮。合欢皮 Cortex Albiziae 主产于湖北、江苏、浙江、安徽等地。以湖北产量大。

【应用心得】

合欢皮味甘，性平。归心经、肝经、脾经。《神农本草经》谓其：“主安五脏，利心志，令人欢乐无忧。”

安神解郁：合欢皮善宁心志解肝郁而安神，对于愤怒或忧郁致肝气郁结而心神不安、烦躁不眠者，可与远志、茯苓、酸枣仁、柏子仁、郁金等相伍，养心开郁、安神定志。

活血消痈：本品能活血消肿，用于消散内痈如肺痈，或外症疮痈肿毒，常与鱼腥草、冬瓜子、蒲公英、败酱草、桃仁等同用。

合欢皮常用剂量为 5 ～ 10g。

龙齿

【出处】《神农本草经》。

【品种】为古代哺乳动物如象类、犀牛类、三趾马等的牙齿化石。龙齿 Dens Draconis 主产于山西、河南、陕西三省交界黄河两岸地区；甘肃、内蒙古、四川亦产。以山西产量多，甘肃、内蒙古、四川亦产。

【应用心得】

龙齿味甘、涩，性凉。归心经、肝经。《神农本草经》谓其：“主小儿大人惊痫，癫疾狂走，心下结气，不能喘息，诸痉。”《神农本草经疏》论龙骨、龙齿功用之异同：“龙骨入心、肾、肠、胃，龙齿单入肝、心，故骨兼有止泻涩精之用，齿惟镇惊安魂魄而已。”

镇惊安神：龙齿善镇惊宁心安神。治疗癫痫属惊痫证，可与磁石、茯神、酸枣仁、珍珠母、琥珀粉等相伍，镇惊安神定痫。对于抽动障碍属痰热内扰证，可与胆南星、郁金、石菖蒲、僵蚕、钩藤等相伍，清热化痰安神；对于夜啼、不寐属心热内扰证，可与淡竹叶、蝉蜕、钩藤、麦冬、灯心草等相伍，清心除烦安神。对于心悸属心虚胆怯证，可与人参、远志、茯神、磁石、炙甘草等相伍，养心安神定志。

龙齿常用剂量为 10 ～ 20g，入汤剂需先煎。

第十一章

开窍药

石菖蒲

【出处】《神农本草经》。

【品种】为天南星科植物石菖蒲 *Acorus tatarinowii* Schott 的根茎。石菖蒲 Rhizoma Acori Tatarinowii 主产于四川、浙江、江苏。

【应用心得】

石菖蒲味辛、苦，性微温。归心经、肝经、脾经。《遵生八笺·灵秘丹药》谓其："能开智慧，添神明，暖下元，补虚，减小便。"

豁痰开窍：石菖蒲豁痰开窍、益智醒神。对于癫痫痰痫证，可与胆南星、矾郁金、陈皮、半夏、茯苓、青礞石等同用，豁痰开窍定痫，因其兼有益智作用，故用于癫痫合并智力低下的患儿尤宜。对于孤独症谱系障碍痰蒙心窍证，可与半夏、陈皮、茯苓、矾郁金、僵蚕、远志等同用，豁痰醒脑开窍。对于儿童抑郁症肝郁气滞证，可与柴胡、川芎、郁金、陈皮、香附、远志等同用，疏肝解郁开窍。对于健忘痰浊蒙窍证，可与党参、茯苓、陈皮、半夏、枳实、远志等同用，益气化痰开窍。

化湿行气：石菖蒲用于湿困脾胃，脘腹胀痛，可与藿香、半夏、陈皮、佩兰、苍术、厚朴等同用，化湿行气宽中。用于脾胃虚寒之滞颐，可与苍术、佩兰、益智仁、山药、乌药、炮姜等同用，温脾燥湿摄涎。

石菖蒲常用剂量为 5 ～ 10g。

第十二章 温里药

附　子

【出处】《神农本草经》。

【品种】为毛茛科植物乌头 *Aconitum carmichaeli* Debx.（栽培品）的侧根（子根）。附子 Radix Aconiti Lateralis Preparata 主产于四川江油、平武、绵阳，陕西城固、鄠邑区、南郑。

【应用心得】

附子味辛、甘，性大热，有毒。归心经、肾经、脾经。《本草正》谓："功能除表里沉寒，厥逆、寒噤，温中强阴，暖五脏，回阳气，格阳喉痹，阳虚二便不通及妇人经寒不调，小儿慢惊等证。"

回阳救逆：附子具有温阳之功，上能助心阳以通脉，中能温脾阳以散寒，下能补肾阳以益火。对于各种急症亡阳虚脱，常与人参同用，为参附汤或参附龙牡救逆汤，益气回阳、救逆固脱。若是四肢厥逆，脉微欲绝者，常与干姜、甘草同用，为四逆汤，温中祛寒、回阳救逆。若是寒邪直中三阴，四肢厥冷，恶寒倦卧，吐泻腹痛，脉沉迟无力或无脉者，常与干姜、肉桂、人参同用，为回阳救急汤，回阳固脱、益气生脉。

补火助阳：对于哮喘缓解期脾肾阳虚证，可与熟地黄、淫羊藿、山药、肉桂、山茱萸、胡桃肉等相伍，健脾温肾、固摄纳气。对于遗尿脾肾两虚证，可与淫羊藿、菟丝子、桑螵蛸、山药、茯苓、益智仁等相伍，温补脾肾、培元固脬。对于泄泻脾肾阳虚证，可与党参、白术、炮姜、肉豆蔻、煨益智仁、补骨脂等相伍，温补脾肾、温阳止泻。对于胎怯脾肾两虚证，可与人参、紫河车、熟地黄、枸杞子、鹿角、巴戟天等相伍，补益脾肾、温壮元阳。对于肾病综合征脾肾两虚证，可与干姜、黄芪、茯苓、白术、桂枝、猪苓等相伍，温肾健脾、化气行水。

散寒除湿：附子性热，走而不守，可散寒邪、温经脉、祛湿邪、止疼痛。对于风寒湿杂至之痹证，可与桂枝、白芍、当归、细辛、独活等相伍，温经散寒、除湿通络。

附子含多种乌头碱类化合物，有较强的毒性，尤其是心脏毒性。必须严格按要求炮制后使用。附子饮片炮制品有黑附片、白附片、淡附片、炮附片。

附子常用剂量为 1 ～ 6g。通常从小剂量开始使用，除确属虚寒重症外一般不宜超过 6g。入汤剂应先煎 1 小时。

干 姜

【出处】《神农本草经》。

【品种】为姜科植物姜 *Zingiber officinale* Rosc. 根茎的干燥品。干姜 Rhizoma Zingiberis 主产于四川、贵州等地；浙江、山东、湖北、广东、陕西亦产。以四川、贵州的产量较大，品质较好。

【应用心得】

干姜味辛，性热。归脾经、胃经、心经、肺经。《医学启源》谓："干姜其用有四：通心助阳，一也；去脏腑沉寒痼冷，二也；发诸经之寒气，三也；治感寒腹痛，四也。"

温中散寒：干姜味辛、性热，可温中散寒，温运脾阳。对于呕吐脾胃虚寒证，可与高良姜、丁香、吴茱萸、半夏、陈皮等同用，温脾和胃、降逆止吐。对于腹痛脾胃虚寒证，可与黄芪、桂枝、白芍、甘草、大枣等同用，温中理脾、缓急止痛。对于胃脘痛脾胃虚寒证，可与党参、白术、桂枝、砂仁、吴茱萸等同用，温中健脾、和胃止痛。对于泄泻脾阳虚证，可与党参、苍术、山药、煨益智仁、肉豆蔻等同用，健脾温阳、助运止泻。

回阳通脉：干姜用治心肾阳虚、阴寒内盛之亡阳证，手足厥逆、脉微欲绝者，与附子、甘草合用为四逆汤，或去甘草减干姜用量加葱白为白通汤，均有回阳救逆、温心通脉之功，笔者在小儿肺炎喘嗽心阳虚衰证、下利清谷肾阳虚衰证中多所应用。

温肺化饮：干姜可温肺散寒、化饮平喘，用于素体阳虚、痰饮内伏，感受风寒所致哮喘发作期风寒束肺证，可与麻黄、桂枝、半夏、细辛、紫苏子、白芥子等相伍治疗。

干姜常用剂量为 2 ～ 5g。

炮　姜

【出处】《神农本草经疏》。

【品种】为姜科植物姜 *Zingiber officinale* Rosc. 干燥根茎的炮制品。炮姜 Rhizoma Zingiberis Preparata 主产于四川、贵州等地；浙江、山东、湖北、广东、陕西等地亦产。其中以四川、贵州的产量最大，品质较好。

【应用心得】

炮姜味苦、辛，性温。归脾经、胃经、肝经。《本草蒙筌》谓其：“调理痼冷沉寒，霍乱腹痛吐泻。”

温中止泻：炮姜为干姜炮制品，《医林纂要》谓：“炮姜，去沉寒，祛积湿，达阳气于太阴。太阴，脾也，苦能燥脾泻湿，故沉寒积湿以此胜之。”阐明了炮姜的功效特点。儿科于中焦虚寒、脾阳不振、运化失职所致的泄泻，常以本品与苍术、煨益智仁、肉豆蔻、吴茱萸、砂仁等相伍，温运脾阳、燥湿止泻；若是脾肾阳虚泻，更与附子、补骨脂、肉豆蔻、吴茱萸、石榴皮等同用，温补脾肾、固涩止泻。

温经止血：炮姜温经止血，可用于治疗虚寒性吐血、便血等血证，常与蒲黄、艾叶炭、乌梅炭、伏龙肝、阿胶、三七等同用。

炮姜常用剂量为 2 ～ 4g。

肉　桂

【出处】《神农本草经》。

【品种】为樟科植物肉桂 *Cinnamomum cassia* Presl 或大叶清化桂 *Cinnamomum cassia* Presl var. *macrophyllum* Chu 的干皮、枝皮。肉桂 Cortex Cinnamomi 国产肉桂主产于广西、广东、海南、福建；云南亦产。进口肉桂主产于越南；柬埔寨等地亦产。南玉桂 Cortex Cinnamomi Macrophylli 产于广东、广西。

【应用心得】

肉桂味辛、甘，性热。归肾经、脾经、心经、肝经。《医学启源》谓其：“补下焦火热不足，治沉寒痼冷之病，及表虚自汗。”

补火助阳：肉桂擅补命门之火，常与附子相伍助阳气、消阴寒。对于遗尿下元虚寒证，可与附子、菟丝子、巴戟天、肉苁蓉、牡蛎、桑螵蛸等相伍，温补肾阳、缩泉固脬。对于哮喘缓解期脾肾阳虚证，可与熟地黄、山茱萸、淫羊藿、山药、胡桃肉、附子等相伍，健脾温肾、固摄纳气。对于泄泻阳虚湿盛泻，可与丁香、苍术、吴茱萸等相伍，研为细末，加藿香正气水调成糊状敷脐，温脾化湿、和中止泻。

通经散寒：肉桂温经通脉、散寒止痛，用于风寒湿痹，尤其是寒痹腰痛，可与独活、桑寄生、杜仲、牛膝、威灵仙、川芎等相伍治疗。

肉桂常用剂量为 1 ～ 4g，煎剂宜后下。

吴茱萸

【出处】《神农本草经》。

【品种】为芸香科植物吴茱萸 *Evodia rutaecarpa*（Juss.）Benth.、石虎 *Evodia rutaecarpa*（Juss.）Benth. var. *officinalis*（Dode）Huang 或毛脉吴茱萸 *Evodia rutaecarpa*（Juss.）Benth. var. *bodinieri*（Dode）Huang 未成熟的果实。吴茱萸 Fructus Evodiae 主产于贵州、广西、湖南、四川、云南、陕西及浙江；江西、湖北、安徽、福建等地亦产。以贵州、广西产量较大，湖南常德质量最好。

【应用心得】

吴茱萸味辛、苦，性热，有小毒。归肝经、脾经、胃经、肾经。《药性论》谓其：“主心腹疾，积冷，心下结气，疰心痛。治霍乱转筋，胃中冷气，吐泻腹痛不可胜忍者。”

散寒止痛：吴茱萸性燥热，温脾祛寒。对于小儿胃脘痛脾胃虚寒证，可与黄芪、桂枝、白芍、炙甘草、生姜、大枣等相伍，温中健脾、和胃止痛，如虚寒较甚，可与干姜、高良姜、香附等相伍以散寒止痛；对于胃脘痛湿热中阻证，可与黄连、黄芩、栀子、蒲公英、枳实、竹茹等相伍，清热利湿、调中行气。吴茱萸适量研碎，醋调敷涌泉穴，临睡前固定，次日晨去除，可用于口疮虚火上炎证，引上浮之虚火归元。

疏肝下气：吴茱萸味苦能降，对于小儿胃脘痛肝胃不和证，表现为胃脘胀痛、痛连两胁，嗳气频作，呕吐吞酸者，可与柴胡、黄芩、黄连、川芎、丁香、海螵蛸等相伍，清肝理气、泻火制酸。

温中燥湿：吴茱萸对于泄泻日久属脾肾阳虚证，可与炮姜、补骨脂、肉豆蔻、五味子、附子、石榴皮等相伍，温补脾肾、涩肠止泻。

吴茱萸常用剂量为 1 ～ 4g。外用适量。

细　辛

【出处】《神农本草经》。

【品种】为马兜铃科植物辽细辛 *Asarum heterotropoides* Fr. Schmidt var. *mandshuricum*（Maxim.）Kitag.、细辛 *Asarum sieboldii* Miq. 或汉城细辛 *Asarum sieboldii* Miq. f. *seoulense*（Nakai）C. Y. Cheng et C. S. Yang 的带根全草。辽细辛 Herba Asari Heterotropoidis 主产于黑龙江、吉林、辽宁。细辛 Herba Asari Sieboldii 主产于山东、安徽、浙江、江西、河南、湖北、陕西、四川。汉城细辛 Herba Asari Seoulensis 产于辽宁东南部。

【应用心得】

细辛味辛，性温，有小毒。归肺经、肾经、心经。《本草汇言》谓其："佐姜、桂能驱脏腑之寒，佐附子能散诸疾之冷，佐独活能除少阴头痛，佐荆、防能散诸经之风，佐芩、连、菊、薄，又能治风火齿痛而散解诸郁热最验也。"

散寒祛风：细辛用于感冒风寒感冒证，常与羌活、防风、白芷、川芎等相伍，疏风散寒解表。用于鼻鼽肺气虚寒证，常与麻黄、辛夷、桂枝、蒺藜等相伍，温肺消风通窍。

通络止痛：细辛辛香走窜，通络止痛。治疗风寒头痛，可与白芷、川芎、藁本、独活等相伍，散寒通络止痛；治疗风寒牙痛，可与白芷、荜茇、防风、骨碎补等相伍，温经散寒止痛；治疗风寒痹痛，可与独活、桑寄生、防风、秦艽等相伍，祛风散寒通络。

温肺化饮：细辛外散风寒之邪，内化肺家痰饮。治疗哮喘外寒内饮证，可与炙麻黄、桂枝、半夏、干姜等相伍，解表散寒、温肺化饮。本品还可与白芥子、延胡索、甘遂、肉桂等相伍，研末，穴位外敷，用于哮喘缓解期涤痰祛寒。

细辛常用剂量为 1 ～ 3g。

椒目

【出处】《本草经集注》。

【品种】为芸香科植物花椒 *Zanthoxylum bungeanum* Maxim. 或青椒 *Zanthoxylum schinifolium* Sieb. et Zucc. 的种子。花椒目 Semen Zanthoxyli Bungeani 主产于四川、陕西、河南、河北、山西；山东、浙江、安徽、江苏等地亦产。以四川、河南产者品质最优。青椒目 Semen Zanthoxyli Schinifoli 产于东北、江苏、广东。

【应用心得】

椒目味苦、辛，性温，小毒。归脾经、肺经、膀胱经。《本草备要》谓其："治水臌，除胀，定喘。"

利水消肿：椒目能利水渗湿消肿。对于腹水、小便不利或肠间有水气，可与防己、茯苓、大腹皮、葶苈子、大黄等相伍，利气行水消肿。

逐饮平喘：椒目有温逐水饮之功。对于哮喘水饮伏肺之喘息不得卧，可与炙麻黄、葶苈子、桑白皮、半夏、紫苏子等相伍，化饮逐水平喘。

椒目常用剂量为 2 ～ 3g。

丁香

【出处】《雷公炮炙论》。

【品种】为桃金娘科植物丁香 *Syzygium aromaticum*（L.）Merr. et Perry 的花蕾。丁香 Flos Syzygii Aromatici 产于马来西亚、印度尼西亚及东非沿岸国家。

【应用心得】

丁香味辛，性温。归脾经、胃经、肾经。《本草正》谓其："温中快气。治上焦呃逆，除胃寒泻痢，坚牙齿及妇人七情五郁。"

温中散寒：丁香温胃理气，散寒降逆。对于胃寒呃逆，可与柿蒂、党参、生姜、茯苓、旋覆花等相伍，温中益气、降逆止呃。对于胃脘痛脾胃虚寒证，可与高良姜、吴茱萸、香附、黄芪、桂枝等相伍，温中理气、散寒止痛。对于腹痛腹部中寒证，可与陈皮、砂仁、香附、吴茱萸、木香等相伍，温中散寒、理气止痛。对于泄泻脾虚湿盛证，可与肉桂、苍术、吴茱萸等相伍，研为细末，加藿香正气水调成糊状敷脐，具有温脾化湿、和中止泻功效。

温肾助阳：对于肾虚气化不利所致睾丸鞘膜积液，可与小茴香、青皮、乌药、茯苓皮、桂枝、荔枝核等相伍，温肾化气利水。

丁香常用剂量为 1 ～ 3g。

高良姜

【出处】《名医别录》。

【品种】为姜科植物高良姜 *Alpinia officinarum* Hance 的根茎。高良姜 Rhizoma Alpiniae Officinari 主产于广东、海南、广西；台湾、云南有栽培。

【应用心得】

高良姜味辛，性热。归脾经、胃经。《珍珠囊》谓："纯阳，温通脾胃。"

温中散寒，理气止痛：高良姜温脾暖胃、散寒止痛。对于腹痛脾胃虚寒证，可与桂枝、白芍、甘草、蜀椒、生姜等相伍，温中理脾、缓急止痛。对于胃脘痛寒凝气滞证，可与吴茱萸、干姜、陈皮、丁香、香附等相伍，温胃散寒、理气止痛。

高良姜常用剂量为 2 ～ 5g。

第十三章 理气药

陈 皮

【出处】《神农本草经》。

【品种】为芸香科植物橘 *Citrus reticulata* Blanco 及其栽培变种的成熟果皮。陈皮 Pericarpium Citri Reticulatae 分为陈皮和广陈皮。陈皮为橘、福橘、朱橘、柑等的果皮，产于四川、浙江、福建、江西、湖南等地。广陈皮为茶枝柑、四会柑等的果皮，产于广东新会、四会等地，品质佳，并供出口。

【应用心得】

陈皮味辛、苦，性温。归脾经、胃经、肺经。《药性论》谓其："治胸膈间气，开胃，主气痢，消痰涎，治上气咳嗽。"

理气和胃：陈皮理气和胃降逆。常用于呕吐、胃脘痛。对于寒邪犯胃证，可与紫苏叶、白芷、生姜、半夏、丁香、藿香等同用，疏风散寒、和中降逆；对于乳食积滞证，可与炒麦芽、焦六神曲、焦山楂、砂仁、香附、姜半夏等同用，消乳化食、和胃降逆；对于胃热气逆证，可与黄连、黄芩、枳实、竹茹、姜半夏、麦冬等同用，清热泻火、和胃降逆；对于脾胃虚寒证，可与党参、白术、干姜、丁香、吴茱萸、柿蒂等同用，温中散寒、和胃降逆；对于肝气犯胃证，可与旋覆花、茯苓、白芍、紫苏叶、砂仁、栀子等同用，疏肝理气、和胃降逆。用于胃脘痛肝气犯胃证，可与柴胡、白芍、川芎、香附、青皮、郁金等同用，疏肝理气、和胃止痛。用于腹痛乳食积滞证，可与苍术、砂仁、枳壳、焦山楂、焦六神曲、炒麦芽等同用，消食导滞、行气止痛。

调脾助运：陈皮理气燥湿运脾。对于厌食脾运失健证，可与苍术、佩兰、砂仁、枳实、焦山楂、焦六神曲等同用，理气和中、燥湿助运；对于厌食脾胃气虚证，可与党参、茯苓、白术、鸡内金、谷芽、麦芽等同用，健脾益气、开胃助运。

燥湿化痰：本品可燥湿化痰。对于咳嗽痰湿咳嗽证，可与炙麻黄、杏仁、白前、远志、半夏、茯苓等同用，燥湿化痰、宣肺止咳；对于咳嗽气虚咳嗽证，可与党参、白术、茯苓、半夏、百部、紫菀等同用，健脾益气、化痰止咳。对于癫痫属痰痫证，可与石菖蒲、半夏、浙贝母、胆南星、远志、矾郁金等同用，豁痰开窍、定惊止痫。

陈皮常用剂量为 2 ～ 5g。

橘红

【出处】《本草纲目》。

【品种】为芸香科植物橘 *Citrus reticulata* Blanco 及其栽培变种的外层果皮。橘红 Exocarpium Citri 产于浙江、江苏、福建、四川等地。

【应用心得】

橘红味辛、苦，性温。归肺经、脾经。《遵生八笺》谓其："主下气宽中，消痰止嗽。"

燥湿化痰：橘红辛温，燥湿化痰。用于咳嗽风寒夹痰证，可与麻黄、紫苏叶、杏仁、白前、法半夏等相伍，散寒解表、化痰止咳；用于咳嗽痰湿咳嗽证，可与炙麻黄、百部、半夏、茯苓、紫苏子等相伍，燥湿化痰、宣肺止咳。用于癫痫属痰痫证，可与石菖蒲、半夏、浙贝母、胆南星、远志等相伍，豁痰开窍、定惊止痫。

理气宽中：橘红能理气燥湿和胃。用于恶心呕吐属湿浊中阻证，可与姜半夏、茯苓、苍术、厚朴、丁香等相伍，燥湿化浊、和胃止呕。

橘红常用剂量为 2 ～ 5g。

橘核

【出处】《日华子本草》。

【品种】为芸香科植物橘 *Citrus reticulata* Blanco 及其栽培变种的种子。橘核 Semen Citri Reticulatae 主产于四川、江西、广东、广西、福建；湖南、江苏亦产。

【应用心得】

橘核味苦，性平。归肝经、肾经。《本草汇言》谓其："疏肝，散逆气，下寒疝之药也。"

理气散结：橘核疏肝理气、散结止痛。用于小儿小肠疝气，可与柴胡、青皮、小茴香、荔枝核、乌药等相伍，疏肝理气、散寒止痛，若是水疝（睾丸鞘膜积液）可再加桂枝、茯苓、泽泻、车前子等行水消肿。用于小儿乳疬、臀核，可与柴胡、郁金、浙贝母、瓜蒌皮、夏枯草、蒲公英等相伍，疏肝行气、化痰散结。

橘核常用剂量为 2 ～ 10g。

青　皮

【出处】《本草图经》。

【品种】为芸香科植物橘 *Citrus reticulata* Blanco 及其栽培变种的幼果或未成熟果实的果皮。四化青皮 Pericarpium Citri Reticulatae Viride 主产于福建、四川、广西、贵州、广东、云南。个青皮 Fructus Citri Immaturus 主产于福建、江西、四川、湖南、浙江、广西、广东。

【应用心得】

青皮味苦、辛，性温。归肝经、胆经、胃经。《本草图经》谓其："主气滞，下食，破积结及膈气。"

疏肝破气：青皮善疏肝胆之滞气，用于肝郁气滞诸症。对于肝经气郁，胸胁疼痛，可与柴胡、香附、郁金、枳实、乌药等相伍，疏肝解郁、理气止痛。对于肾经、肝经郁滞水停之睾丸鞘膜积液，可与小茴香、荔枝核、牡丹皮、茯苓、车前子等相伍，疏肝通经、化气行水。

消积化滞：青皮能消积化滞，行气止痛。对于积滞食积气滞证，可与焦山楂、莱菔子、枳实、六神曲、炒麦芽等相伍，行气消积、消食化滞。

青皮常用剂量为 2 ～ 4g。

紫苏梗

【出处】《本草蒙筌》。

【品种】为唇形科植物紫苏 *Perilla frutescens*（L.）Britt. var. *arguta*（Benth.）Hand.-Mazz. 或野紫苏 *P. frutescens*（L.）Britt. var. *purpurascens*（Hayata）H.W.Li 的茎。紫苏梗 Caulis Perillae Argutae 主产于江苏、湖北、河南、浙江、山东、四川等地。野紫苏梗 Caulis Perillae Purpurascentis 全国多数地区有产。

【应用心得】

紫苏梗味辛，性温。归脾经、胃经、肺经。《本草崇原》谓其："主宽中行气，消饮食，化痰涎。治噎膈反胃，止心腹痛。”

理气宽中：紫苏梗对于胃脘痛肝气犯胃证，可与柴胡、白芍、青皮、郁金、香附、陈皮等同用，疏肝理气、和胃止痛。对于呕吐肝气犯胃证，可与旋覆花、代赭石、白芍、陈皮、法半夏、黄芩等同用，疏肝理气、和胃降逆。对于厌食脾运失健证，可与苍术、佩兰、陈皮、枳实、焦山楂、焦六神曲等相伍，燥湿理气、运脾开胃。

紫苏梗常用剂量为 3 ～ 10g。

枳 实

【出处】《神农本草经》。

【品种】为芸香科植物酸橙 *Citrus aurantium* L. 及其栽培变种或甜橙 *Citrus sinensis*（L.）Osbeck 的幼果。酸橙枳实 Fructus Citri Aurantii Immaturus 主产于四川江津者称“川枳实”、湖南沅江者称“湘枳实”、江西新干者称“江枳实”。甜橙枳实 Fructus Citri Sinensis Immaturus 主产于四川、贵州。

【应用心得】

枳实苦、辛，微寒。归脾经、胃经、大肠经。《名医别录》谓其：“除胸胁痰癖，逐停水，破结实，消胀满、心下急痞痛、逆气、胁风痛，安胃气。”

破气消积：枳实苦泄辛散，可破气消积导滞。对于小儿积滞乳食内积证，表现为口臭、腹部胀满、大便臭秽或便秘，如属乳食不化，可与焦山楂、焦六神曲、谷芽、麦芽、莱菔子等相伍，消食化积导滞；如属气机壅滞，可与砂仁、槟榔、陈皮、厚朴、木香等相伍，行气消积导滞。对于小儿便秘气滞便秘证，可与乌药、木香、沉香、槟榔、大黄等相伍，行气导滞通便；如属燥热便秘证，可与虎杖、火麻仁、瓜蒌子、桑椹、白蜜等相伍，清热润肠通便。

化痰除痞：本品可行气化痰消痞。对于胸痹气滞心胸证，可与柴胡、薤白、川芎、香附、陈皮等相伍，行气消痞散结。对于咳嗽痰湿咳嗽证，可与炙麻黄、白前、远志、半夏、陈皮等相伍，燥湿化痰止咳；若是痰热咳嗽证，可与桑白皮、前胡、黛蛤散、黄芩、栀子等相伍，清热化痰止咳。对于癫痫痰痫证，可与石菖蒲、胆南星、矾郁金、半夏、陈皮等相伍，豁痰开窍定痫。对于抽动障碍脾虚痰聚证，可与党参、茯苓、半夏、远志、石菖蒲等相伍，健脾祛痰柔肝。

枳实常用剂量为 2 ～ 10g。

枳　壳

【出处】《雷公炮炙论》。

【品种】为芸香科植物酸橙 *Citrus aurantium* L. 及其栽培品未成熟的果实。枳壳 Fructus Aurantii 主产于四川江津、綦江，江西新干、清江，湖南沅江，浙江衢江区、常山、兰溪等地。四川产者称“川枳壳”、江西产者称“江枳壳”、湖南产者称“湘枳壳”。江苏、浙江产者品质与湘枳壳类似，称“苏枳壳”。

【应用心得】

枳壳味苦、酸，性微寒。归肺经、脾经、胃经、大肠经。《日华子本草》谓其：“健脾开胃，调五脏，下气，止呕逆，消痰，治反胃、霍乱泻痢，消食，破癥结痃癖、五膈气，除风明目及肺气水肿，利大小肠。”枳壳与枳实作用相近而较为缓和。

理气宽胸：枳壳可宽胸利膈、行气消痞。对于胸痹胸中气塞、短气证候，可与陈皮、茯苓、生姜、桔梗、川芎等相伍，宽胸行气宣痹。对于哮喘痰热阻肺证，可与炙麻黄、杏仁、前胡、葶苈子、黄芩等相伍，清肺涤痰平喘。

消积导滞：枳壳宽中行气、消积导滞。对于积滞乳食内积证，可与莱菔子、陈皮、焦山楂、焦六神曲、麦芽等相伍，消食导滞化积。对于腹痛气滞血瘀证，可与小茴香、莪术、五灵脂、延胡索、川芎等相伍，行气活血止痛。对于便秘气机郁滞证，可与木香、紫苏梗、槟榔、厚朴、大黄等相伍，下气导滞通便。

枳壳常用剂量为 2 ～ 10g。

香　橼

【出处】《本草图经》。

【品种】为芸香科植物枸橼 *Citrus medica* L. 或香圆 *Citrus wilsonii* Tanaka 的成熟果实。枸橼 Fructus Citri Medicae 主产于云南玉溪、思茅、丽江，广西柳州，四川綦江等县。香圆 Fructus Citri Wilsonii 主产于江苏苏州地区、浙江。

【应用心得】

香橼味辛、苦、酸，性温。归肝经、肺经、脾经。《本草通玄》谓其：“理上焦之气，止呕逆，进食，健脾。”

理气降逆：香橼理气助运，和胃降逆。对于呃逆肝胃不和证，可与柴胡、紫苏梗、旋覆花、丁香等相伍，和胃降逆。对于厌食气机壅滞证，可与佛手、砂仁、陈皮、莱菔子等相伍，理气助运。

宽胸化痰：香橼宽胸理气，化痰止咳。对于咳嗽痰湿咳嗽证，可与白前、法半夏、陈皮、远志等相伍，燥湿化痰止咳。

香橼常用剂量为 2 ～ 5g。

木　香

【出处】《神农本草经》。

【品种】为菊科植物木香 *Aucklandia lappa* Decne. 的根。木香 Radix Aucklandiae 原产于印度，从广州进口，习称“广木香”；我国现主要栽培于云南丽江、迪庆、大理，重庆涪陵等地，又称“云木香”。此外，湖南、湖北、广东、广西、陕西、甘肃、西藏亦产。

【应用心得】

木香味辛、苦，微温。归脾经、胃经、肝经、肺经。《日华子本草》谓其：“治心腹一切气，止泻，霍乱，痢疾，安胎，健脾消食，疗羸劣，膀胱冷痛，呕逆反胃。”

调中行气：木香善行中焦脾胃气滞。对于腹痛腹部中寒证，可与丁香、香附、砂仁、生姜、吴茱萸等相伍，温中散寒、理气止痛。对于胃脘痛寒凝气滞证，可与高良姜、吴茱萸、干姜、香附、陈皮等相伍，温胃散寒、理气止痛。

导滞消积：木香理气消积导滞。对于积滞乳食内积证，可与莱菔子、炒麦芽、焦六神曲、焦山楂、连翘等相伍，消乳化食、和中导滞。对于痢疾湿热痢，可与黄连、黄芩、芍药、槟榔、白头翁等相伍，清肠解毒、下积导滞。

木香常用剂量为 2 ～ 4g。

香　附

【出处】《名医别录》。

【品种】为莎草科植物莎草 *Cyperus rotundus* L. 的根茎。香附 Rhizoma Cyperi 主

产于山东、浙江、福建、湖南、河南等地；湖北、云南、四川、江苏、江西、河北亦产。以浙江、山东产质量佳。

【应用心得】

香附味辛、甘、微苦，性平。归肝经、三焦经。《滇南本草》谓其："调血中之气，开郁气而调诸气，宽中消食，止呕吐，和中养胃，进食。"

理气解郁：香附善于疏肝理气解郁。对于肝郁气滞所致胁肋胀满疼痛，可与柴胡、川芎、郁金、延胡索、川楝子等相伍，疏肝理气止痛；对于脾胃气滞所致脘腹胀满疼痛，可与陈皮、砂仁、木香、紫苏梗、延胡索等相伍，理气和胃止痛；对于寒凝气滞之脘腹胸胁疼痛，可与高良姜、吴茱萸、干姜、紫苏叶、陈皮等相伍，祛寒理气止痛；对于外感风寒、内有气滞之感冒，可与紫苏叶、防风、陈皮、姜半夏、藿香等相伍，散寒理气宽中。对于青春期女孩乳房胀痛、痛经，可与当归、泽兰、柴胡、川芎、艾叶等相伍，疏肝调经止痛。

香附常用剂量为 2 ～ 6g。

乌　药

【出处】《开宝本草》。

【品种】为樟科植物乌药 *Lindera aggregata*（Sims）Kosterm. 的根。乌药 Radix Linderae 主产于浙江、安徽、湖南、广东、广西；江西、福建、台湾、湖北、陕西、四川等地亦产。以浙江产量最大、品质较好。

【应用心得】

乌药味辛，性温。归脾经、胃经、肝经、肾经、膀胱经。《本草纲目》谓其："主中气、脚气、疝气，气厥头痛，肿胀喘急，止小便频数及白浊。"

行气止痛：乌药疏利气机、行气止痛，用于气滞疼痛。治疗胸腹胁肋闷痛，可与香附、紫苏梗、川芎、枳实、郁金等同用，宽胸利气止痛。治疗胃脘气胀疼痛，可与陈皮、香附、枳壳、木香、青皮等同用，理气和胃止痛。

温脏祛寒：乌药性温，可温脏祛寒、暖脾温肾。治疗腹痛脾胃虚寒证，可与桂枝、白芍、甘草、吴茱萸、干姜等相伍，温脾散寒；治疗滞颐脾虚失摄证，可与益智仁、山药、苍术、吴茱萸、炮姜等相伍，温脾摄涎；治疗遗尿、尿频下元虚寒证，可与菟丝子、附子、益智仁、山药、桑螵蛸等相伍，温肾固脬。治疗肝郁气滞水停之睾丸鞘膜积液，可与小茴香、丁香、荔枝核、桂枝、青皮等相伍，温经行水。

乌药常用剂量为 2 ～ 6g。

川楝子

【出处】《神农本草经》。

【品种】为楝科植物川楝 *Melia toosendan* Sieb. et Zucc. 的果实。川楝子 Fructus Meliae Toosendan 主产于四川、甘肃、云南、贵州、湖北等地；湖南、河南、甘肃等地亦产。以四川产量最大。

【应用心得】

川楝子味苦，性寒，小毒。归肝经、胃经、小肠经。《珍珠囊》谓其："主上下部腹痛，心暴痛，非此不能除。"

疏肝泄热：川楝子疏肝行气，泄热止痛。用于肝郁化火之胸胁、胃脘疼痛，可与柴胡、黄芩、延胡索、竹茹、栀子等同用，清肝理气止痛。用于热毒痰瘀蕴结于肝经之传染性单核细胞增多症，可与柴胡、夏枯草、牡丹皮、浙贝母、虎杖等同用，疏肝解毒散结。

行气止痛：川楝子有行气止痛之功，用于肝郁气滞所致心腹胁肋疼痛，可与延胡索、郁金、柴胡、牡丹皮、黄芩等同用，行气疏肝止痛。用于寒疝腹痛，可与小茴香、木香、吴茱萸、乌药、橘核等同用，暖肝散寒止痛。用于蛔虫踞于肠腑所致腹痛，可与槟榔、使君子、雷丸、鹤虱、芜荑等同用，杀虫驱积止痛。

川楝子常用剂量为 3 ～ 10g。

荔枝核

【出处】《本草衍义》。

【品种】为无患子科植物荔枝 *Litchi chinensis* Sonn. 的种子。荔枝核 Semen Litchi Chinensis 产于广东、广西、福建等地；台湾、四川亦产。

【应用心得】

荔枝核味甘、微苦，性温。归肝经、肾经、胃经。《本草纲目》谓其："治癞疝气痛、妇人血气刺痛……行散滞气。”

理气止痛：荔枝核入肝经血分，善行血中之气。对于肝郁痰凝之乳房早发育，可与夏枯草、郁金、浙贝母、瓜蒌皮、蒲公英等相伍，疏肝化痰散结。对于肝郁气滞水停之睾丸鞘膜积液，可与小茴香、青皮、橘核、郁金、乌药等相伍，疏肝通络利水。

祛寒散滞：荔枝核用于寒凝气滞之胃脘痛，可与高良姜、吴茱萸、干姜、香附、陈皮等相伍，温胃理气止痛。用于腹部中寒之腹痛，可与桂枝、木香、香附、干姜、乌药等相伍，温中散寒止痛。

现代药理研究报道，本品有降血糖、降血脂、抗氧化等作用。

荔枝核常用剂量为 3 ～ 10g。

大腹皮

【出处】《开宝本草》。

【品种】为棕榈科植物槟榔 *Areca catechu* L. 的果皮。大腹皮 Pericarpium Arecae 主产于海南、云南；福建、台湾亦产。

【应用心得】

大腹皮味辛，性微温。归脾经、胃经、大肠经、小肠经。《日华子本草》谓其：“下一切气，止霍乱，通大小肠，健脾开胃调中。”

下气宽中：大腹皮行气导滞，宽中利气。对于感冒暑湿感冒证，可与香薷、厚朴、金银花、连翘、藿香等相伍，清暑化湿宽中。对于腹痛气滞腹胀证，可与枳实、木香、槟榔、莱菔子、紫苏梗等相伍，下气消胀止痛。

利水消肿：大腹皮能行气利水消肿。对于水肿小便不利，可与茯苓皮、生姜皮、陈皮、桑白皮、五加皮等相伍，行气化湿、利水消肿。

大腹皮常用剂量为 3 ～ 10g。

薤　白

【出处】《神农本草经》。

【品种】为百合科植物小根蒜 *Allium macrostemon* Bunge、藠头 *Allium chinense* G. Don、长梗薤白 *Allium neriniflorum*（Herb.）Baker 或天蓝小根蒜 *Allium caeruleum* Pall.

等的鳞茎。小根蒜 Bulbus Allii Macrostemi 主产于东北、河北、江苏、湖北等地。以江苏产的质量佳。藠头 Bulbus Allii Chinensis 我国南北均产。长梗薤白 Bulbus Allii Neriniflori 产于东北和河北。天蓝小根蒜 Bulbus Allii Caerulei 产于新疆。

【应用心得】

薤白味辛、苦，性温。归肺经、心经、胃经、大肠经。《本草纲目》谓其："治少阴病厥逆泄痢及胸痹刺痛，下气散血，安胎。"

理气宽胸：薤白用于胸痹痰浊闭阻证，可与瓜蒌、枳实、半夏、石菖蒲、桂枝等同用，通阳散结、理气宽胸；若属痰凝血瘀证，可与丹参、川芎、瓜蒌、五灵脂、姜黄等同用，活血祛瘀、温通血脉。

行气导滞：薤白用于胃脘痛胃寒气滞证，可与高良姜、砂仁、木香、香附、干姜等同用，温中散寒、行气止痛。用于痢疾湿热气滞证，可与枳实、秦皮、槟榔、黄连、白头翁等同用，清肠化湿、行气导滞。

薤白常用剂量为 3 ～ 10g。

柿蒂

【出处】《本草纲目拾遗》。

【品种】为柿科植物柿 *Diospyros kaki* Thunb. 的宿存花萼。柿蒂 Calyx Kaki 主产于山东、河南。

【应用心得】

柿蒂味苦、涩，性平。归胃经。《本草拾遗》谓："煮服之，止哕气。"

降逆下气：柿蒂善降胃气，为治疗胃气失于和降而上逆之要药。对于各种原因所致呃逆均可适用，如属于中寒者，可与生姜、半夏等相伍以散寒止呃；如属于虚寒者，可与丁香、刀豆等相伍温中止呃；如属胃热者，可与竹茹、黄连等相伍清热止呃；如属痰浊内阻者，可与旋覆花、半夏等相伍化痰降逆止呃。

柿蒂常用剂量为 3 ～ 10g。

第十四章 消食药

山　楂

【出处】《本草经集注》。

【品种】为蔷薇科植物山里红 *Crataegus pinnatifida* Bunge var. *major* N. E. Br.、山楂 *Crataegus pinnatifida* Bunge 的成熟果实。山里红 Fructus Crataegi Majoris 主产于河南、山东、河北等地，以山东临朐、沂水产量大而品质最佳，河南林县产者质亦优。山楂 Fructus Crataegi Pinnatifidae 产地同山里红。

【应用心得】

山楂味酸、甘，性微温。归脾经、胃经、肝经。《日用本草》谓其："化食积，行结气，健胃宽膈，消血痞气块。"

消食化滞：山楂可治疗各种食积，尤善消肉食油腻之积。对于小儿肉食积滞，可配莱菔子、焦六神曲、青皮、木香等使用。保和丸为消食导滞和胃名方，该方用山楂消油腻肉积，六神曲消食滞陈腐之积，莱菔子消面食痰浊之积，陈皮、半夏、茯苓理气和胃、燥湿化痰，连翘散结清热，主治食积停滞而致脘腹胀满、嗳腐吞酸、不欲饮食诸症。若为健脾消食可加谷芽；消乳化积可加麦芽；磨坚化积可加鸡内金；兼脾虚可加党参、茯苓；兼湿困可加苍术、佩兰；兼气滞可加枳实、槟榔。山楂炒炭存性可用于止泻，常与苍术、炮姜等相伍以运脾止泻。

散瘀化浊：山楂有活血散瘀之功，据证情配伍健脾、行气、消食、活血药物，可以用于癥证之癥积证，尤其有胁下痞块者。本品有化浊降脂之功，可用于肥胖症等疾病。

山楂常用剂量为 5 ～ 15g。

六 神 曲

【出处】《药性论》。

【品种】为辣蓼、青蒿、杏仁等药加入面粉或麸皮混合后，经发酵制成的曲剂。

【应用心得】

六神曲味甘、辛，性温。归脾经、胃经。《药性论》谓其："化水谷宿食、癥结积滞，健脾暖胃。"

消食化积，健脾和胃：六神曲可健脾暖胃，消食化滞，是小儿食积停滞治疗要药。常与山楂、麦芽、莱菔子、陈皮、半夏、茯苓、连翘等相伍以消食化积，如保和丸。若兼脾胃虚弱，可加党参、白术等以健脾和胃；兼食积气滞，可加枳实、槟榔行气消滞。

六神曲为酵母制剂，含酵母菌、淀粉酶、B 族维生素、麦角甾醇、蛋白质、脂肪、挥发油等成分。有研究认为治疗单纯性食积，用六神曲生品温开水泡服，可使酶类、微生物等有效成分不被破坏，以更好地发挥作用。传统用药经验则是用炒六神曲或焦六神曲入汤剂方，认为炒香悦脾，健脾消食作用较强。何者为是尚待继续研究。

六神曲常用剂量为 5 ～ 15g。

鸡内金

【出处】《神农本草经》。

【品种】为雉科动物家鸡 *Gallus gallus domesticus* Brisson 的砂囊内膜。鸡内金 Endothelium Corneum Gigeriae galli 全国各地均产。

【应用心得】

鸡内金味甘，性平。归脾经、胃经、肾经、膀胱经。《滇南本草》谓其："宽中健脾，消食磨胃。治小儿乳食结滞，肚大筋青，痞积疳积。"

健脾消食：鸡内金可健运脾胃，消食化积。用于厌食脾运失健证，可与陈皮、佩兰、焦山楂、焦六神曲、谷芽等相伍，消食助运。用于积滞乳食内积证，可与莱菔子、枳实、焦山楂、焦六神曲、麦芽等相伍，消食化积。

缩尿止遗：鸡内金可固涩小便。对于遗尿肺脾气虚证，可与黄芪、党参、山药、益智仁、炙麻黄等相伍，补益肺脾、固涩止遗；对于尿频脾肾气虚证，可与益智仁、山药、乌药、菟丝子、桑螵蛸等相伍，健脾益肾、固涩膀胱。

通淋消石：治疗石淋，可与金钱草、海金沙、川牛膝、冬葵子等同用，通淋利水消石。治疗胆囊结石，可与金钱草、郁金、枳壳、虎杖等同用，清利肝胆排石。

鸡内金常用剂量为 2 ～ 6g。

莱菔子

【出处】《日华子本草》。

【品种】为十字花科植物莱菔 *Raphanus sativus* L. 的成熟种子。莱菔子 Semen Raphani 全国各地均产。

【应用心得】

莱菔子味辛、甘，性平。归脾经、胃经、肺经、大肠经。《滇南本草》谓其：“下气宽中，消膨胀，消痰涎，消宿食，消面积滞，降痰，定吼喘，攻肠胃积滞，治痞块，单腹疼。”

消食导滞：莱菔子消积导滞，行气消胀。治疗小儿积滞乳食内积证，常与山楂、六神曲、鸡内金、麦芽、谷芽等相伍，消食化积；如为脾虚夹积证，可加用党参、白术、茯苓、陈皮、甘草等，健脾消积。治疗便秘气机郁滞证，可与木香、枳实、槟榔、紫苏梗、大黄等相伍，疏肝行气、导滞通便。

降气化痰：莱菔子可降气化痰，止咳平喘。治疗哮喘风寒束肺证，可与炙麻黄、细辛、干姜、紫苏子、白芥子等相伍，温肺散寒、涤痰平喘；治疗咳嗽痰湿蕴肺证，可与炙麻黄、白前、半夏、陈皮、远志等相伍，燥湿化痰、肃肺止咳。

莱菔子常用剂量为 3 ～ 10g。

谷芽

【出处】《名医别录》。

【品种】为禾本科植物稻 *Oryza sativa* L. 的颖果经发芽而成。谷芽 Fructus Oryzae Germinatus 全国产稻区均产，以南方各地为多。

【应用心得】

谷芽味甘，性平。归脾经、胃经。《本草纲目》谓其：“快脾开胃，下气和中，消食化积。”

健脾消食：谷芽有缓和的消食化积作用，同时具有健脾开胃之功，作用平和。对于小儿积滞，常与山楂、六神曲、麦芽、陈皮等相伍消食化积；如兼脾胃气虚则更为适宜，可配伍党参、白术、苍术、茯苓、砂仁等药以健脾助运。

《药性纂要》论谷芽、麦芽之别：“（谷芽）能醒运脾胃，助益生气，以消虚胀，而不损真元，汤剂中加而用之，比之麦芽尤纯，而作饮代茶常服，更能启脾进食。”

谷芽常用剂量为 5 ～ 15g。

麦　芽

【出处】《药性论》。

【品种】为禾本科植物大麦 *Hordeum vulgare* L. 的发芽颖果。麦芽 Fructus Hordei Germinatus 全国均产。

【应用心得】

麦芽味甘，性平。归脾经、胃经。《本草纲目》谓其：“消化一切米、面、诸果食积。”

消食化积：麦芽消食化积，可消米、面、薯、芋类食物积滞，常与山楂、六神曲、谷芽、鸡内金、枳实等药相伍，消食化积，如兼有脾胃气虚，可配伍党参、白术、苍术、茯苓、陈皮等药以补气健脾。本品更擅于消乳化积，用于小儿乳积，常与香附、六神曲、陈皮、砂仁、炙甘草同用。

疏肝理气：本品兼有升发之性，具有一定疏肝作用，故对于肝郁气滞或肝脾不和之证，症见胁肋、脘腹胀痛，可与柴胡、枳实、佛手、川楝子等药相伍以疏肝理气止痛。

麦芽常用剂量为 5 ～ 15g。

第十五章

驱虫药

使君子

【出处】《开宝本草》。

【品种】为使君子科植物使君子 *Quisqualis indica* L. 的成熟果实。使君子 Fructus Quisqualis 主产于四川、福建、广东、广西、台湾、江西等地。以四川产量最大。

【应用心得】

使君子味甘，性温，小毒。归脾经、胃经。《开宝本草》谓其：“主小儿五疳，小便白浊，杀虫，疗泻痢。”

杀虫消疳：使君子味甘气香，药性和缓，兼具健脾、杀虫、消积之功，用于治疗蛔虫病、蛲虫病。用本品炒黄嚼服每岁 1 ～ 2 粒，最大量不超过 20 粒，晨起空腹服，连服 2 ～ 3 天，服时勿进热汤热食，用于驱蛔虫。也可与槟榔、苦楝皮等相伍以加强其杀虫之力。本品兼可健脾开胃、消疳化积，对于小儿疳积，可与六神曲、麦芽、黄连、槟榔、山楂、党参、茯苓等相伍，杀虫消积、健脾清热。

使君子常用剂量 5 ～ 10g。本品多去壳炒香嚼服，入汤剂应捣碎用。使用注意点：服用量过大或与热茶同服，可引起呃逆、眩晕、呕吐等不良反应。

苦楝皮

【出处】《名医别录》。

【品种】为楝科植物楝 *Melia azedarach* L. 或川楝 *Melia toosendan* Sieb. et Zucc. 的树皮及根皮。苦楝皮（干皮或根皮）Cortex Meliae 主产于四川、湖北、安徽、江苏、河南、贵州；山东、陕西、云南、甘肃亦产。

【应用心得】

苦楝皮味苦，性寒，有毒。归脾经、胃经、肝经。《幼幼集成》谓其：“诚天下打虫第一神方。”

驱杀肠虫：苦楝皮可驱杀多种肠道寄生虫。治疗蛔虫病，可单用水煎服，或与使君子、槟榔、芜荑、大黄等药同用。治疗蛲虫病，以本品与百部同用，煎煮，浓缩，作保留灌肠。治疗钩虫病，可与槟榔、石榴皮同煎服。

治癣疗疮：苦楝皮有清热燥湿、杀虫止痒功效。以本品研末，用醋或猪脂调，涂患处，可用于治疗头癣、疥疮、湿疹等疾病，

苦楝皮常用剂量为 3 ～ 10g，鲜品不超过 15g。文献报道，本品若用量过大，可出现恶心呕吐、剧烈腹痛、腹泻、头晕头痛，甚至视力模糊、全身麻木、心律不齐、血压下降、惊厥、呼吸和循环衰竭等中毒反应。

榧　子

【出处】《名医别录》。

【品种】为红豆杉科植物榧 *Torreya grandis* Fort.ex Lindl. 的种子。榧子 Semen Torreyae 主产于浙江；江苏、安徽、江西、福建、湖南等地亦产。

【应用心得】

榧子味甘、涩，性平。归大肠经、胃经、肺经。《本草经集注》谓其："疗寸白虫。"

杀虫消积：榧子可用于治疗多种肠道寄生虫病，其药性缓和，不伤脾胃，且能润肠，有利于虫体排出，对于蛔虫、钩虫、绦虫、姜片虫等多种肠虫及其引起的腹痛均可使用。《日用本草》谓其："杀腹间大小虫。小儿黄瘦，腹中有虫积者，食入即愈。"治疗蛔虫病，可与使君子、苦楝皮同用；治疗钩虫病，可单用或与槟榔、贯众同用；治疗绦虫病，可与槟榔、南瓜子同用；治疗姜片虫病，可与槟榔、大黄同用。

润肺滋肠：榧子味甘质润。用于咳嗽阴虚肺热证，可与南沙参、麦冬、天冬、天花粉、桑白皮等同用，养阴清肺止咳。用于便秘血虚肠燥证，可与生地黄、当归、何首乌、桑椹、火麻仁等同用，滋阴养血润肠。

榧子常用剂量为 3 ～ 10g。

临床研究显示本品可用以治疗钩虫病：将榧子制油或配成 10% 氯仿榧子油（氯仿 1 份，榧子油 9 份），成人每次口服 15 ～ 20mL，每日 1 次，连服 3 ～ 4d 为 1 个疗程，一般 1 个疗程即可。观察 94 例，服药后 7 ～ 10d，69 例粪便培养复查结果，10 例转阴，治愈率为 14.5%，11 例治疗前后幼虫计数比较，平均下降率为 93.1%，证明榧子油对钩虫病具有一定疗效。

槟　榔

【出处】李当之《药录》。

【品种】为棕榈科植物槟榔 *Areca catechu* L. 的种子。槟榔 Semen Arecae 主产于海南、云南。此外，福建、台湾亦产。国外以印度尼西亚、印度、菲律宾等地产量最大。

【应用心得】

槟榔味苦、辛，性温。归胃经、大肠经。《医学启源》谓其："治后重如神，性如铁石之沉重，能坠诸药至于下。"

消积杀虫：本品具有降泄之性，可下气破滞，对于乳食积滞所致脘腹胀满疼痛，可与山楂、六神曲、莱菔子、陈皮等相伍以消食和胃；如兼有脾虚，可与党参、白术、苍术、茯苓等相伍益气健脾；对于积滞内停、湿蕴生热而表现为脘腹胀满疼痛、口气臭秽、大便秘结或赤白痢疾、里急后重，可与枳壳、莱菔子、陈皮、木香、丁香等相伍以行气导滞。本品通肠致泻有利于虫体排出，可治疗多种肠道寄生虫病。

槟榔常用剂量为 5 ～ 10g。

体内实验显示本品具有驱虫作用：1% ～ 2% 去鞣酸的槟榔提取物可使猪肉绦虫、牛肉绦虫与短小绦虫呈弛缓性麻痹。

贯　众

【出处】《神农本草经》。

【品种】为鳞毛蕨科植物粗茎鳞毛厥 *Dryopteris crassirhizoma* Nakai 的根茎及叶柄残基。贯众 Rhizoma Dryopteris Crassirhizomae 主产于东北、内蒙古、河北、甘肃等地。

【应用心得】

贯众味苦、涩，性微寒，小毒。归肝经、胃经。《神农本草经疏》云："疫气发时，以此药置水中，令人饮此水则不传染。"

清热解毒：本品与金银花、连翘、牛蒡子、板蓝根、虎杖、拳参、鸭跖草、蚤休等相伍可治疗外感时邪或风热之邪；在时疫流行期间，可将本品与板蓝根、大青叶等相伍煎汤以防染上时行之疫，对于支原体肺炎等属热毒蕴肺之证，亦可将本品与拳参、虎杖、金银花等相伍清热解毒。

杀虫：本品亦可杀虫，可治疗钩虫、蛔虫、绦虫等多种肠道寄生虫病。

贯众常用剂量为 5 ～ 10g。

动物实验显示本品具有小毒：其小鼠半数致死量（LD_{50}）为 170.65g/kg。

第十六章 止血药

三 七

【出处】《本草纲目》。

【品种】为五加科植物三七 *Panax notoginseng*（Burk.）F. H. Chen ex C. Chow 的根。三七 Radix Notoginseng 主产于云南文山、砚山、广南等地，广西靖西、睦边、百色等地。

【应用心得】

三七味甘、微苦，性温。归肝经、胃经、心经、肺经、大肠经。《本草新编》谓其："止血兼补虚。"

止血散瘀：三七温通而入血分，既有止血之力，又有化瘀之功，可起到止血而不留瘀的作用，适用于各种出血病证，包括吐血、咳血、衄血、尿血、便血、外伤出血等，尤其是出血而有瘀滞者，单味研末内服或外用均可，并可与其他药物组成之汤剂同用。如属血热妄行者，可与水牛角、生地黄、牡丹皮、焦栀子、白茅根、侧柏叶等相伍凉血止血；如属胃热炽盛者，可与石膏、知母、生地黄、麦冬、黄芩、黄连等相伍凉血止血；如属阴虚血热者，可与生地黄、山茱萸、墨旱莲、阿胶、黄芩、茜草等相伍滋阴凉血；如属气虚失摄者，可与黄芪、党参、茯苓、白术、当归、灶心土等相伍补气摄血。本品散剂调服，常用于过敏性紫癜、急性肾小球肾炎、癫痫、癥瘕、内痈等属瘀血阻络证者。

消肿定痛：三七活血消肿止痛，常用于跌打损伤、瘀血肿痛。可单味研末内服，也可与延胡索、苏木、川芎、刘寄奴、茜草等相伍之汤剂同用；单味研末外敷，或加血竭同用。

三七常用剂量为 1 ～ 3g。本品多研末，水调服。

小 蓟

【出处】《名医别录》。

【品种】为菊科植物刺儿菜 *Cirsium setosum*（Willd.）MB. 的全草或根。小蓟 Herba Cirsii Setosi 全国大部分地区均产。

【应用心得】

小蓟味甘、微苦，性凉。归心经、肝经、脾经。《药性纂要》谓其："专主小便热淋、尿血，而不能消肿。"

凉血止血：小蓟性凉入血分，可凉血止血，吐血、咳血、衄血、便血等均适用，尤多用于尿血者。对于下焦瘀热之血淋或尿血，可与蒲黄、藕节炭、白茅根、益母草、牡丹皮、仙鹤草、生地黄、石韦等相伍，散瘀凉血止血；对于上焦血热出血，可与大蓟、栀子、黄芩、怀牛膝、白茅根、侧柏叶、茜草、棕榈炭等相伍，降火凉血止血。

清热消肿：小蓟清热解毒，散瘀消肿。可将本品鲜品捣烂，敷于患处，用于治疗热毒疮疡初起红肿疼痛。

小蓟常用剂量为 3 ～ 10g。鲜品外用适量。

地　榆

【出处】《神农本草经》。

【品种】为蔷薇科植物地榆 *Sanguisorba officinalis* L.、长叶地榆 *Sanguisorba officinalis* L.var.*longifolia*（Bertol.）Yü et Li 的根。地榆 Radix Sanguisorbae 全国大部分地区均产。长叶地榆 Radix Sanguisorbae Longifoliae 产于黑龙江、辽宁、江苏、浙江、湖南、安徽等地。

【应用心得】

地榆味苦、酸，性微寒。归肝经、胃经、大肠经。《本草纲目》谓其："除下焦热，治大小便血证。"

凉血止血：地榆酸涩收敛，可凉血泄热、止血，尤其适用于便血、尿血等下部出血。对于血热或湿热蕴结大肠之便血，将本品炒炭用，可与茜草、槐角、栀子、黄连、当归、刺猬皮等相伍，清肠凉血止血。对于下焦湿热之尿血，可与小蓟、生地黄、藕节、蒲黄、栀子、瞿麦等相伍，清热利湿止血。

清热解毒：地榆泻火解毒，是治疗烧烫伤的要药，可单味研末麻油调敷，或与冰片、紫草合用。也可用于热毒疮痈等症，内服或鲜品外敷。对于肠腑湿热之痢疾，可与苦参、牡丹皮、黄连、黄芩、秦皮、槟榔等相伍，清肠解毒化湿。

地榆常用剂量为 3 ～ 10g。外用适量。

槐　花

【出处】《日华子本草》。

【品种】为豆科植物槐 *Sophora japonica* L. 的花及花蕾。槐花 Flos Sophorae 全国各地均产，以黄土高原和华北平原为多。开放的花朵习称“槐花”，花蕾习称“槐米”。

【应用心得】

槐花味苦，性微寒。归肝经、大肠经。《珍珠囊》谓其：“凉大肠之热。”

凉血止血：槐花适用于各种出血证，尤善于治疗大肠火盛之便血。对于血热或湿热蕴结大肠之便血，可炒炭用，并与地榆、荆芥炭、栀子、黄芩、侧柏叶等相伍，清肠止血。对于肠腑湿热毒蕴之痢疾，可与白头翁、黄芩、黄连、秦皮、木香、槟榔等相伍，清肠止痢。对于银屑病属血热阴伤证，可与生地黄、赤芍、牡丹皮、威灵仙、紫草、板蓝根等相伍，滋阴凉血消斑。

清肝明目：槐花清泻肝火，可与夏枯草、决明子、菊花、栀子、黄芩、钩藤等相伍，治疗肝火上炎之目赤、头痛、眩晕。

槐花常用剂量为 3 ～ 10g。止血宜炒炭用，清热泻火宜生用。

白茅根

【出处】《神农本草经》。

【品种】为禾本科植物白茅 *Imperata cylindrica*（L.）Beauv. var. *major*（Nees）C. E. Hubb. 的根茎。白茅根 Rhizoma Imperatae 全国大部分地区均产，以华北地区产量较多。

【应用心得】

白茅根味甘，性寒。归心经、肺经、胃经、膀胱经。《滇南本草》谓其：“止吐血、衄血，治血淋。”

凉血止血：白茅根清热凉血止血，适用于血热妄行之各种出血证。如对于肺经热盛之鼻衄，可与焦栀子、仙鹤草、侧柏叶、桑白皮等相伍，清肺凉营止血。对于肺热伤络之咳血，可与桑白皮、地骨皮、焦栀子、青黛等相伍，清肺泻火止血。

清热生津：白茅根可清肺热、护肺津。对于各种热病烦渴，可与天花粉、石斛、知母、芦根等相伍，清热生津止渴。

利尿通淋：白茅根能清热利尿通淋，适用于下焦湿热之热淋，可与通草、车前子、萹蓄、黄柏、小蓟、瞿麦等相伍，清热利湿通淋。

白茅根常用剂量为 5 ～ 15g。

侧柏叶

【出处】《名医别录》。

【品种】为柏科植物侧柏 *Platycladus orientalis*（L.）Franco 的枝梢及叶。侧柏叶 Cacumen Platycladi 全国大部分地区均产。

【应用心得】

侧柏叶味苦、涩，性微寒。归肺经、肝经、大肠经。《名医别录》谓其："主吐血、衄血、痢血、崩中赤白。"

凉血止血：侧柏叶可凉血泄热，收敛止血，适用于各种出血病证。对于肺经热盛之鼻衄，可与焦栀子、白茅根、仙鹤草、桑白皮、黄芩等相伍，清肺凉营止血；对于下焦瘀热之血淋、尿血，可与小蓟、蒲黄、藕节炭、牡丹皮、生地黄等相伍，凉血活血止血；对于憩肉、痔疮之肠风下血，可与槐花、地榆、当归、防风、茜草等相伍，疏风清肠止血。

止咳祛痰：侧柏叶可清肺泄热、化痰止咳。对于痰热壅肺之咳喘，可与桑白皮、杏仁、前胡、黄芩、瓜蒌皮等相伍以清肺化痰止咳。有报道本品可用于治疗百日咳。

侧柏叶常用剂量为 3 ～ 10g。本品止血多炒炭用，止咳祛痰生用。

仙鹤草

【出处】《图经本草》。

【品种】为蔷薇科植物龙芽草 *Agrimonia pilosa* Ledeb. 的地上部分。仙鹤草 Herba Agrimoniae Pilosae 主产于湖北、浙江、江苏；安徽、辽宁、福建、广东、河北、山东、湖南等地也产。

【应用心得】

仙鹤草味苦、涩，性平。归肺经、肝经、脾经。

收敛止血：仙鹤草味涩收敛，具有止血作用，其药性平和，故无论虚实寒热之出血皆可用。对于肺经热盛之鼻衄，可与焦栀子、牡丹皮、白茅根、侧柏叶、茜草炭等相伍，清肺凉营止血；对于下焦瘀热之尿血，可与小蓟、牡丹皮、瞿麦、生地黄、白茅根等相伍，凉血活血止血。对于虚寒性出血，可与党参、熟地黄、炮姜、艾叶、灶心土等相伍，益气温经止血。

仙鹤草常用剂量为 3 ～ 10g。

白及

【出处】《神农本草经》。

【品种】为兰科植物白及 *Bletilla striata*（Thunb.）Reichb. f. 的根茎。白及 Rhizoma Bletillae 主产于贵州、四川、湖南、湖北、安徽、河南、浙江、陕西；云南、江西、甘肃、江苏、广西等地也产。以贵州产量最大，质量较好。

【应用心得】

白及味苦、甘、涩，性微寒。归肺经、胃经。《本草纲目》谓："白及性涩而收，得秋金之令，故能入肺止血，生肌治疮也。"

收敛止血：白及质黏味涩性微寒，具有止血之功，兼能收敛生肌促进创面愈合。对于咳嗽、肺痈等病之咳血，可与桑白皮、地骨皮、栀子、黛蛤散、芦根、白茅根等相伍，清肺宁络止血。对于消化性溃疡、溃疡性结肠炎等病之便血，可与地榆、槐角、茜草、海螵蛸、瓦楞子、黄连等相伍，收敛制酸止血。对于外伤出血，可用本品单味研末，外掺或水调外敷。

白及常用剂量为 3 ～ 10g，外用适量。白及不宜与川乌、草乌、附子同用。

艾叶

【出处】《名医别录》。

【品种】为菊科植物艾 *Artemisia argyi* Lévl. et Vant. 的叶。艾叶 Folium Artemisiae

Argyi 主产于安徽、山东；全国大部分地区有产。

【应用心得】

艾叶味辛、苦，性温。归肝经、脾经、肾经。《名医别录》谓其："灸百病。可作煎止下痢、吐血、下部䘌疮，妇人漏血。利阴气，生肌肉，辟风寒，使人有子。"

温经止血：艾叶性温，能温经止血，适用于虚寒性出血病证。对于脾阳不足、中焦虚寒之吐血、衄血、便血、崩漏等症，可与附子、白术、炮姜、灶心土、阿胶、当归、生地黄等药相伍，温阳健脾、养血止血，若兼气虚失摄，还可加黄芪、党参、茯苓等以助益气摄血。

散寒止痛：艾叶制成艾条或艾炷，是灸法的主要材料，点燃后灸患处或穴位，有温煦气血、疏通经络的功效，用于风寒湿邪直中或阳虚寒盛之疼痛。泡脚中药方中常用到艾叶，同样是取其温阳散寒止痛之功。

艾叶常用剂量为 3 ～ 8g，浴足、外洗方中可加大用量。

羊蹄

【出处】《神农本草经》。

【品种】为蓼科植物羊蹄 *Rumex japonicus* Houtt.、尼泊尔酸模 *Rumex nepalensis* Spreng. 的根。羊蹄 Radix Rumicis Japonici 产于江苏、安徽、浙江、江西、福建、台湾、湖北、湖南、广东、广西及四川等地。尼泊尔酸模 Radix Rumicis Nepalensis 产于湖北、陕西、甘肃、青海、四川、贵州、云南及西藏等地。羊蹄又名土大黄，与大黄同为蓼科植物，易被混淆，需加区别。

【应用心得】

羊蹄味苦，性寒。归心经、肝经、大肠经。《永类钤方》谓其："治肠风下血。"

凉血止血：羊蹄入血分，凉血止血，适用于吐血、衄血、便血、崩漏等各种出血证，可与相关药物配合使用。对于免疫性血小板减少症，可按其证候配伍辨证药物治疗。

清热通便：羊蹄能泻热通便，功似大黄而作用缓和，可用于治疗热结便秘。

杀虫止痒：羊蹄鲜品捣烂涂患处，可以治疗疥疮。

羊蹄常用剂量为 5 ～ 15g。外用鲜品 30 ～ 50g。

第十七章

活血药

川芎

【出处】《神农本草经》。

【品种】为伞形科植物川芎 *Ligusticum chuanxiong* Hort. 的根茎。川芎 Rhizoma Chuangxiong 主产于四川，产量大，品质优。此外，湖北、湖南、江西、甘肃、陕西、云南、贵州等地有引种，但产量较少，质量也较差。

【应用心得】

川芎味辛，性温。归肝经、胆经、心包经。《珍珠囊》谓其："散诸经之风。""治头痛、颈痛。""上行头角，助清阳之气，止痛；下行血海，养新生之血调经。"

行气祛瘀：川芎辛散温通，既能行气，又能活血，祛瘀通滞，常用于气滞血瘀诸症。治疗肺炎喘嗽之热郁痰瘀证，可合桃仁、丹参、虎杖等与麻黄杏仁甘草石膏汤、葶苈大枣泻肺汤相伍，行气活血通络。治疗心悸、心律失常之气虚血瘀证，可与人参、丹参、桂枝、炙甘草等相伍，益气通阳活血。治疗胸痹之瘀血痹阻证，可与薤白、桃仁、桂枝、郁金等相伍，行气活血止痛。治疗癫痫之瘀血痫，可与丹参、五灵脂、琥珀粉、三七粉等相伍，化瘀通窍止痫。

开郁止痛：川芎理气开郁止痛。对于肝郁气滞血瘀之胸胁疼痛，可与柴胡、赤芍、香附、枳壳、郁金等相伍，疏肝行气止痛；对于气滞血瘀所致腹痛，可与枳实、木香、丹参、五灵脂、蒲黄等相伍，理气散瘀止痛。

祛风宣窍：川芎上行头目，可祛风通络、散寒宣窍。治疗外感风寒头痛，可与防风、白芷、荆芥、藁本、细辛等相伍，祛风散寒止痛；外感风热头痛，可与菊花、薄荷、蔓荆子、黄芩、石膏等相伍，祛风清热止痛。治疗鼻渊肺经风热证，可与菊花、苍耳子、辛夷、鱼脑石、金银花等相伍，疏风清热宣窍。

川芎常用剂量为 3 ～ 10g。

延胡索

【出处】《雷公炮炙论》。

【品种】为罂粟科植物延胡索 *Corydalis yanhusuo* W. T. Wang 的块茎。延胡索 Rhizoma Corydalis 主产于浙江东阳、磐安。

【应用心得】

延胡索味辛、苦，性温。归心经、肝经、脾经。《本草纲目》谓其："能行血中气滞，气中血滞，故专治一身上下诸痛。"

活血行气：延胡索辛散温通，既能活血，又能行气，为止痛要药。用于肝郁化火、气滞血瘀之心腹胸胁疼痛，可与柴胡、黄芩、郁金、川楝子、香附、枳壳等相伍，行气疏肝、活血止痛。用于肝胃不和之胃脘痛，可与柴胡、白芍、川芎、香附、郁金、紫苏梗等相伍，疏肝理气、和胃止痛。

延胡索常用剂量为 3 ～ 10g。

郁金

【出处】《药性论》。

【品种】为姜科植物温郁金 *Curcuma wenyujin* Y. H. Chen et C. Ling、姜黄 *Curcuma longa* L.、广西莪术 *Curcuma kwangsiensis* S. G. Lee et C. F. Liang、莪术 *Curcuma aeruginosa* Roxb. 或川郁金 *Curcuma chuanyujin* C. K. Hsieh et H. Zhang 的块根。温郁金（黑郁金）Radix Curcumae Wenyujin 主产于浙江瑞安。姜黄（黄丝郁金、广郁金）Radix Curcumae Longae 主产于四川温江及乐山地区；广东亦产。广西莪术（莪苓、桂郁金）Radix Curcumae Kwangsiensis 主产于广西；广东亦产。莪术（绿丝郁金）Radix Curcumae Aeruginosae 主产于四川。川郁金（白丝郁金或黄白丝郁金）Radix Curcumae Chuanyujin 主产于四川。

【应用心得】

郁金味辛、苦，性寒。归心经、肝经、胆经。《神农本草经疏》谓："郁金本入血分之气药，其治已上诸血证者，正谓血之上行皆属于内热火炎，此药能降气，气降即是火降，而其性又入血分，故能降下火气，则血不妄行。"

行气活血：郁金性能行气活血，可用于气滞血瘀的多种病证。对于胸腹胁肋胀痛属气滞血瘀证者，可与柴胡、白芍、川楝子、香附、川芎等相伍，行气疏肝、活血止痛；对于脐腹疼痛属气滞血瘀证者，可与枳实、木香、丹参、蒲黄、五灵脂等相伍，活血化瘀、行气止痛；对于胸痹属瘀血痹阻证者，可与桃仁、红花、川芎、乳香、没药等相伍，活血化瘀、通络止痛。对于心悸期前收缩属气滞血瘀证者，可与丹参、当归、红花、川芎、生地黄等相伍，行气化瘀、活血通络。

疏肝解郁：郁金可疏肝解郁，行气活血。对于肝郁气滞之胸闷、喜叹息，可与柴胡、香附、枳壳、玫瑰花、蒺藜等相伍，疏肝理气解郁。对于肝郁化火之乳房早发育，可与夏枯草、瓜蒌皮、柴胡、蒲公英、荔枝核等相伍，疏肝降火散结。对于气郁化火之抽动障碍，可与栀子、菊花、黄芩、钩藤、牡丹皮等相伍，清肝泻火息风。

清心开窍：郁金能清心解郁开窍。对于痰火扰神之癫狂，可与生铁落、龙胆、连翘、胆南星、石菖蒲等相伍，清心泻火、涤痰醒神。对于痰火蒙窍之癫痫，可与石菖蒲、胆南星、礞石、天竺黄、远志等相伍，豁痰清心、开窍定痫。

郁金常用剂量为 3 ～ 10g。

姜黄

【出处】《新修本草》。

【品种】为姜科植物姜黄 *Curcuma longa* L. 的根茎。姜黄 Rhizoma Curcumae Longae 主产于四川、福建、江西等地；广西、湖北、陕西、台湾、云南等地也产。

【应用心得】

姜黄味苦、辛，性温。归脾经、肝经。《日华子本草》谓其：“治癥瘕血块，痈肿，通月经，治扑损瘀血，消肿毒，止暴风痛冷气，下食。”

破血行气：姜黄辛散苦泄温通，入血分可活血散瘀，入气分可行气散滞。治疗胸痹瘀血痹阻证，可与桃仁、红花、川芎、郁金、延胡索、丹参等同用，活血化瘀、通络止痛。治疗癥瘕血瘀阻结证，可与穿山甲、丹参、半枝莲、三棱、桃仁、川芎等同用，破血行气、散瘀消癥。

通经止痛：姜黄治疗痛经、月经过少等属经脉瘀阻、血行不畅者，可与当归、赤芍、川芎、泽兰、红花、延胡索等同用，活血通经止痛。姜黄治疗痹证属痰瘀痹阻者，可与桂枝、桃仁、红花、川芎、白芥子、地鳖虫等同用，化痰行瘀蠲痹。

清化湿热：姜黄治疗痤疮脾胃湿热证，可与僵蚕、蝉蜕、大黄、黄芩、天花粉、枇杷叶等同用，升清降浊、除湿清热。

姜黄常用剂量为 3 ～ 10g。

丹 参

【出处】《神农本草经》。

【品种】为唇形科植物丹参 *Salvia miltiorrhiza* Bunge 或甘西鼠尾草 *Salvia przewalskii* Maxim. 的根。丹参 Radix Salviae Miltiorrhizae 主产于四川、安徽、江苏、山西、河北等地；湖北、辽宁、陕西、甘肃、山东、浙江、河南、江西亦产。甘西鼠尾草 Radix Salviae Przewalskii 产于甘肃、云南、四川。

【应用心得】

丹参味苦，性微寒。归心经、心包经、肝经。《重庆堂随笔》谓："丹参降而行血，血热而滞者宜之……皆不可惑于功兼四物汤之说，并以其有参之名而滥用之。"

活血祛瘀：丹参可活血祛瘀、软坚消癥。对于热毒结咽、痰瘀互结之慢乳蛾、腺样体肥大，可与玄参、浙贝母、虎杖、蒲公英、紫花地丁、芦根等相伍，解毒化瘀散结。对于气虚血瘀、心络阻滞之频发性室性期前收缩，可与人参、川芎、当归、郁金、桂枝、附子等相伍，通阳活血通络。对于气滞血瘀之腹痛，可与延胡索、赤芍、木香、蒲黄、川芎、五灵脂等相伍，行气活血止痛。对于急性肾小球肾炎、肾病综合征，如属血瘀水停，可与益母草、泽兰、马鞭草、桃仁、红花、牡丹皮等相伍，活血化瘀利水。对于传染性单核细胞增多症属热毒内结、气血瘀滞，发为腹中癥瘕痞块（肝脾肿大），可与鳖甲、牡蛎、虎杖、玄参、姜黄等相伍，解毒活血消癥。对于免疫性血小板减少症、过敏性紫癜属血热妄行、瘀血留络，可与水牛角、生地黄、牡丹皮、赤芍、紫草、茜草等相伍，凉血化瘀止血。

养血安神：丹参可养血宁心安神。对于心血不足、心热内扰之失眠、夜寐不安，可与酸枣仁、柏子仁、当归、生地黄、玄参、麦冬等相伍，养血除烦、清心安神。

凉血消痈：丹参能凉血清热，散瘀消痈。对于热毒瘀阻之疮痈肿痛，可与金银花、蒲公英、紫花地丁、败酱草、皂角刺、赤芍等相伍，解毒凉血、活血消痈。

丹参常用剂量为 3 ～ 10g。丹参不宜与藜芦同用。

虎　杖

【出处】《名医别录》。

【品种】为蓼科植物虎杖 *Polygonum cuspidatum* Sieb. et Zucc. 的根茎及根。虎杖 Rhizoma Polygoni Cuspidati 主产于江苏、安徽、浙江、广东、广西、四川、贵州、云南等省区。

【应用心得】

虎杖味苦、酸，性微寒。归肝经、胆经。《滇南本草》谓其："攻诸肿毒，止咽喉疼痛，利小便，走经络。"

活血散瘀：虎杖可活血散瘀。对于热毒结咽、痰瘀互结之慢乳蛾、腺样体肥大，可与蒲公英、紫花地丁、牡丹皮、僵蚕、夏枯草、芦根等相伍，解毒化瘀散结。对于气血亏虚、络脉瘀滞之斑秃，可与阿胶、何首乌、桑椹、枸杞子、鸡血藤、红花等相伍，养血通络生发。

清热解毒：虎杖既能清热解毒，又能化痰止咳，兼有导滞通便之功。对于肺热结咽之乳蛾、喉痹，可与桑白皮、桔梗、金银花、牛蒡子、蒲公英、皂角刺等相伍，清热利咽消肿。对于热郁痰瘀之肺炎喘嗽，可与桑白皮、杏仁、前胡、葶苈子、黄芩、拳参等相伍，清肺化痰通络。对于肠腑燥热便秘，常与大黄、枳实、厚朴、瓜蒌子、火麻仁、杏仁等相伍，泻热导滞通便。

祛风通络：虎杖治疗风湿痹痛，关节不利，可与桂枝、桑枝、独活、桑寄生、络石藤、川牛膝等相伍，祛风化湿通络。

虎杖常用剂量为 5 ～ 12g。

益 母 草

【出处】《神农本草经》。

【品种】为唇形科植物益母草 *Leonurus japonicus* Houtt. 或细叶益母草 *Leonurus sibiricus* L. 的全草。益母草 Herba Leonuri Japonici 主产于河南嵩县、栾州，安徽六安、蚌埠，四川温江、邛崃，江苏南京、镇江，浙江奉化、嵊州市；广东、广西、河北等全国大部分地区均产。细叶益母草 Herba Leonuri Sibirici 产于内蒙古、河北、山西、陕西。

【应用心得】

益母草味辛、苦，性微寒。归肝经、肾经、心包经。《本草纲目》谓其：“活血破血，调经解毒。”

活血调经：益母草有活血通经、祛瘀生新之功。治疗月经不调、痛经属于血瘀证者，可与当归、赤芍、丹参、川芎、香附等相伍，活血理气调经。治疗过敏性紫癜属于阴虚火旺证者，可与女贞子、墨旱莲、牡丹皮、生地黄、玄参等相伍，滋阴清火化瘀。

利尿消肿：益母草可利水消肿，尤适用于血瘀水停者。治疗小儿急性肾炎、肾病综合征之血瘀水停证，可与马鞭草、泽兰、丹参、琥珀、三七等相伍，活血化瘀利水。

解毒消风：益母草清热解毒，可与菊花、金银花、紫花地丁、蒲公英、赤芍等相伍，治疗疮痈肿毒。本品又能解毒消风，可与苦参、黄柏、马齿苋、地锦草、蛇床子等相伍，煎汤外洗治疗湿疹。

益母草常用剂量为 5 ～ 12g。外用适量。

鸡血藤

【出处】《本草纲目拾遗》。

【品种】为豆科植物密花豆 *Spatholobus suberectus* Dunn 的藤茎。密花豆 Caulis Spatholobi Suberecti 主产于广西、福建；广东、云南亦产。

【应用心得】

鸡血藤味苦、微甘，性温。归肝经、肾经。《饮片新参》谓其：“去瘀血，生新血，流利经脉。治暑痧、风血痹症。”

补血活血：鸡血藤既可补血，亦能活血，血虚、血瘀或兼有者皆可用之。对于腹痛属气滞血瘀证，可与延胡索、赤芍、丹参、木香、肉桂、五灵脂等相伍，行气活血止痛。对于免疫性血小板减少症属气血亏虚证，可与党参、黄芪、当归、生地黄、白芍、阿胶等相伍，益气养血止血。对于特应性皮炎、皮肤瘙痒症、荨麻疹属血虚风燥证而现皮肤瘙痒，可与当归、赤芍、生地黄、蒺藜、牡丹皮、紫草等相伍，养血润肤消风。对于斑秃属气血亏虚、络脉瘀滞证，可与阿胶、何首乌、桑椹、枸杞子、当归、川芎等相伍，养血通络生发。对于月经不调、痛经、闭经等属血虚血瘀者，可与当归、川芎、熟地、赤芍、香附、红花等相伍，养血活血调经。

舒筋通络：鸡血藤能养血荣筋，通络止痛。对于风湿痹痛，肢体麻木，可与独活、威灵仙、桑寄生、海风藤、桂枝、地龙等相伍，养血通络蠲痹。对于过敏性紫癜湿热痹阻而致关节屈伸不利，可与桑枝、络石藤、黄柏、牛膝、苍术、忍冬藤等相伍，清热利湿通络。

鸡血藤常用剂量为 5 ～ 12g。

桃　仁

【出处】《神农本草经》。

【品种】为蔷薇科植物桃 *Amygdalus persica* L. 或山桃 *Amygdalus davidiana*（Carr.）C. de Vos ex Henry 的种子。桃仁 Semen Amygdalus Persicae 主产于四川、云南、陕西、山东、北京、河北、山西、河南；全国大部分地区有产。山桃仁 Semen Amygdalus Davidianae 产于河北、河南、山东、山西、陕西、四川。

【应用心得】

桃仁味苦、甘，性平，小毒。归心经、肝经、大肠经。《名医别录》谓其："止咳逆上气，消心下坚，除卒暴出血，破癥瘕，通月水，止痛。"

活血祛瘀：桃仁既可活血祛瘀，又可止咳，对于肺炎喘嗽痰热闭肺证，可与炙麻黄、杏仁、前胡、葶苈子、丹参、虎杖等相伍，开肺涤痰、活血通络。桃仁与当归、熟地黄、川芎、白芍、红花相伍，为《玉机微义》转引《医垒元戎》的调经要方桃红四物汤，功效养血活血，在多种血虚血瘀病证中被作为基本方广泛使用。

润肠通便：桃仁质润，可润肠通便，对于津亏肠燥之大便秘结，可与柏子仁、火麻仁、郁李仁、杏仁、桑椹等相伍，滋阴润燥通便。

桃仁常用剂量为 3 ～ 10g。

红　花

【出处】《新修本草》。

【品种】为菊科植物红花 *Carthamus tinctorius* L. 的花。红花 Flos Carthami 主产于河南延津、封丘，浙江慈溪、余姚，四川简阳、遂宁等地。

【应用心得】

红花味辛，性温。归心经、肝经。《本草纲目》谓其："活血，润燥，止痛，散肿，通经。"

活血通经：红花是活血通经常用药，与当归、熟地黄、川芎、白芍、桃仁相伍为桃红四物汤，经对证加减药物，可用于月经不调，经量稀少、经色紫暗或夹血块、痛经，以及血虚血瘀的各种病证。治疗胸痹寒凝心脉证，与桂枝、细辛、当归、乌头、赤石脂等同用，温经散寒、活血通痹。治疗频发性室性期前收缩气虚血瘀、心络阻滞证，可与川芎、当归、郁金、丹参、桂枝等相伍，益气通阳、活血通络。治疗肺炎喘嗽心阳虚衰、血脉瘀阻证，可与人参、附子、丹参、川芎、炙甘草等相伍，温阳通脉、救逆固脱。治疗急性肾炎、肾病综合征之血瘀水停证，可与川芎、丹参、益母草、泽兰、琥珀等药相伍，活血化瘀、行水消肿。治疗脱发之气滞血瘀证，可与当归、牡丹皮、熟地黄、何首乌、鸡血藤等相伍，养血活血、疏通经络。

祛瘀止痛：红花能温经散瘀止痛，治疗瘀阻脉络之肌肉疼痛、跌扑损伤，可与当归、赤芍、紫草、血竭、三七等相伍，活血通络、散瘀止痛。

红花常用剂量为 2 ～ 6g。

牛膝

【出处】《神农本草经》。

【品种】为苋科植物牛膝 *Achyranthes bidentata* Bl. 的根。牛膝 Radix Achyranthis Bidentatae 主产于河南武陟、温县、孟州、博爱、沁阳、辉县等地；河北、山西、山东、江苏等地也有生产。以河南栽培的怀牛膝质量最好。

【应用心得】

牛膝味苦、酸，性平。归肝经、肾经。《神农本草经疏》谓其："走而能补，性善下行。"

补益肝肾：牛膝可补肝肾，强筋骨。用于肝肾亏虚之腰膝酸痛、筋骨无力，可与桑寄生、杜仲、川续断、补骨脂等相伍，补益肝肾，如兼有阴虚内热，可加知母、黄柏、龟甲等滋阴降火。对于由湿热痹阻所致足膝痿软、关节酸痛，可与黄柏、苍术、忍冬藤、薏苡仁等相伍以清热燥湿行痹。

引火下行：牛膝可引火下行，火热上逆而出血者多所使用。对于肺热熏窍之鼻衄，可与桑白皮、焦栀子、仙鹤草、白茅根等相伍以清肺凉营；对于胃热阴虚之齿衄、牙龈肿痛，可与石膏、知母、熟地黄、麦冬等相伍，滋阴清胃。

活血利尿：牛膝兼能活血利尿，对于小儿急性肾炎、肾病综合征之血瘀水停证，可与益母草、马鞭草、泽兰、牡丹皮、车前子等相伍，活血化瘀利尿。

牛膝（怀牛膝）与川牛膝功用相近而有区别。牛膝偏于滋补肝肾、强筋健骨；川牛膝则以活血化瘀、利尿消肿见长。

牛膝常用剂量为 3 ～ 10g。

土牛膝

【出处】《本草图经》。

【品种】为苋科植物牛膝 *Achyranthes bidentata* Blume 的野生种或柳叶牛膝 *Achyranthes longifolia*（Makino）Makino、粗毛牛膝 *Achyranthes aspera* L.、钝叶土牛膝 *Achyranthes aspera* L. var. *indica* L. 的根及根茎。牛膝（野生品）Radix Achyranthis Bidentatae 产于陕西、甘肃、安徽、江西、福建、江苏、浙江、四川、贵州等地。柳叶牛膝 Radix Achyranthis Longifoliae 产于浙江、江西、湖北、湖南、四川、贵州等地。粗毛牛膝 Radix Achyranthis Asperae 产于福建、湖北、广东、广西等地。钝叶土牛膝 Radix Achyranthis Indicae 产于福建、湖北、广东、广西等地。

【应用心得】

土牛膝味甘、微苦、微酸，性寒。归肝经、肾经。《岭南采药录》谓其："治喉症，捣汁含漱。又散血止痛，理脚气，煎酒服。"

泻火解毒：土牛膝泻火解毒，擅治喉症。对于肺热结咽之咽部肿痛、咽喉不利，可与桑白皮、桔梗、牛蒡子、金银花、紫花地丁、蒲公英、虎杖、芦根、蝉蜕、玄参等相伍，解毒利咽。

活血祛瘀：土牛膝活血祛瘀调经。可与当归、益母草、泽兰、香附等药物配伍，用于治疗经闭、痛经、月经不调；与红藤、络石藤、威灵仙、五加皮等药物配伍，用于治疗风湿关节痛、跌打损伤等病证。

利尿通淋：土牛膝有利尿通淋作用，可单用或与金银花、车前草、白茅根等配伍，用于治疗淋证、水肿有关证候。

土牛膝常用剂量为 5 ～ 12g。

泽 兰

【出处】《神农本草经》。

【品种】为唇形科植物地笋 *Lycopus lucidus* Turcz. 或毛叶地笋 *Lycopus lucidus* Turcz. var. *hirtus* Regel 的地上部分。泽兰 Herba Lycopi 产于全国大部分地区。

【应用心得】

泽兰味苦、辛，性微温。归肝经、脾经。《雷公炮炙论》谓其："能破血，通久积。"

活血化瘀：泽兰活血化瘀，行而不峻，适用于血瘀诸证，兼有利水消肿之功。治疗急性肾炎、肾病综合征之血瘀水停证，可与马鞭草、川牛膝、益母草、牡丹皮、白茅根等药相伍，活血化瘀利尿。治疗尿血下焦瘀热证，尤其是紫癜型肾炎患儿，可与小蓟、蒲黄、牡丹皮、生地黄、藕节炭等相伍，凉血活血止血。治疗频发性室性期前收缩气虚血瘀证，可与人参、黄芪、川芎、丹参、郁金等相伍，益气活血通络。治疗癫痫瘀血痫，可与桃仁、牡丹皮、丹参、地龙、琥珀等相伍，活血化瘀通窍。

解毒消痈：泽兰治疗疮痈肿毒，可单用捣碎外敷，或与金银花、蒲公英、黄连、赤芍、皂角刺等相伍，清热解毒消痈。

泽兰常用剂量为 3 ～ 10g。外用适量。

第十八章

补虚药

一、补气药

人　参

【出处】《神农本草经》。

【品种】为五加科植物人参 *Panax ginseng* C. A. Mey. 的根。人参 Radix Ginseng 主产于吉林、辽宁、黑龙江。

【应用心得】

人参味甘、微苦，性微温。归肺经、脾经、心经、肾经。《神农本草经》谓其："主补五脏，安精神，定魂魄，止惊悸，除邪气，明目，开心益智，久服轻身延年。"

大补元气：人参甘温，大补元气，能复脉固脱。凡大失血、大汗、大吐、大泻，以及一切疾病导致的面色苍白、神情淡漠、肢冷汗多、脉微欲绝，元气极虚欲脱之证，可急用人参一味浓煎服用，即《十药神书》独参汤，及时早用，有益气固脱之功。《保婴撮要》独参汤则用好人参、生姜、大枣，"治阳气虚弱，痘疮不起发、不红活……"者。若是气阳两虚，有气脱阳亡之兆者，则人参、附子同用为参附汤，补气固脱、回阳救逆。若是气阴两伤者，则与麦冬、五味子同用为生脉散，益气生津、敛阴复脉。

补脾益肺：人参补脾气、益肺气。四君子汤为补气基本方，以人参与茯苓、白术、甘草配伍，经加减变化，可以用于各种气虚病证。例如：对于形体消瘦，倦怠无力，食欲不振的疳气证，常用四君子汤加陈皮之异功散，再加焦山楂、焦六神曲、炒谷芽等治疗。对于泄泻日久的脾虚泻，可与炒白术、茯苓、炒山药、炮姜、焦山楂等相伍，健脾益气止泻。对于咳嗽日久之气阴两伤证，可与黄芪、西洋参、麦冬、天冬、款冬花等相伍，益气润肺止咳。对于中性粒细胞减少症属气血两虚证，可与黄芪、当归、黄精、鹿角胶、地榆等相伍，补气养血生精。对于频发性室性期前收缩属心脾气虚证，可与白术、茯苓、当归、丹参、酸枣仁等相伍，补脾通络宁心。对于免疫性血小板减少症属脾弱血虚证，可与黄芪、当归、白术、黄精、鹿角胶等相伍，补脾益气摄血。

生津止渴：人参既能补气，又能生津。对于热病津气两伤证，可与知母、石膏、甘草、粳米等相伍，清热益气生津。对于消渴津气两伤证，可与黄芪、白术、山药、麦冬、天花粉等相伍，益气健脾生津。

安神益智：人参养心益智，对于智能迟缓心脾两虚证，可与黄芪、茯苓、益智仁、郁金、石菖蒲等相伍治疗。人参养心安神，对于不寐心脾两虚证，可与白术、黄芪、当归、酸枣仁、龙眼肉等相伍治疗。

人参有多种规格。野山参效力最胜，但价格昂贵，一般难以取用。红参是将水参（水分 75%）或者白参（水分 12%）在一定的工艺条件下蒸制而成，偏于温补，多用于大补元气、回阳固脱。白参是水参直接干燥制成，偏于清补，多用于补气生津、宁神益智。儿科以使用白参中之生晒参为多。人参久用有性早熟之虞，因而临床常与党参交替使用。气虚轻症亦常用党参代人参。

人参常用剂量为 2 ～ 10g。人参反藜芦。

西洋参

【出处】《增订本草备要》。

【品种】为五加科植物西洋参 *Panax quinquefolium* L. 的根。西洋参 Radix Panacis Quinquefolii 主产于美国及加拿大；法国亦产。现我国东北及北京、西安、江西等地有栽培。

【应用心得】

西洋参味甘、微苦，性凉。归肺经、胃经、心经、肾经。《本草从新》谓其：“补肺降火，生津液，除烦倦。虚而有火者相宜。”

补气养阴：西洋参兼补气养阴，能清虚火，适用于气阴虚证的儿童。对于中性粒细胞减少症属气血两虚证，可与当归、黄芪、人参、黄精、地榆、鹿角胶等相伍补益气血。对于频发性室性期前收缩属心脾气虚证，可与党参、白术、茯苓、当归、丹参、鹿衔草等相伍补益心脾。对于健忘属心虚健忘证，可与生晒参、茯苓、黄芪、益智仁、酸枣仁、龙眼肉等相伍补心安神。对于咳嗽迁延日久属气阴不足证，可与黄芪、党参、南沙参、麦冬、百部、黄芩等相伍益气养阴清火。对于泄泻日久属阴液亏虚证，可与乌梅、白芍、石斛、玉竹、北沙参、甘草等相伍健脾养阴。

生津清火：西洋参可生津止渴而清虚火。对于消渴津伤口渴，可与天花粉、生地黄、石斛、麦冬、黄芪、山药等相伍滋阴生津。对于热病后阴津耗伤，可与南沙参、麦冬、石斛、知母、玄参、五味子等相伍养阴清火。

西洋参常用剂量为 2 ～ 6g。本品入汤剂宜另煎兑服。

党　参

【出处】《增订本草备要》。

【品种】为桔梗科植物党参 *Codonopsis pilosula*（Franch.）Nannf.、素花党参 *Codonopsis pilosula*（Franch.）Nannf. var. *modesta*（Nannf.）L. T. Shen、川党参 *Codonopsis tangshen* Oliv.、管花党参 *Codonopsis tubulosa* Kom.、球花党参 *Codonopsis subglobosa* W. W. Smith、灰毛党参 *Codonopsis canescens* Nannf. 的根。党参 Radix Codonopsis Pilosulae 根据产地分东党、潞党。东党为野生品，主产于黑龙江、吉林、辽宁。潞党为栽培品，主产于山西、河南；内蒙古、河北亦产。素花党参 Radix Codonopsis Modestae 主产于甘肃、陕西及四川西北部，称西党、纹党、晶党，以四川南坪、松潘，甘肃文县所产品质最佳。川党参 Radix Codonopsis Tangshen 主产于四川、湖北、陕西，称条党、单枝党、板桥党。管花党参 Radix Codonopsis Tubulosae 主产于贵州、云南、四川，称白党、叙党。球花党参 Radix Codonopsis Subglobosae 主产于四川、云南。灰毛党参 Radix Codonopsis Canescentis 主产于四川。

【应用心得】

党参味甘，性平。归脾经、肺经。《本草从新》谓其："补中，益气，和脾胃，除烦渴。"

健脾补肺：党参功同生晒参而力较弱，可益气健脾、培土生金。对于脾虚泄泻，可与茯苓、苍术、山药、白扁豆、薏苡仁等相伍以健脾燥湿。对于疳证的疳气证，可与白术、山药、茯苓、砂仁、炒谷芽等相伍以健脾助运。对于厌食脾胃气虚证，可与白术、苍术、茯苓、陈皮、焦六神曲等相伍以补运兼施。对于反复呼吸道感染肺脾气虚证，可与黄芪、白术、防风、黄精、牡蛎等相伍以补肺健脾。对于遗尿肺脾气虚证，可与黄芪、益智仁、山药、乌药、鸡内金等相伍以补肺健脾。对于不寐心脾两虚证，可与白术、黄芪、茯神、酸枣仁、龙眼肉等相伍以补益心脾。对于注意缺陷多动障碍心脾两虚证，可与黄芪、白术、茯神、远志、龙骨等相伍以健脾宁心。

党参常用剂量为 5 ～ 12g。

太子参

【出处】《饮片新参》。

【品种】为石竹科植物孩儿参 *Pseudostellaria heterophylla*（Miq.）Pax ex Pax et Hoffm. 的块根。太子参 Radix Pseudostellariae 主产于江苏、山东及安徽。

【应用心得】

太子参味甘、微苦，性微寒。归脾经、肺经。《饮片新参》谓其："补脾肺元气，止汗生津，定虚悸。"

益气生津：太子参补脾益气，润肺生津。其药性平和，故适用于脾胃虚弱而不耐峻补者，如治疗厌食之脾胃气虚证，可与苍术、茯苓、鸡内金、焦山楂、焦六神曲、陈皮等相伍，健脾益气、助运开胃。又可用于肺脏气阴不足者，如治疗肺热病症后期气阴两伤之证，可与麦冬、南沙参、黄芪、白术、黄精、甘草等相伍，益气养阴、生津润燥。

太子参常用剂量为 6 ～ 10g。

黄芪

【出处】《神农本草经》。

【品种】为豆科植物蒙古黄芪 *Astragalus membranaceus* Bunge var. *mongholicus*（Bunge）P. K. Hsiao 或膜荚黄芪 *Astragalus membranaceus*（Fisch.）Bunge 的根。蒙古黄芪 Radix Astragali Mongholici 主产于山西、内蒙古、吉林、河北等地，产量大，质量好。膜荚黄芪 Radix Astragali Membranacei 主产于黑龙江、内蒙古、山西等地，质稍次。

【应用心得】

黄芪味甘，性微温。归肺经、脾经。《医学启源》谓其："治虚劳自汗，补肺气，实皮毛，泻肺中火，脉弦自汗。善治脾胃虚弱，疮疡血脉不行，内托阴证疮疡。"

益气升阳：黄芪有补中益气、升阳举陷之功，元·李东垣《内外伤辨惑论》以之为主药，与人参（党参）、白术、炙甘草、当归、陈皮、升麻、柴胡、生姜、大枣同用，组成补中益气汤，主治脾虚气陷证，经加减变化，在儿科疳证、胃脘痛、厌食、久泻、脱肛、久咳、久喘、重症肌无力、气虚发热等多种疾病的相关证候中广泛应用。对于营养性缺铁性贫血脾胃虚弱证，可与当归、党参、白术、苍术、茯苓、焦山楂、大枣等相伍，补脾益气生血。对于尿频脾肾气虚证，可与益智仁、山药、茯苓、白术、乌药、桑螵蛸、龙骨等相伍，健脾益肾固涩。

固表止汗：黄芪与白术、防风相伍组成玉屏风散，是补肺益气固表名方；多汗者加煅龙骨、煅牡蛎、浮小麦固表敛汗；兼脾虚加党参、茯苓、山药补脾益气；兼阴虚加麦冬、五味子、碧桃干敛阴止汗。常用于汗证、反复呼吸道感染的相关证候。

利水消肿：黄芪可补气通阳，利水消肿。对于脾虚失运、水湿停聚之证，可与防己、茯苓、桂枝、白术、猪苓等相伍，健脾通阳、利水消肿。

托毒生肌：本品可益气托毒生肌，对于疮疡肿毒，正虚无力托毒外出而脓成日久不溃、溃后久不收口者，可与当归、川芎、人参、肉桂、穿山甲、皂角刺等相伍，托毒排脓、生肌敛疮。

临床应用，余邪未尽时黄芪宜生用，正虚为主时宜炙用。

黄芪常用剂量为 5 ～ 20g。

白　术

【出处】《神农本草经》。

【品种】为菊科植物白术 *Atractylodes macrocephala* Koidz. 的根茎。白术 Rhizoma Atractylodis Macrocephalae 主产于浙江、安徽，湖北、湖南、江西、福建、四川等地亦产，以浙江产量最大。

【应用心得】

白术味苦、甘，性温。归脾经、胃经。《珍珠囊》谓其："除湿益气，和中补阳，消痰逐水，生津止渴，止泻痢，消足胫湿肿。”

健脾益气：白术补脾益气、和中助运。取其补脾益气，常与党参、茯苓、甘草同用，为四君子汤，用于脾气虚弱各症；取其益气升阳，常与黄芪、党参、炙甘草、当归、陈皮、升麻、柴胡、生姜、大枣同用，为补中益气汤，用于脾阳失举各症。若是脾胃气虚、运化失职之厌食，常与苍术、党参、茯苓、枳实、焦六神曲、炒谷芽等同用，补运兼施。若是脾虚不能为胃行其津液之便秘，可以一味生白术大剂量使用以行津液、润肠道，或再加润肠通便药同用。若是肺脾气虚之汗证、反复呼吸道感染，可与黄芪、防风、煅龙骨、煅牡蛎、党参、碧桃干等同用，补益肺气、固表止汗。

燥湿利水：白术性温，可除湿滞、利小便，用于脾虚水湿内停之水肿，可与桂枝、茯苓、黄芪、猪苓、泽泻、甘草等同用，健脾燥湿、通阳利水。

白术常用剂量为 3 ～ 10g。生白术治疗便秘可用至 20 ～ 50g

山药

【出处】《神农本草经》。

【品种】为薯蓣科植物山药 *Dioscorea opposita* Thunb. 的块茎。山药 Rhizoma Dioscoreae Oppositae 主产于河南；河北、陕西、江苏、浙江、江西、湖南、四川、贵州、广西、广东等地亦产。

【应用心得】

山药味甘，性平。归脾经、肺经、肾经。《神农本草经》谓其：“主伤中，补虚羸，除寒热邪气，补中益气力、长肌肉，久服耳目聪明，轻身不饥延年。”

补脾养肺：山药补脾气、益脾阴，对于脾胃气阴虚弱所致食少、便溏，可与党参、白术、茯苓、白扁豆、薏苡仁、芡实等相伍，补益气阴、健运脾胃。山药补肺气、滋肺阴，对于肺脏气阴不足所致久咳、虚喘，可与南沙参、太子参、黄精、百合、百部、五味子等相伍，补益气阴、收敛肺气。山药补脾肺、摄小便，对于肺脾气虚所致遗尿，可与黄芪、党参、白术、益智仁、乌药、麻黄等相伍以补益肺脾、固涩小便。

补肾固摄：山药可补益肾气，是六味地黄丸组成药物之一。对于五迟、五软属肝肾不足证，可与熟地黄、山茱萸、茯苓、牡丹皮、桑寄生、五加皮等相伍，滋肾补肝健骨。对于哮喘缓解期属肺肾阴虚证，可与熟地黄、枸杞子、山茱萸、百合、麦冬、五味子等相伍，补肺益肾防哮喘。对于尿频属脾肾气虚证，可与益智仁、白术、乌药、黄芪、鸡内金、桑螵蛸等相伍，健脾益肾固涩。

山药常用剂量为 5 ～ 15g。

白扁豆

【出处】《名医别录》。

【品种】为豆科植物扁豆 *Dolichos lablab* L. 的白色成熟种子。白扁豆 Semen Lablab Album 主产于安徽、陕西、湖南、河南、浙江、山西等地。

【应用心得】

白扁豆味甘、淡，性平。归脾经、胃经。《本草纲目》谓其："止泄痢，消暑，暖脾胃，除湿热，止消渴。"

健脾化湿：白扁豆甘淡健脾化湿，对于脾虚泄泻证，可与党参、茯苓、白术、苍术、山药、陈皮等相伍，如参苓白术散，用以健脾益气、化湿止泻。

消暑和中：白扁豆可消暑化湿和中，对于阴暑外寒内湿证，可与香薷、厚朴、藿香、淡豆豉、半夏、荷叶等相伍，如香薷散，用以祛暑解表、除湿和中。

扁豆花与白扁豆性味、功用相似，而扁豆花气味芳香，长于解暑化湿，故暑湿、暑温每多用之。

白扁豆常用剂量为 5 ～ 12g。

甘　草

【出处】《神农本草经》。

【品种】为豆科植物甘草 *Glycyrrhiza uralensis* Fisch.、光果甘草 *Glycyrrhiza glabra* L.、胀果甘草 *Glycyrrhiza inflata* Batal. 的根及根茎。甘草 Radix Glycyrrhizae Uralensis 主产于内蒙古、甘肃、新疆；东北及陕西、青海、宁夏、河北、山西等地亦产。以内蒙古、甘肃、宁夏的质量最佳。新疆产量最大，内蒙古次之。光果甘草 Radix Glycyrrhizae Glabrae 产于新疆。胀果甘草 Radix Glycyrrhizae Inflatae 产于新疆、甘肃。

【应用心得】

甘草味甘，性平。归脾经、胃经、心经、肺经。《心印绀珠经》谓其："生则分身梢而泻火，炙则健脾胃而和中，解百毒而有效，协诸药而无争。"

益气补中：甘草入脾胃可补益中气，与党参（人参）、茯苓、白术联合组成四君子汤，是补脾益气主方，加减变化，可以用于治疗脾气虚弱的各种病证，对于脾虚失运之证，又可配合苍术、佩兰、陈皮、焦山楂、炒谷芽等补脾运脾兼施。治疗心律不齐之脉结代、心动悸，以炙甘草为主药，与生姜、桂枝、人参、生地黄、阿胶、麦冬、火麻仁、大枣同用，为炙甘草汤，有益气滋阴、通阳复脉之功。

润肺止咳：甘草可润肺止咳，兼能祛痰，无论外感、内伤、有痰、无痰咳嗽均可使用。风寒咳嗽证，可与麻黄、杏仁、桔梗、金沸草、远志等相伍以疏风散寒、宣肺止咳；风热咳嗽证，可与桑叶、菊花、连翘、前胡、枇杷叶等相伍以疏风清热、宣肺止咳；痰湿咳嗽证，可与炙麻黄、半夏、陈皮、茯苓、白前等相伍以燥湿化痰、肃肺止咳；痰热咳嗽证，可与桑白皮、前胡、款冬花、黄芩、浙贝母等相伍以清化痰热、肃肺止咳；肺脾气虚证，可与党参、白术、茯苓、百部、半夏等相伍以补肺益气、健脾化痰；阴虚肺热证，可与南沙参、天冬、麦冬、百部、百合等相伍以滋阴润燥、清肺止咳。肺热壅盛之咳喘，可与炙麻黄、杏仁、石膏、葶苈子、黄芩等相伍以辛凉宣肺、清肺平喘；外寒内饮之咳喘，可与炙麻黄、细辛、干姜、半夏、五味子等相伍以解表蠲饮、止咳平喘。

泻火解毒：甘草可泻火解毒。对于肺热结咽之咽痛、声音嘶哑，可与金银花、桔梗、牛蒡子、胖大海、芦根相伍以解毒利咽；对于心经热盛之口舌生疮，可与黄连、生地黄、通草、竹叶、灯心草等相伍以清心解毒。

调和诸药：甘草能调和诸药，缓解他药峻烈之性或毒性，其味甜，可一定程度矫正过辛或过苦之味，以改善口感，使患儿更易接受。因而在诸多方剂中被配入，广泛应用。

甘草常用剂量为 2 ～ 5g，用于炙甘草汤为主药可用至 10g。甘草不宜与海藻、京大戟、红大戟、甘遂、芫花同用。大剂量久服可引起浮肿。

大　枣

【出处】《神农本草经》。

【品种】为鼠李科植物枣 *Ziziphus jujuba* Mill. 的果实。大枣 Fructus Ziziphi Jujubae 主产于河南、山东，此外河北、山西、四川、贵州等地亦产。以山东产量最大。

【应用心得】

大枣味甘，性温。归心经、脾经、胃经。《吴普本草》谓其："主调中益脾气，令人好颜色，美志气。"

补益脾胃：大枣食药两用，对于脾胃虚弱者，可常作为食养之用。对于脾胃虚弱的各种病证，常与党参、茯苓、白术、白扁豆、山药、陈皮等相伍，如参苓白术散以枣汤调服，补气健脾，用于脾胃虚弱，形体虚羸、饮食不消、或吐或泻等症。

补益气血：大枣可益气血，对于气血两虚之证，可于补气养血方中加入大枣。如人参养荣汤用黄芪、当归、桂心、炙甘草、陈皮、白术、人参、白芍、熟地黄、五味子、茯苓、远志、生姜、大枣，补气益血，用于脾肺气虚、荣血不足，身倦肌瘦、面色无华、食少无味等症。

宁心安神：大枣补益心脾而宁心安神。如归脾汤用白术、人参、黄芪、当归、甘草、茯苓、远志、酸枣仁、木香、龙眼肉、生姜、大枣，健脾养心，用于心脾气血两虚，心悸怔忡、健忘失眠等症。

调和营卫：大枣与生姜相伍，内可调脾胃，外可和营卫。如黄芪桂枝五物汤用黄芪、桂枝、白芍、甘草、生姜、大枣，调和营卫，用于汗证、反复呼吸道感染的营卫不和证。

调和药性：大枣甘平缓和，用于药性峻烈、有毒方剂中，可缓和、减少其毒性、副作用，如在葶苈大枣泻肺汤中与葶苈子配伍，在十枣汤中与芫花、大戟、甘遂配伍，皆属此例。

大枣常用剂量为 5 ～ 15g。

二、补阳药

鹿角胶

【出处】《神农本草经》。

【品种】为鹿科动物梅花鹿 *Cervus nippon* Temminck 或马鹿 *Cervus elaphus* Linnaeus 的角煎熬而制成的胶块。鹿角胶 Colla Cornus Cervi 主产于吉林、辽宁、黑龙江、山东等地。

【应用心得】

鹿角胶味甘、咸，性温。归肝经、肾经。《医林纂要·药性》谓其："强阳益精，滋补气血。"

补阳益精：鹿角胶由鹿角煎熬而成，鹿角下连督脉，熬胶更使药性凝炼，可补肾阳、益精血。如右归丸以鹿角胶与熟地黄、附子、肉桂、山药、山茱萸、菟丝子、枸杞子、当归、杜仲同用，是温补肾阳、填精止遗名方，在儿科免疫性血小板减少症、中性粒细胞减少症、再生障碍性贫血、胎怯、五迟五软、尿频、遗尿等多种病症中，均可以随证加减变化使用。

温阳通滞：鹿角胶温阳补血，散寒通滞，可用于外症疮疡属于阴证者。如阳和汤以鹿角胶与熟地、肉桂、白芥子、姜炭、生甘草、麻黄同用，用于阴疽漫肿无头、皮色不变、酸痛无热者，以及贴骨疽、脱疽、流注、痰核、鹤膝风等属于阴寒证者。

鹿角胶常用剂量为 3 ～ 10g。本品入汤剂可烊化兑服，余在慢性虚弱病证多在辨证膏方中蒸烊化开收膏时用。

鹿角霜

【出处】《太平圣惠方》。

【品种】为鹿科动物梅花鹿 *Cervus nippon* Temminck 或马鹿 *Cervus elaphus* Linnaeus 等的角熬制鹿角胶后剩余的骨渣。鹿角霜 Cornu Cervi Degelatinatum 主产吉林、辽宁、黑龙江、北京、山东等地。

【应用心得】

鹿角霜味咸、涩，性温。归肾经、肝经。《本草蒙筌》谓其："主治同鹿角胶，功效略缓。"

补肾助阳：鹿角霜补肾温阳益精，可随辨证配合相关药物，用于肾阳不足、精血亏虚、疮疡不敛的多种病证，如重症贫血、免疫性血小板减少症、中性粒细胞减少症、五迟五软、阴疽等。

本品为鹿角提取鹿角胶后所剩残渣，功同鹿角胶，但药力较逊，药价亦廉，多入汤剂直接使用。

鹿角霜常用剂量为 5 ～ 10g。

巴戟天

【出处】《神农本草经》。

【品种】为茜草科植物巴戟天 *Morinda officinalis* How 的根。巴戟天 Radix Morindae Officinalis 主产于广东高要、德庆及广西苍梧、百色等地区；福建南部诸县亦产。

【应用心得】

巴戟天味辛、甘，性微温。归肝经、肾经。《得宜本草》谓其："功专温补元阳。"

补肾助阳：巴戟天补肾助阳，用于下元虚寒诸症。对于尿频、遗尿下元虚寒证，可与桑螵蛸、菟丝子、益智仁、山药、乌药等相伍，补肾固元缩尿；对于哮喘缓解期脾肾阳虚证，可与熟地黄、山茱萸、淫羊藿、胡桃肉、附子等相伍，补肾助阳纳气；对于胎怯脾肾两虚证，可与人参、炙黄芪、鹿角、紫河车、肉桂等相伍，补气益精壮阳。

强筋壮骨：巴戟天有补肾阳、强筋骨、祛风湿功效。治疗痿证肝肾亏虚证，可与龟甲、熟地黄、牛膝、鹿角胶、狗骨等同用，补益肝肾、强壮筋骨。治疗痹证肝肾亏损证，可与独活、桑寄生、熟地黄、杜仲、牛膝等同用，补益肝肾、蠲痹通络。

本品常用剂量为 3 ～ 10g。

肉苁蓉

【出处】《神农本草经》。

【品种】为列当科植物肉苁蓉 *Cistanche deserticola* Y. C. Ma 的肉质茎。肉苁蓉 Herba Cistanches Deserticolae 主产于内蒙古、宁夏、甘肃、新疆等地。以内蒙古、甘肃的质量佳，新疆产量大。

【应用心得】

肉苁蓉味甘、咸，性温。归肾经、大肠经。《本草汇言》谓其："养命门，滋肾气，补精血之药也。"

温补肾阳：肉苁蓉温肾阳、益精血。对于下元虚寒之尿频、遗尿，可与桑螵蛸、巴戟天、益智仁、山茱萸、山药、乌药等相伍，补肾固元缩尿。对于肾元亏虚之胎怯，可与熟地黄、枸杞子、山药、菟丝子、巴戟天、鹿茸、紫河车等相伍，补肾培元温阳。

润肠通便：肉苁蓉质润多液，可增液润肠通便，对于肠燥津亏之便秘，可与当归、火麻仁、柏子仁、瓜蒌子、桑椹等同用治疗。

肉苁蓉常用剂量为 5 ～ 10g。

紫河车

【出处】《本草蒙筌》。

【品种】为人科健康产妇的胎盘。紫河车 Placenta Hominis 全国各地均产。

【应用心得】

紫河车味甘、咸，性温。归肺经、肝经、肾经。《本经逢原》谓："紫河车禀受精血结孕之余液，得母之气血居多，故能峻补营血。用以治骨蒸羸瘦，喘嗽虚劳之疾，是补之以味也。"

益气养血：紫河车峻补气血。用于各种贫血重症、免疫性血小板减少症、中性粒细胞减少症等，偏气虚与黄芪、人参、茯苓、黄精、当归、鸡血藤等同用；偏精亏与熟地黄、当归、杜仲、菟丝子、龟甲、鹿角胶等同用；兼出血与牡丹皮、墨旱莲、女贞子、玄参、茜草、阿胶等同用。

补肾益精：紫河车为血肉有情之品，补益肾精。对于胎怯肾精薄弱证，可与熟地黄、枸杞子、杜仲、肉苁蓉、巴戟天、鹿角霜等相伍，培元补肾、益精充髓。对于哮喘肺肾阴虚证，可与熟地黄、山茱萸、枸杞子、麦冬、百合、五味子等相伍，补益肺肾、纳气平喘。对于癫痫肾气亏虚证，可与熟地黄、枸杞子、山茱萸、牡丹皮、白芍、鳖甲等相伍，培补肾元、滋阴息风。

紫河车常用剂量为 1 ～ 3g，研末吞服。

淫羊藿

【出处】《神农本草经》。

【品种】为小檗科植物淫羊藿 *Epimedium brevicornum* Maxim.、箭叶淫羊藿 *Epimedium sagittatum*（Sieb. et Zucc.）Maxim.、巫山淫羊藿 *Epimedium wushanense* T. S. Ying、朝鲜淫羊藿 *Epimedium koreanum* Nakai、柔毛淫羊藿 *Epimedium pubescens* Maxim. 等的茎、叶。淫羊藿 Herba Epimedii Brevicorni 主产于陕西、山西、安徽、河南；广西、宁夏、甘肃、湖南亦产。箭叶淫羊藿 Herba Epimedii Sagittati 主产于湖北、四川、浙江、湖南、陕西、江西；安徽、福建、宁夏、青海、贵州、山东、江苏、山西亦产。巫山淫羊藿 Herba Epimedii Wushanensis 主产于陕西、四川、贵州；湖北、河南亦产。朝鲜淫羊藿 Herba Epimedii Koreani 主产于辽宁、吉林；黑龙江、山东、陕西、河南亦产。柔毛淫羊藿 Herba Epimedii Pubescendis 主产于四川；陕西、湖北亦产。

【应用心得】

淫羊藿味辛、甘，性温。归肾经、肝经。《医林纂要》谓其：“补命门肝肾，能壮阳益精，亦去寒痹。”

补肾壮阳：淫羊藿温补肾阳。对于哮喘缓解期属脾肾阳虚证，可与熟地黄、山茱萸、茯苓、山药、补骨脂、胡桃肉、白果、附子等相伍，温肾健脾、固摄纳气。对于遗尿属下元虚寒证，可与菟丝子、覆盆子、桑螵蛸、巴戟天、益智仁、山药、乌药、附子等相伍，补肾培元、固摄膀胱。

祛风除湿：淫羊藿祛风湿、强筋骨。对于痹证久延，肝肾亏虚，腰膝酸软，可与独活、威灵仙、熟地黄、五加皮、牛膝、桑寄生、金狗脊、肉桂等相伍，培补肝肾、舒筋通络。

淫羊藿常用剂量为 3 ～ 10g。

杜仲

【出处】《神农本草经》。

【品种】为杜仲科植物杜仲 *Eucommia ulmoides* Oliv. 的树皮。杜仲 Cortex Eucommiae 主产于贵州遵义、毕节，陕西西乡、宁强、凤翔、旬阳，湖北襄阳、恩施、宜昌，四川绵阳、青川、平武、温江、彭州、都江堰，河南洛阳、南阳等地；云南、江西、湖南、广西、安徽、浙江等地亦产。以贵州、四川产量大，质量佳。

【应用心得】

杜仲味甘、微辛，性温。归肝经、肾经。《玉楸药解》谓其："益肝肾，养筋骨，去关节湿淫。治腰膝酸痛，腿足拘挛。"

补肾益精：杜仲温阳补肾生精，如与熟地黄、附子、肉桂、山药、山茱萸、菟丝子、枸杞子、当归、鹿角胶同用，为右归丸，在儿科再生障碍性贫血、中性粒细胞减少症、免疫性血小板减少症、胎怯、五迟五软、尿频、遗尿等多种病症中，均可以随证加减变化使用。对于胎怯脾肾两虚证，可与人参、黄芪、熟地黄、菟丝子、巴戟天、鹿角、紫河车、肉桂等相伍，补肾温阳益气。

补肝强筋：杜仲可补益肝肾、强筋健骨，对于痹证日久，肝肾两亏之证，可与独活、细辛、桑寄生、牛膝、生地黄、白芍、川芎、当归等相伍治疗。

杜仲常用剂量为 3 ～ 10g。

补骨脂

【出处】《雷公炮炙论》。

【品种】为豆科植物补骨脂 *Psoralea corylifolia* L. 的果实。补骨脂 Fructus Psoraleae 主产于四川合川、江津、金堂、都江堰、广元；河南商丘、新乡、博爱、信阳，安徽六安、阜阳，陕西兴平等地亦产。江西、云南、山西等地均自产自销。

【应用心得】

补骨脂味辛、苦，性温。归肾经、脾经。《医林纂要·药性》谓其："治虚寒喘嗽，能纳气归肾。"

补肾助阳：补骨脂温肾阳以固精缩尿。对于尿频、遗尿下元虚寒证，可与桑螵蛸、菟丝子、巴戟天、益智仁、山茱萸、山药、乌药、肉苁蓉等相伍，补肾固元缩尿。

纳气平喘：补骨脂温肾阳以纳气平喘。对于哮喘脾肾阳虚证，可与熟地黄、山茱萸、山药、茯苓、胡桃肉、肉桂、附子、五味子等相伍，补肾培元纳气。

温脾止泻：补骨脂温肾阳可暖脾土。对于泄泻脾肾阳虚证，可与苍术、白术、茯苓、炮姜、煨益智仁、煨肉豆蔻、山药、附子等相伍，壮火益土止泻。

消风祛斑：本品研末，酒浸为 20% ～ 30% 酊剂，外涂患处，可用于治疗白癜风、斑秃。

补骨脂常用剂量为 3 ～ 10g。

益智仁

【出处】《本草纲目拾遗》。

【品种】为姜科植物益智 *Alpinia oxyphylla* Miq. 的果实。益智仁 Fructus Alpiniae Oxyphyllae 主产于海南和广东；广西、云南、福建亦产。

【应用心得】

益智仁味辛，性温。归脾经、肾经。《本草备要》谓其：“能涩精固气，温中进食，摄涎唾，缩小便，治呕吐、泄泻，客寒犯胃，冷气腹痛，崩带泄精。”

温阳止泻：对于脾肾阳虚泄泻证，益智仁可与党参、白术、炮姜、吴茱萸、肉豆蔻、山药、补骨脂、附子等相伍，温脾补肾止泻。

暖肾固脬：对于尿频、遗尿下元虚寒证，益智仁可与桑螵蛸、菟丝子、巴戟天、补骨脂、山茱萸、山药、乌药、肉苁蓉等相伍，温肾固元缩尿。

温脾摄涎：对于滞颐脾胃虚寒证，益智仁可与山药、乌药、丁香、半夏、苍术、白术、干姜、陈皮等相伍，温中健脾摄涎。

宁神益智：现代研究报道，益智仁中所含牛磺酸、胆碱、酪氨酸等成分，对于促进婴幼儿脑组织和智力发育、提高记忆能力有一定作用，因而在智能迟缓、孤独症谱系障碍等疾病中，可以与相关辨证药物配合使用。

益智仁常用剂量为 3 ～ 10g。

菟丝子

【出处】《神农本草经》。

【品种】为旋花科植物菟丝子 *Cuscuta chinensis* Lam.、南方菟丝子 *Cuscuta australis* R. Br.、金灯藤 *Cuscuta japonica* Choisy 等的种子。菟丝子 Semen Cuscutae Chinensis 主产于辽宁、吉林、河北、河南、山东、山西、江苏等地。南方菟丝子 Semen Cuscutae Australis 主产于吉林、河北、山东、云南等地。大菟丝子（金灯藤种子）Semen Cuscutae Japonicae 主产于陕西、贵州、云南、四川等地。

【应用心得】

菟丝子味辛、甘，性平。归肝经、肾经、脾经。《药品化义》谓其："性味甘平，取子主于降，用之入肾，善补而不峻，益阴而固阳。"

补肾益精：菟丝子入肝、肾经，可阴阳并补。如肾阳不足、命门火衰，可与附子、肉桂、鹿角胶、杜仲等相伍以温补肾阳；如真阴不足，可与龟甲、熟地黄、枸杞子、牛膝等相伍以滋阴补肾。对于尿频、遗尿属下元虚寒证，可与覆盆子、巴戟天、补骨脂、益智仁、山药、乌药、肉苁蓉、桑螵蛸等相伍，补肾固元缩尿；对于哮喘属脾肾阳虚证，可与山药、茯苓、枸杞子、熟地黄、山茱萸、淫羊藿、附子、肉桂等相伍，健脾补肾纳气。

养肝明目：菟丝子补肝肾、养精血而明目。与熟地黄、枸杞子、车前子、菊花、女贞子、决明子等相伍，如驻景丸，可明目祛风除翳。

菟丝子常用剂量为 3 ～ 10g。

沙苑子

【出处】《本草衍义》。

【品种】为豆科植物背扁黄芪 *Astragalus complanatus* R. Br.ex Bunge 的种子。沙苑子 Semen Astragali Complanati 主产于陕西；河北、山西、内蒙古等地亦产。以陕西潼关者为著，称潼蒺藜。

【应用心得】

沙苑子味甘、微苦，性温。归肝经、肾经。《本草从新》谓其："补肾，强阴，益精，明目。”

补肾固精：沙苑子温补肾气而兼具涩性，故与菟丝子、巴戟天、肉苁蓉、山茱萸、芡实、莲须、龙骨、附子等相伍，可用于治疗尿频、遗尿之下元虚寒证。

益肝明目：沙苑子补益肝肾而明目，故与生地黄、枸杞子、菟丝子、女贞子、天麻、密蒙花、菊花、决明子等相伍，可用于治疗头晕、眼花之肝肾亏虚证。

沙苑子常用剂量为 5 ～ 10g。

三、补血药

当归

【出处】《神农本草经》。

【品种】为伞形科植物当归 *Angelica sinensis*（Oliv.）Diels 的根。当归 Radix Angelicae Sinensis 主产于甘肃、云南；四川、陕西、湖北、贵州等地亦产。其中以甘肃岷县产量多，质量佳。

【应用心得】

当归味甘、辛、苦，性温。归肝经、心经、脾经。《药品化义》谓：“当归性温能散，带甘能缓……凡药体性，分根升、梢降、中守，此独一物而全备：头补血上行，身养血中守，梢破血下行，全活血运行周身。”

补血生血：当归为补血要药，用治血虚诸症，与熟地黄、白芍、川芎相伍为四物汤，方中熟地黄、白芍为血中之血药，当归、川芎为血中之气药，历来为补血调血基本方。若同时存在气虚，则与补气药同用，如与四君子汤党参、白术、茯苓、甘草合用为八珍汤，则气血双补。当归与大剂量黄芪相伍，又为当归补血汤，充盛无形之气以裕生血之源。为使补而不滞，易于运化吸收，方中常佐行气之品，如木香、陈皮。用于血虚血滞，常加活血化瘀之品，如牡丹皮、丹参；用于血热妄行，常加凉血止血之品，如水牛角、赤芍；用于血虚生风，常加养血消风之品，如牡丹皮、紫草。通过辨证加减药物，可用于治疗营养性缺铁性贫血、再生障碍性贫血、中性粒细胞减少症、免疫性血小板减少性紫癜、过敏性紫癜等多种血症。

活血调经：当归身补血和血、当归尾活血行血、全当归补血活血。治疗少女经量过少、夹带血块、痛经属血虚夹瘀证，常全当归与熟地黄、川芎、白芍、桃仁、红花、桂枝等相伍，养血活血调经。治疗痛痹、冻疮、脱疽属寒凝经脉证，常全当归与桂枝、芍药、细辛、通草、甘草、大枣等相伍，温经散寒通脉。治疗小儿中风后遗症表现为偏瘫或肢体痿废无力，全当归常与黄芪、红花、地龙、川芎、白芍等相伍，补气活血通络。

养血润燥：当归可养血润燥。对于血虚失润之便秘，可与生地黄、桃仁、桑椹、火麻仁、柏子仁、瓜蒌子等相伍，养血润燥通便。对于血虚生风之荨麻疹、湿疹，可与牡丹皮、紫草、鸡血藤、白芍、川芎、蒺藜等相伍以养血润燥消风。

当归常用剂量为 3 ～ 10g。

熟地黄

【出处】《本草图经》。

【品种】为玄参科植物地黄 *Rehmannia glutinosa*（Gaertn.）Libosch. ex Fisch. et Mey. 的块根，经加工蒸晒而成。熟地黄 Radix Rehmanniae Preparata 全国大部分地区均产，以河南温县、博爱、孟州等地产量大，质量佳。

【应用心得】

熟地黄味甘，性温。归肝经、肾经。《本草从新》谓其：“滋肾水，封填骨髓，利血脉，补益真阴，聪耳明目，黑发乌须。”

补血滋阴：熟地黄与当归、白芍、川芎相伍，是补血名方四物汤，广泛用于血虚诸症。熟地黄与山茱萸、牡丹皮、山药、茯苓、泽泻相伍，是滋阴名方六味地黄丸，广泛用于肾阴虚诸症；再加附子、肉桂，则是阴阳并补的补肾名方金匮肾气丸，广泛用于肾阴阳两虚病症。

补肾益精：熟地黄补肾益精填髓。治疗五迟五软肝肾亏虚证，可与山茱萸、五加皮、山药、茯苓、牡丹皮、牛膝、紫河车、鹿茸等相伍，补肾填髓、养肝强筋。

治疗胎怯肾精薄弱证，可与紫河车、枸杞子、杜仲、肉苁蓉、茯苓、山药、巴戟天、附子等相伍，益肾充髓、补肾温阳。治疗哮喘缓解期肺肾阴虚证，可与北沙参、麦冬、百合、五味子、山茱萸、枸杞子、怀山药、紫河车等相伍，补益肺肾、养阴清热。

熟地黄常用剂量为 3 ～ 12g。

何首乌

【出处】《日华子本草》。

【品种】为蓼科植物何首乌 *Polygonum multiflorum* Thunb. 的块根。何首乌 Radix Polygoni Multiflori 主产于河南嵩县、卢氏，湖北建始、恩施，广西南丹、靖西，广东德庆，贵州铜仁、黔南、黔西南，四川乐山、宜宾，江苏江宁、江浦。此外，湖南、山西、浙江、安徽、江西、山东、云南等地亦产。

【应用心得】

何首乌味苦、甘、涩，性微温。归肝经、肾经。《药性切用》谓其：“为平补阴血之良药。”

养血滋阴：何首乌养血滋阴生发，对于发迟、脱发属肝肾亏虚、阴血不充证，可与当归、桑椹、枸杞子、补骨脂、菟丝子、肉苁蓉等相伍治疗。本品滋阴润燥养血，对于皮肤干燥脱屑瘙痒属阴液亏虚、血燥生风证，可与当归、生地黄、北沙参、麦冬、白芍、牡丹皮等相伍治疗。

润肠通便：何首乌能养血润肠通便，对于便秘属津血亏虚肠燥证，可与当归、火麻仁、桑椹、肉苁蓉等相伍治疗。

生何首乌有一定的毒性，可引起肝损害，导致药物性肝炎。经过规范炮制后的何首乌，毒性明显降低甚至消失。

制何首乌常用剂量为 3 ～ 10g。

夜交藤

【出处】《本经逢原》。

【品种】为蓼科植物何首乌 *Polygonum multiflorum* Thunb. 的藤茎或带叶的藤茎。

首乌藤 Caulis Polygoni Multiflori 主产于浙江浦江、永康、诸暨，湖北恩施、宜昌、襄阳，江苏南京、苏州，河南新乡等地；福建、湖南、安徽、广东、广西、云南、贵州、四川、陕西、山东、山西等地亦产。浙江、湖北产量较大。

【应用心得】

夜交藤味甘、微苦，性平。归心经、肝经。《饮片新参》谓其："养肝肾，止虚汗，安神催眠。"

养心安神：夜交藤补阴养血、宁心安神，对于不寐心脾两虚、阴虚血少证，可与酸枣仁、柏子仁、当归、合欢皮、龙眼肉、珍珠母等相伍治疗。

祛风通络：夜交藤养血祛风、通经活络，对于血虚身痛，可与当归、川芎、鸡血藤、海风藤等相伍治疗。

夜交藤常用剂量为 5 ～ 12g。

白 芍

【出处】《神农本草经》。

【品种】为芍药科植物芍药 *Paeonia lactiflora* Pall.（栽培品）或毛果芍药 *Paeonia lactiflora* Pall. var. *trichocarpa*（Bunge）Stern 的根。白芍 Radix Paeoniae Alba 主产于安徽亳州（习称"亳白芍"）、浙江杭州（习称"杭白芍"）和山东菏泽，主要为栽培品。

【应用心得】

白芍味苦、酸，性微寒。归肝经、脾经。《本草备要》谓其："补血，泻肝，益脾，敛肝阴，治血虚之腹痛。"

养血益阴：白芍益阴和营，可以与桂枝、甘草、大枣、生姜同用组成桂枝汤，治疗感冒风寒营卫不和证。白芍补养阴血，可以与当归、熟地黄、川芎同用之四物汤为基础，治疗各种贫血。用于免疫性血小板减少症气不摄血证，可与黄芪、当归、生晒参、白术、茯苓、羊蹄、龙眼肉、炙甘草等相伍，益气健脾、养血摄血。用于汗证营卫不和证，可与黄芪、桂枝、甘草、煅龙骨、煅牡蛎、生姜、大枣、糯稻根等相伍，益阴和营、温卫固表。

柔肝缓急：白芍可柔肝、缓急、止痛，用于腹痛肝旺脾虚证，可与柴胡、栀子、牡丹皮、当归、茯苓、白术、延胡索、乌药等相伍，平肝缓急、理气健脾；用于腹痛腹部中寒证，可与桂枝、藿香、生姜、木香、丁香、香附、吴茱萸、肉桂等相伍，温中散寒、缓急止痛。用于抽动障碍阴虚风动证，可与龟甲、鳖甲、牡蛎、生地黄、麦冬、火麻仁、阿胶、鸡子黄等相伍，滋阴潜阳、柔肝息风。

白芍常用剂量为 3 ～ 12g。

阿 胶

【出处】《神农本草经》。

【品种】为马科动物驴 *Equus asinus* Linnaeus 的去毛之皮经熬制而成的胶。阿胶 Colla Corii Asini 主产山东、河南、江苏、浙江、河北及上海、北京、天津等地。

【应用心得】

阿胶味甘，性平。归肝经、肺经、肾经。《本草纲目》谓其：“疗吐血、衄血、血淋、尿血、肠风、下痢……和血滋阴，除风润燥，化痰清肺。”

补血止血：阿胶为血肉有情之品，补血要药，可用于血虚诸证，尤其是血虚兼出血者。治疗缺铁性贫血肝肾阴虚证，可与龟甲、鹿角胶、菟丝子、怀牛膝、熟地黄、山药、砂仁、焦山楂等同用，滋养肝肾、调补精血。治疗再生障碍性贫血阴阳两虚证，可与熟地黄、枸杞子、山药、鹿角胶、仙茅、淫羊藿、补骨脂、紫河车等同用，培补阴阳、填精止血。治疗免疫性血小板减少症阴虚火旺证，可与熟地黄、龟甲、黄柏、知母、茜草、羊蹄、猪脊髓、蜂蜜等同用，滋阴降火、养血止血。

滋阴润燥：阿胶滋养阴血。治疗脱发、须发早白之肝肾不足证，可与枸杞子、何首乌、补骨脂、熟地黄、桑椹、当归、白芍、菟丝子等同用，滋肾益肝、养血生发。治疗注意缺陷多动障碍、抽动障碍之肝肾阴虚证，可与枸杞子、生地黄、山茱萸、龟甲、鳖甲、牡蛎、白芍、甘草等同用，滋阴潜阳、柔肝息风。治疗肺痨、咳嗽阴虚肺热咳血，可与百部、百合、生地黄、南沙参、麦冬、天花粉、鳖甲、白茅根等同用，滋阴降火、润肺止咳。

阿胶常用剂量为 3 ～ 10g，烊化兑服。

四、补阴药

北沙参

【出处】《本草汇言》。

【品种】为伞形科植物北沙参 *Glehnia littoralis* F. Schmidt ex Miq. 的根。北沙参 Radix Glehniae 主产于山东、江苏、河北、辽宁。

【应用心得】

北沙参味甘，性凉。归肺经、胃经。《饮片新参》谓其："养肺胃阴，治劳咳痰血。"

益胃生津：北沙参益胃阴。对于热病后期胃阴耗伤证，可与麦冬、玉竹、石斛、生地黄、天花粉、芦根等相伍，益胃生津润燥。对于胃脘痛胃阴不足证，可与麦冬、生地黄、玉竹、山药、白芍、甘草等相伍，益胃缓急止痛。

养阴清肺：北沙参养肺阴。对于咳嗽、肺炎喘嗽之阴虚肺热证，可与南沙参、天冬、麦冬、百部、百合、桑白皮等相伍，养阴清肺止咳。

北沙参常用剂量为 3 ～ 10g。

南沙参

【出处】《神农本草经》。

【品种】为桔梗科植物沙参 *Adenophora stricta* Miq.、杏叶沙参 *Adenophora hunanensis* Nannf.、轮叶沙参 *Adenophora tetraphylla* (Thunb.) Fisch.、云南沙参 *Adenophora khasiana* (Hook. f. et Thoms.) Coll. et Hemsl.、泡沙参 *Adenophora potaninii* Korsh. 或其同属数种植物的根。沙参 Radix Adenophorae Strictae 主产于安徽、江苏、浙江。杏叶沙参 Radix Adenophorae Hunanensis 主产于河南、安徽、河北、贵州、四川、

湖北、陕西等地。轮叶沙参 Radix Adenophorae Tetraphyllae 主产于贵州、河南、黑龙江、内蒙古、江苏；以贵州产量大，安徽、江苏、浙江质佳。云南沙参 Radix Adenophorae Khasianae 主产于云南。泡沙参 Radix Adenophorae Potaninii 主产于四川、甘肃。

【应用心得】

南沙参味甘、微苦，性微寒。归肺经、胃经。《本草纲目》谓其："清肺火，治久咳肺痿。"

润肺清热：南沙参可养肺阴、清肺热、润肺燥，且兼有化痰之功，故尤适宜于阴虚夹痰之咳嗽。对于咳嗽风燥伤肺证，可与桑叶、杏仁、浙贝母、淡豆豉、栀子、梨皮等相伍，清宣润肺止咳。对于咳嗽、肺炎喘嗽之阴虚肺热证，可与北沙参、麦冬、天冬、生地黄、百合、天花粉等相伍，养阴润肺止咳。

益胃生津：对于热病后期胃阴耗伤证，可与北沙参、生地黄、麦冬、玉竹、天花粉、石斛等相伍，养阴益胃生津。

南沙参、北沙参均有润养肺胃之功，《本草便读》谓沙参："清养之功，北逊于南；润降之性，南不及北。"实际应用，南沙参偏润肺清热，北沙参偏益胃生津，二者又常相合而用。

南沙参常用剂量为 3 ～ 10g。

麦　冬

【出处】《神农本草经》。

【品种】为百合科植物麦冬 *Ophiopogon japonicus*（L. f.）Ker-Gawl 或沿阶草 *Ophiopogon bodinieri* Lévl. 的块根。麦冬 Radix Ophiopogonis Japonici 主产于浙江、四川；广西、贵州、云南、安徽、湖北、福建等地亦产。商品大多为栽培品，浙江产的为浙麦冬（杭麦冬），四川产的为川麦冬。沿阶草 Radix Ophiopogonis Bodinieri 主产于四川、云南、贵州、广西等地，均为野生品，产量小。

【应用心得】

麦冬味甘、微苦，性微寒。归肺经、胃经、心经。《药品化义》谓："麦冬色白体濡，主润肺；味甘性凉，主清肺。盖肺苦气上逆，润之清之，肺气得保。"

滋阴润肺：麦冬润肺燥、清肺热。对于咳嗽阴虚肺热证，可与北沙参、南沙参、天冬、百部、百合、天花粉等相伍，润肺清热止咳。对于慢喉痹阴虚肺燥证，可与生地黄、玄参、牡丹皮、川贝母、薄荷、罗汉果等相伍，养阴清肺利咽。对于汗证气阴亏虚证，可与黄芪、党参、茯苓、五味子、碧桃干、浮小麦等相伍，益气养阴敛汗。

益胃生津：麦冬清养胃阴。对于厌食脾胃阴虚证，可与北沙参、玉竹、石斛、佛手、麦芽、谷芽等相伍，养胃生津助运。对于便秘燥热内结证，可与火麻仁、柏子仁、瓜蒌子、玄参、枳实、大黄等相伍，益胃润肠通便。

清心安神：麦冬可养阴清心，除烦安神。对于不寐心脾两虚证，可与党参、白术、茯神、酸枣仁、龙眼肉、远志等相伍，补养心脾宁神。对于心悸心阴不足证，可与炙甘草、小麦、大枣、生地黄、白芍、五味子等相伍，滋阴养心定悸。

麦冬常用剂量为 5 ～ 15g。

天 冬

【出处】《神农本草经》。

【品种】为百合科植物天冬 *Asparagus cochinchinensis*（Lour.）Merr. 的块根。天冬 Radix Asparagi 主产于贵州、广西、云南；陕西、甘肃、安徽、湖北、河南、湖南、江西亦产。以贵州产量最大，品质好。

【应用心得】

天冬味甘、苦，性寒。归肺经、肾经。《本草纲目》谓其："润燥滋阴，清金降火。"

滋阴润燥：天冬味甘性寒质润，可清肺润燥，对于以干咳为主要表现的阴虚肺热咳嗽，可与南沙参、麦冬、百部、百合、生地黄、桑白皮等相伍，滋阴清肺止咳。

清肺降火：天冬清肺生津，对于以口渴为主要表现的津伤肺热消渴，可与麦冬、葛根、生地黄、知母、天花粉、黄芩等相伍，清肺生津止渴。

天冬常用剂量为 5 ～ 12g。

石 斛

【出处】《神农本草经》。

【品种】为兰科植物金钗石斛 *Dendrobium nobile* Lindl.、美花石斛（又名：环草石斛）*Dendrobium loddigesii* Rolfe、铁皮石斛 *Dendrobium candidum* Wall. ex Lindl.、束花石斛（又名：黄草石斛）*Dendrobium chrysanthum* Wall. ex Lindl.、马鞭石斛 *Dendrobium fimbriatum* Hook. var. *oculatum* Hook. 的茎。金钗石斛 Herba Dendrobii Nobilis 主产于广西、云南、贵州。环草石斛 Herba Dendrobii Loddigesii 主产于广西、贵州、云南、四川。黄草石斛 Herba Dendrobii Chrysanthi 主产于广西、贵州、云南、四川。马鞭石斛 Herba Dendrobii Fimbriati 主产于广西、贵州、云南、四川。耳环石斛 Herba Dendrobii Candidi 主产于广西、云南、贵州、湖北。鲜石斛 Herba Dendrobii Recens 为各种商品石斛的鲜品。

【应用心得】

石斛味甘，性微寒。归胃经、肺经、肾经。《本草正义》谓："……金石斛则躯干较伟，色泽鲜明，能清虚热，而养育肺胃阴液者，以此为佳。"

生津养胃：石斛益胃养阴，生津清热。对于热病津伤、肺胃阴虚之证，可与北沙参、玉竹、麦冬、生地黄、天花粉等相伍，养阴生津清热。对于厌食属胃阴不足证，可与北沙参、麦冬、白扁豆、香橼、谷芽等相伍，养胃益阴助运。对于泄泻阴液耗伤证，可与乌梅、白芍、玉竹、北沙参、西洋参等相伍，养阴生津涩肠。

滋肾养肝：石斛亦可滋肾养肝，兼清虚火。对于肝肾阴亏、目失所养所致视力下降、目干眼花，可与枸杞子、生地黄、谷精草、菊花、决明子等相伍，滋肾养肝明目。

石斛常用剂量为 5 ～ 10g。

玉　竹

【出处】《神农本草经》。

【品种】为百合科植物玉竹 *Polygonatum odoratum*（Mill.）Druce 的根茎。玉竹 Rhizoma Polygonati Odorati 主产于浙江、湖南、广东、江苏、河南等地；江西、安徽、山东、辽宁、吉林等地亦产。以湖南、浙江、广东产者质量为佳。

【应用心得】

玉竹味甘，性平。归肺经、胃经。《本草正义》谓："玉竹味甘多脂，柔润之品……所治皆燥热之病。”

养阴润肺：玉竹又名葳蕤，甘凉质润，养阴润肺。以之为主药，与白薇、淡豆豉、葱白、桔梗、甘草、大枣、薄荷同用，为加减葳蕤汤，具有滋阴解表之功效，主治素体阴虚、外感风热证。对于咳嗽日久属阴虚肺热证，可与南沙参、桑叶、麦冬、扁豆、天花粉同用，为沙参麦冬汤，养阴润肺，兼清余热。其他外感热病后期肺热阴伤者，亦多以沙参麦冬汤加减治疗。

养胃生津：玉竹养胃生津而不滋腻。对于厌食属胃阴不足证，可与北沙参、麦冬、石斛、白芍、白扁豆、香橼、谷芽、麦芽等相伍，滋脾养胃，佐以助运。

玉竹常用剂量为 3 ～ 10g。

黄 精

【出处】《名医别录》。

【品种】为百合科植物黄精 *Polygonatum sibiricum* Delar.ex Redoute、多花黄精 *Polygonatum cyrtonema* Hua 或滇黄精 *Polygonatum kingianum* Coll. et Hemsl. 的根茎。黄精 Rhizoma Polygonati Sibirici 主产于河北、内蒙古、陕西、辽宁、吉林、河南、山西等地。多花黄精 Rhizoma Polygonati Cyrtonematis 主产于浙江、安徽、湖南、贵州等地；江西、福建亦产。滇黄精 Rhizoma Polygonati kingiani 主产于广西、云南、贵州等地。

【应用心得】

黄精味甘，性平。归脾经、肺经、肾经。《日华子本草》谓其：“益脾胃，润心肺。”

养阴益肺：黄精能养肺阴、益肺气，气阴并补。对于反复呼吸道感染属气阴两虚之证，可与黄芪、党参、太子参、茯苓、麦冬、南沙参等相伍，益气养阴补肺。

补脾益气：黄精能补脾气、养脾阴，气阴并补。对于呃逆属气阴两虚之证，可与太子参、茯苓、白术、麦冬、北沙参、陈皮、柿蒂等相伍，益气养阴降逆。

滋肾填精：黄精能补益肾精。对于消渴属肾阴亏虚之证，可与熟地黄、山茱萸、枸杞子、山药、五味子、知母等相伍，滋阴补肾固涩。

黄精常用剂量为 5 ～ 10g。

百　合

【出处】《神农本草经》。

【品种】为百合科植物百合 *Lilium brownii* F. E. Brown ex Miellez var. *viridulum* Baker、卷丹 *Lilium lancifolium* Thunb.、山丹（又名：细叶百合）*Lilium pumilum* DC.、川百合 *Lilium davidii* Duch. 等的鳞茎。百合 Bulbus Lilii Viriduli 产于河北、河南、安徽、江西、浙江、湖北、湖南、陕西等地。卷丹 Bulbus Lilii Lancifolii 产于河北、河南、山东、江苏、安徽、浙江、江西、湖北、湖南、广东、广西、四川、云南、西藏、陕西、甘肃等地。山丹 Balbus Lilii Pumilii 产于辽宁、吉林、黑龙江、河北、山东、河南、山西、内蒙古、陕西、甘肃、宁夏、青海等地。川百合 Bulbus Lilii Davidii 产于四川、陕西、甘肃等地。

【应用心得】

百合味甘、微苦，性微寒。归心经、肺经。《本草求真》谓其："功有利于肺心，而能敛气养心，安神定魄。"

养阴润肺：百合味甘质润，可润肺燥而止咳，兼清肺热。对于久咳属阴虚肺热之证，可与南沙参、天冬、麦冬、百部、款冬花、桑白皮等相伍，润肺止咳。

清心安神：百合养阴清心，宁心安神。对于热病后期阴虚阳扰，夜寐虚烦不安者，可与麦冬、生地黄、知母、酸枣仁、莲子、远志等相伍以清热养阴安神。

百合常用剂量为 3 ～ 10g。

枸 杞 子

【出处】《神农本草经》。

【品种】为茄科植物宁夏枸杞 *Lycium barbarum* L. 的果实。宁夏枸杞 Fructus Lycii barbari 主产于宁夏；内蒙古、新疆、甘肃、陕西等地亦产。

【应用心得】

枸杞子味甘，性平。归肝经、肾经、肺经。《本草纲目》谓其："甘平而润，性滋而补，不能退热，止能补肾润肺，生精益气，此乃平补之药，所谓精不足者补之以味也。"

滋肾养肝：枸杞子长于滋补肝肾之阴，益精养血，为治疗肝肾亏虚之要药。对于肝肾阴亏、目失所养所致双眼畏光，可与石斛、生地黄、山药、菟丝子、怀牛膝、青葙子等相伍，滋肾养肝明目。对于脾肾两虚之胎怯，可与熟地黄、山茱萸、山药、菟丝子、鹿茸、紫河车等相伍，补肾益精温阳。对于阴虚风动之抽动障碍，可与龟甲、生地黄、麦冬、白芍、沙苑子、天麻等相伍，滋阴潜阳息风。对于下元虚寒之尿频、遗尿，可与覆盆子、桑螵蛸、补骨脂、益智仁、山药、乌药等相伍，补肾固元缩尿。

生津润肺：枸杞子能润肺生津补虚。对于肺阴亏虚之咳嗽，可与南沙参、麦冬、百部、百合、桑白皮、款冬花等相伍，养阴润肺止咳。对于肺肾阴虚之消渴，可与麦冬、生地黄、天花粉、山药、山茱萸、五味子等相伍，润肺滋肾生津。

枸杞子常用剂量为 3 ～ 10g。

桑 椹

【出处】《新修本草》。

【品种】为桑科植物桑 *Morus alba* L. 的干燥果穗。桑椹 Fructus Mori 主产于江苏、浙江、湖南、四川、河北、山东、安徽、辽宁、河南、山西。

【应用心得】

桑椹味甘、酸，性寒。归肝经、肾经、心经。《神农本草经疏》谓其："甘寒益血而除热，其为凉血、补血、益阴之药无疑矣。"

滋阴养血：桑椹补益肝肾，滋阴养血。对于肝肾不足、阴亏血少之头晕目眩、耳鸣腰酸、心悸失眠等症，可与枸杞子、何首乌、女贞子、墨旱莲、熟地黄、白芍、牛膝、酸枣仁等相伍，滋肾水、益肝血、养心神。

生津润肠：桑椹生津润燥滑肠。对于肠燥津亏之便秘，可与何首乌、柏子仁、郁李仁、火麻仁、瓜蒌子、黑芝麻等相伍，滋阴津、润肠腑、通便结。

桑椹常用剂量为 5 ～ 15g。

墨 旱 莲

【出处】《新修本草》。

【品种】为菊科植物鳢肠 *Eclipta prostrata*（L.）L. 的全草。墨旱莲 Herba Ecliptae 主产于江苏、浙江、江西、湖北等地。

【应用心得】

墨旱莲味甘、酸，性凉。归肝经、肾经。《本草纲目》谓其："乌须发，益肾阴。"

补益肝肾：墨旱莲补益肝肾，滋阴清热。墨旱莲与女贞子合方为二至丸，为平补肝肾之剂，主治肝肾阴虚，口苦咽干、头昏眼花、失眠多梦、腰膝酸软、下肢痿软、早年发白等症。若头晕目眩较甚，可加熟地黄、菟丝子、山药、天麻等滋肾养肝；目涩眼花，可加枸杞子、当归、密蒙花、决明子养肝明目；年少发白，可加当归、熟地黄、何首乌、桑椹等养血生发；血虚斑秃，可加当归、川芎、鸡血藤、红花等养血通络。

凉血止血：墨旱莲性凉入血分，可凉血止血、滋阴清热。对于荨麻疹属血热生风证，可与苦参、牡丹皮、赤芍、紫草、地肤子、乌梢蛇、蒺藜等相伍，凉血清热消风。对于过敏性紫癜属阴虚火旺证，可与女贞子、益母草、牡丹皮、丹参、茜草、生地黄、玄参等相伍，滋阴清火化瘀。

墨旱莲常用剂量为 5 ～ 12g。

女贞子

【出处】《神农本草经》。

【品种】为木犀科植物女贞 *Ligustrum lucidum* Ait. 的果实。女贞子 Fructus Ligustri Lucidi 主产于浙江金华、兰溪，江苏淮阴、镇江，湖南衡阳。此外，江西、福建、湖北、广西、四川等地亦产。

【应用心得】

女贞子味甘、苦，性凉。归肝经、肾经。《本草备要》谓其："益肝肾，安五脏，强腰膝，明耳目，乌须发，补风虚，除百病。"

补益肝肾：女贞子补益肝肾，滋而不腻。常与墨旱莲相伍为二至丸，治疗肝肾阴虚，口苦咽干、头昏眼花、失眠多梦、腰膝酸软、下肢痿软、骨蒸潮热、年少发白等症。与相关药物配伍，可用治眩晕、不寐、肾病综合征、性早熟、弱视、口疮、斑秃、紫癜等多种疾病的肝肾阴虚证。

女贞子常用剂量为 5 ～ 12g。

龟 甲

【出处】《神农本草经》。

【品种】为龟科动物乌龟 *Chinemys reevesii*（Gray）的甲壳。龟甲 Carapax et Plastrum Testudinis 主产江苏、浙江、安徽、湖北、湖南等地。

【应用心得】

龟甲味咸、甘，性微寒。归肝经、肾经、心经。《本草蒙筌》谓其：“专补阴衰，善滋肾损。”

滋阴潜阳：龟甲为血肉有情之品，能滋补肝肾之阴以退内热，又能潜降肝阳而息内风。龟甲与白芍、生地黄、麦冬、牡蛎、鳖甲、阿胶、甘草、五味子、麻仁、鸡子黄同用，为《温病条辨》大定风珠，滋阴养液、柔肝息风，用于“热邪久羁，吸烁真阴，或因误表，或因妄攻，神倦瘛疭，脉气虚弱，舌绛苔少，时时欲脱者。”龟甲补肾健骨，可与牛膝、白芍、锁阳、杜仲、五加皮、狗骨等相伍，用于肾气未充，筋骨痿弱的五迟、囟门迟闭等病证。

补心安神：治疗心肾失交之遗尿，龟甲可与熟地黄、竹叶、黄连、肉桂、龙骨、牡蛎等相伍，清心滋肾、安神固脬。

龟甲常用剂量为 6 ～ 15g。

鳖 甲

【出处】《神农本草经》。

【品种】为鳖科动物中华鳖 *Trionyx sinensis*（Wiegmann）或山瑞鳖 *Trionyx steindachneri* Siebenrock 的背甲。鳖甲 Carapax Trionycis 主产于湖北、安徽、江苏、河南、湖南、浙江、江西等地。

【应用心得】

鳖甲味咸，性微寒。归肝经、肾经。《本草从新》谓其：“治劳瘦骨蒸，往来寒热，温疟疟母。”

滋阴清热：鳖甲入肝而补至阴之水，为滋阴清热之要药。鳖甲与青蒿、知母、生地、牡丹皮同用，为《温病条辨》青蒿鳖甲汤，养阴透热，用于温病后期，邪伏阴分，夜热早凉、热退无汗、舌红少苔、脉细数者。鳖甲滋阴清热止血，可与百部、麦冬、阿胶、熟地黄、青黛、瓜蒌子等相伍，用于肺阴亏虚，咯痰带血的顿咳、肺痨等病证。

滋阴潜阳：鳖甲滋阴潜阳息风。鳖甲与龟甲、白芍、生地黄、麦冬、牡蛎、阿胶、甘草、五味子、麻仁、鸡子黄同用，为《温病条辨》大定风珠，滋阴养液、柔肝息风，用于温病后期，阴虚风动证。

软坚散结：鳖甲善走肝经血分，可化癥软坚散结。对于腹中癥瘕积块如疟疾脾肿大、传染性单核细胞增多症肝脾肿大等，属热毒内结、气血瘀滞者，可与土鳖虫、牡蛎、丹参、桃仁、牡丹皮、水蛭等相伍，活血消癥、软坚散结。

鳖甲常用剂量为 6 ～ 15g。

第十九章

收涩药

五味子

【出处】《神农本草经》。

【品种】为五味子科植物五味子 *Schisandra chinensis*（Turcz.）Baill.（习称北五味子）或华中五味子 *Schisandra sphenanthera* Rehd. et Wils.（习称南五味子）的果实。北五味子 Fructus Schisandrae Chinensis 主产于辽宁、黑龙江、吉林；河北、内蒙古等地亦产。南五味子 Fructus Schisandrae Sphenantherae 主产于河南、陕西、甘肃；四川、云南等地亦产。

【应用心得】

五味子味酸，性温。归肺经、心经、肾经。《药性切用》谓其：“敛肺滋肾，专收耗散之气，为喘嗽虚乏多汗之专药。”

消风敛肺：五味子味酸性收，可收敛肺气、消风止咳。治疗哮喘发作期寒饮停肺证，可与炙麻黄、桂枝、细辛、干姜、半夏、紫苏子等相伍，温肺消风、化饮平喘；治疗哮喘缓解期肺脾气虚证，可与党参、茯苓、陈皮、白术、黄芪、防风等相伍，补肺御风、健脾益气。治疗风咳风寒袭肺证，可与炙麻黄、细辛、辛夷、炙紫菀、百部、南沙参等相伍，疏风散寒、消风止咳；治疗风咳风热犯肺证，可与桑叶、杏仁、炙紫菀、麦冬、炙乌梅、贯众等相伍，疏风清热、消风止咳。治疗鼻鼽肺气虚寒证，可与炙麻黄、桂枝、辛夷、苍耳子、乌梅、徐长卿等相伍，温肺散寒、消风宣窍。治疗咳嗽阴虚肺热证，可与南沙参、麦冬、天冬、百部、百合、黄芩等相伍，养阴清热、润肺止咳。

补肾固涩：五味子补肾固脬止遗，对于尿频、遗尿下元虚寒证，可与菟丝子、覆盆子、桑螵蛸、益智仁、山药、乌药、附子、龙骨等配伍治疗。本品补肾涩肠止泻，用于泄泻脾肾虚寒证，与补骨脂、吴茱萸、肉豆蔻配伍治疗。

固表止汗：五味子收敛固表止汗，对于汗证营卫不和证，可与黄芪、桂枝、白芍、甘草、煅龙骨、煅牡蛎等配伍治疗。

宁心安神：五味子可收敛心气、滋肾补阴，故可宁心安神。对于不寐心阴不足证，可与酸枣仁、柏子仁、生地黄、麦冬、天冬、茯苓等相伍，养心安神。

五味子常用剂量为 2 ～ 6g。

乌 梅

【出处】《神农本草经》。

【品种】为蔷薇科植物梅 *Armeniaca mume* Sieb. 近成熟的果实经熏焙加工而成者。乌梅 Fructus Mume 主产于四川江津、綦江，福建永泰、上杭，贵州修文、息烽，湖南常德、郴县，浙江长兴、萧山，湖北襄阳、房县，广东番禺、增城；云南、陕西、安徽、江苏、广西、江西、河南等地亦产。以四川产量最大，浙江长兴质量最佳。

【应用心得】

乌梅味酸，性平。归肝经、脾经、肺经、大肠经。《本草纲目》谓其："敛肺涩肠，止久嗽、泻痢……蛔厥、吐利。"

敛肺止咳：乌梅敛肺抑风，养阴止咳。用于风咳肺热伏风证，可与桑白皮、炙紫菀、天冬、五味子、胆南星、黄芩等相伍，肃肺清热、消风止咳。用于咳嗽阴虚肺热证，可与南沙参、麦冬、天冬、百部、百合、天花粉等相伍，养阴清热、润肺止咳。用于鼻鼽肺气虚寒证，可与炙麻黄、桂枝、辛夷、苍耳子、蒺藜、五味子等相伍，温阳通窍、敛肺消风。

涩肠止泻：乌梅固涩大肠，止泻治痢。用于久泻久痢属正气虚弱、寒热错杂证，可与黄连、黄柏、党参、炮姜、肉豆蔻等相伍，寒热并治、涩肠止泻。

生津止渴：乌梅味酸，与甘味药相伍，酸甘化阴，生津止渴。用于消渴肺热津伤证，可与天花粉、葛根、麦冬、生地黄、黄连、甘草等相伍，清热润肺、生津止渴。

安蛔止痛：蛔虫得酸则伏，《金匮要略》乌梅丸治疗蛔厥，以乌梅为主药，与细辛、干姜、黄连、黄柏、附子、蜀椒、当归、桂枝、人参相伍，酸苦辛并进、寒热并用，安蛔止痛。

乌梅常用剂量为 5 ～ 10g。

浮小麦

【出处】《本草蒙筌》。

【品种】为禾本科植物小麦 *Triticum aestivum* L. 干瘪轻浮的颖果。浮小麦 Fructus Tritici Levis 全国产麦区均有生产。

【应用心得】

浮小麦味甘，性凉。归心经。《本草蒙筌》谓其："敛虚汗。"

固表敛汗：浮小麦益心气，敛心液，用于各种汗证。治疗汗证气虚不固者，与黄芪、党参、白术、牡蛎、麻黄根等相伍，益气固表止汗；阴虚内热者，与知母、黄柏、麦冬、龟甲、五味子等相伍，滋阴清热敛汗；营卫不和者，与桂枝、白芍、甘草、生姜、大枣等相伍，温卫和营制汗。

浮小麦常用剂量为 10 ～ 15g。

麻黄根

【出处】《本草经集注》。

【品种】为麻黄科植物草麻黄 *Ephedra sinica* Stapf 或中麻黄 *E. intermedia* Schrenk ex C.A.Mey. 的根和根茎。麻黄根 Radix et Rhizoma Ephedrae 主产于辽宁、河北、山西、新疆、内蒙古、甘肃、青海等地。

【应用心得】

麻黄根味甘、微涩，性平。归肺经。《药性本草》谓："麻黄根、节止汗。"

固表敛汗：麻黄根功擅止汗，随不同配伍，可以治疗各类汗证。治疗气虚自汗，常与益气固表的黄芪、党参、白术、牡蛎、浮小麦等相伍；治疗阴虚盗汗，常与益阴敛表的太子参、麦冬、五味子、龟甲、糯稻根等相伍；治疗虚热盗汗，常与养阴泻火的当归、生地黄、熟地黄、黄芩、黄柏、黄连、黄芪等相伍。

麻黄根常用剂量为 2 ～ 6g。

瘪桃干

【出处】《饮片新参》。

【品种】为蔷薇科植物桃 *Amygdalus persica* L. 或山桃 *A. davidiana*（Carr.）C. de Vos ex Henry 的幼果。碧桃干 Fructus Amygdali Lmmaturi 主产于江苏、浙江、安徽、山东、山西、河北等地。核已硬化者习称“瘪桃干”，核未硬者习称“桃奴”。

【应用心得】

碧桃干味酸、苦，性平。归肺经、肝经。《本草纲目》谓其：“治小儿虚汗。”

敛汗固表：碧桃干味酸能收敛固表止汗，常与五味子、浮小麦、酸枣仁、知母、麦冬等养阴清热药相伍，治疗盗汗。

碧桃干常用剂量为 3 ～ 10g。

诃子

【出处】《药性论》。

【品种】为使君子科植物诃子 *Terminalia chebula* Retz. 或微毛诃子 *Terminalia chebula* Retz.var.*tomentella*（Kurz）C.B.Clarke 的果实。诃子 Fructus Terminaliae Chebulae 主产于云南省临沧和德宏傣族景颇族自治州。

【应用心得】

诃子味苦、酸、涩，性平。归肺经、大肠经、胃经。《医林纂要》谓其：“补肺敛气，泄逆去热，燥脾和胃，安厚仓廪。”

涩肠敛肺：诃子能涩肠止泻，对于久泻、久痢、脱肛属脾阳虚寒者，可与干姜、陈皮、罂粟壳、苍术、煨益智仁、肉豆蔻等配伍治疗。诃子又能敛肺止咳，对于久咳气短属肺气耗散者，可与生晒参、西洋参、五味子、乌梅等配伍治疗。

诃子常用剂量为 2 ～ 6g。涩肠止泻宜煨用，敛肺清热、利咽开音宜生用。凡外有表邪未解或内有湿热积滞者忌用。

肉豆蔻

【出处】《药性论》。

【品种】为肉豆蔻科植物肉豆蔻 *Myristica fragrans* Houtt. 的种仁。肉豆蔻 Semen Myristicae 主产于马来西亚及印度尼西亚；西印度群岛、斯里兰卡亦产。

【应用心得】

肉豆蔻味辛、微苦，性温。归脾经、胃经、大肠经。《本草纲目》谓其："暖脾胃，固大肠。"

温中涩肠：肉豆蔻温脾暖胃，涩肠止泻，对于脾肾阳虚之经久泄泻，可与煨益智仁、补骨脂、吴茱萸、五味子、石榴皮等相伍治疗。

行气消食：肉豆蔻可行气消食，对于脾胃虚寒、气机不畅之纳呆、腹胀，可与陈皮、砂仁、木香、干姜、高良姜等温中行气药相伍治疗。

肉豆蔻常用剂量为 3 ～ 10g。内服需煨制去油用。

芡　实

【出处】《神农本草经》。

【品种】为睡莲科植物芡 *Euryale ferox* Salisb. 的种仁。芡实 Semen Euryales 主产于江苏、山东、安徽、湖南、湖北等地；河北、河南、江西、浙江、四川、黑龙江、辽宁、吉林等地亦产。

【应用心得】

芡实味甘、涩，性平。归脾经、肾经。《本草从新》谓其："补脾固肾，助气涩精。治梦遗滑精，解暑热酒毒，疗带浊泄泻，小便不禁。"

补脾止泻：芡实健脾除湿、收敛止泻。对于久泻脾弱阴伤证，可与西洋参、乌梅、白芍、石斛、玉竹、北沙参、山药、白扁豆等相伍，健脾滋阴止泻。对于厌食脾阴不足证，可与山药、薏苡仁、白术、白扁豆、茯苓、莲肉、甘草、谷芽、麦芽等相伍，甘淡滋脾开胃。

固肾涩精：芡实固肾涩精止遗。对于尿频、遗尿下元虚寒证，可与覆盆子、桑螵蛸、巴戟天、补骨脂、益智仁、山茱萸、枸杞子、山药、乌药、菟丝子等相伍，补肾固元缩尿。对于慢性肾病属脾肾阳虚不能固摄精微所致蛋白尿，可与金樱子相伍，补脾益肾固精。

芡实常用剂量为 6 ～ 15g。

山茱萸

【出处】《神农本草经》。

【品种】为山茱萸科植物山茱萸 *Cornus officinalis* Seib. et Zucc. 的果实。山茱萸 Fructus Corni 主产于浙江临安、淳安，河南南阳、嵩县、济源、巩义，安徽歙县、石埭；陕西、山西、四川亦产。

【应用心得】

山茱萸味酸，性微温。归肝经、肾经。《得宜本草》谓其："功专助阳固阴。"

补益肝肾：山茱萸微温不燥，补而不峻，可平补阴阳，为治疗肝肾不足之常用药物。《小儿药证直诀》用山茱萸与熟地黄、山药、茯苓、泽泻、牡丹皮相伍，为地黄丸，后薛己更名为六味地黄丸，作为补益肝肾的名方，被广泛用于儿科、内科、妇科等各科的多种疾病。对于哮喘缓解期脾肾阳虚证，可与熟地黄、枸杞子、山药、补骨脂、巴戟天、淫羊藿等相伍，补肾助阳纳气。对于胎怯脾肾两虚证，可与熟地黄、枸杞子、菟丝子、巴戟天、鹿茸、紫河车等相伍，补肾益精温阳。对于抽动障碍阴虚风动证，可与龟甲、生地黄、麦冬、白芍、天麻、钩藤等相伍，滋阴潜阳息风。

收敛固脱：本品味酸涩，可收敛固脱。对于遗尿下元虚寒证，可与菟丝子、桑螵蛸、补骨脂、益智仁、山药、乌药等相伍，补肾固元缩尿。

山茱萸常用剂量为 3 ～ 10g。

金樱子

【出处】《雷公炮炙论》。

【品种】为蔷薇科植物金樱子 *Rosa laevigata* Michx. 的果实。金樱子 Fructus Rosae Laevigatae 主产于江苏、浙江、湖北、安徽、江西、福建、湖南、广东、广西等地；河南、四川、贵州等地亦产。

【应用心得】

金樱子味酸、涩，性平。归脾经、肾经、膀胱经。《蜀本草》谓其："疗脾泄下痢，止小便利，涩精气。"

固精缩尿：金樱子入肾、膀胱经，其味酸涩，可收敛固涩，善于固精缩尿。对于脾肾阳虚不能固摄精微所致慢性肾病蛋白尿，可与芡实相伍，补脾益肾固精。对于下元虚寒之遗尿、尿频，可与覆盆子、桑螵蛸、巴戟天、山茱萸、补骨脂、益智仁、枸杞子、山药、乌药、菟丝子等相伍，补肾固元缩尿。

涩肠止泻：对于脾气亏虚所致久泻，金樱子可与人参、白术、山药、芡实、莲子等相伍，健脾益气、涩肠止泻。

金樱子常用剂量为 3 ～ 10g。

桑螵蛸

【出处】《神农本草经》。

【品种】为螳螂科动物大刀螂 *Paratenodera sinensis* Saussure、南方刀螂 *Tenadera aridifolia* Stoll、广腹螳螂 *Hierodula patellifera* Serville 的卵鞘。桑螵蛸 Oötheca Mantidis 全国大部分地区均产。商品依形态分为几类：①团螵蛸（即大刀螂的卵鞘）：主产广西、云南、湖北、湖南、河北、辽宁、河南、山东、江苏、内蒙古、四川等地。②长螵蛸（即南方刀螂的卵鞘）：主产浙江、江苏、安徽、山东、湖北等地。③黑螵蛸（即广腹螳螂的卵鞘）：主产河北、山东、山西等地。

【应用心得】

桑螵蛸味甘、咸，性平。归肝经、肾经、膀胱经。《本经逢原》谓："桑螵蛸，肝肾命门药也，功专收涩。"

固元缩尿：桑螵蛸咸能入肾，可补肾固精缩尿。对于下元虚寒之尿频、遗尿，可与覆盆子、巴戟天、补骨脂、益智仁、山茱萸、枸杞子、山药、乌药、芡实、菟丝子、五味子等相伍，补肾固元缩尿。

桑螵蛸常用剂量为 3 ～ 10g。

海螵蛸

【出处】《本草纲目》。

【品种】为乌贼科动物无针乌贼 *Sepiella maindroni* de Rochebrune、金乌贼 *Sepia esculenta* Hoyle、针乌贼 *Sepia andreana* Steenstrup、白斑乌贼 *Sepia latimanus* Quoy et Gaimard、虎斑乌贼 *Sepia pharaonis* Ehrenberg、拟目乌贼 *Sepia Lycidas* Gray 等多种乌

贼的内壳。海螵蛸 Os Sepiae 无针乌贼主产浙江、福建沿海。金乌贼主产辽宁、山东、江苏、福建、广西、广东等地沿海。针乌贼主产浙江舟山以北沿海。白斑乌贼主产东海各地。虎斑乌贼主产广西、广东、福建、海南、台湾等地。拟目乌贼主产福建、广东、海南各地。

【应用心得】

海螵蛸味咸、涩，性温。归肝经、肾经。《本草纲目》谓其："主女子血枯病，伤肝，唾血、下血。"

收敛止血：海螵蛸味涩收敛，为止血要药。治疗消化道溃疡病吐血、便血，可与白及同用，等分，为末服。

制酸止痛：海螵蛸能制酸止痛，对于小儿胃脘痛属肝火犯胃、胃失和降，表现为呕吐吞酸、胃脘疼痛或呃逆，可与黄连、吴茱萸、浙贝母、郁金、延胡索等相伍，清肝泻火、制酸止痛。

收湿敛疮：海螵蛸外用能收湿敛疮，常与黄柏、青黛、煅石膏等药同用，研末，外敷，治疗湿疹、湿疮等。

海螵蛸常用剂量为 3 ～ 10g。外用适量，研末敷患处。

覆盆子

【出处】《名医别录》。

【品种】为蔷薇科植物掌叶覆盆子 *Rubus chingii* Hu 的果实。覆盆子 Fructus Rubi 主产于浙江、福建；四川、陕西、安徽、江西、贵州亦产。

【应用心得】

覆盆子味甘、酸，性微温。归肝经、肾经。《雷公炮制药性解》谓其："主肾伤精滑，阴痿不起，小便频数，黑发润肌。"

补肝益肾：覆盆子养肝补肾，益精明目，久服能改善视力，常与熟地黄、女贞子、枸杞子、桑椹、菟丝子等同用。

补肾固脬：覆盆子补肾助阳而不伤阴，对于下元虚寒之遗尿、尿频，可与桑螵蛸、巴戟天、菟丝子、补骨脂、益智仁、山药、乌药、附子等相伍，补肾固脬缩尿。

覆盆子常用剂量为 3 ～ 10g。

主要参考文献

［1］汪受传．小儿鼻鼽辨证论治探析［J］．江苏中医药，2018，50（11）：1-4.

［2］曹建梅，汪受传．汪受传教授从卫阳不足论治小儿反复呼吸道感染经验［J］．中医儿科杂志，2015，11（2）：1-3.

［3］张志伟，汪受传．汪受传以补肺固表、调和营卫法治疗小儿汗证经验［J］．中医杂志，2016，57（3）：196-198.

［4］袁斌，陶嘉磊，汪受传．汪受传辨治小儿感冒经验［J］．中医杂志，2017，58（22）：1911-1914.

［5］安黎，刘玉玲，汪受传，等．清瘟解毒法论治儿童流行性感冒［J］．南京中医药大学学报，2019，35（1）：106-108.

［6］王昕泰，徐珊，汪受传，等．汪受传"伏风理论"防治小儿病毒性肺炎的意义［J］．中医杂志，2016，57（15）：1275-1277.

［7］汪受传．从风论治儿童过敏性疾病［J］．中医杂志，2016，57（20）：1728-1731.

［8］徐珊，汪受传．汪受传教授从伏风论治小儿风病的理论与临床经验［J］．世界中医药，2016，11（9）：1679-1682.

［9］林丽丽，汪受传．汪受传消风化湿解毒法治疗异位性皮炎［J］．中国中医基础医学杂志，2015，21（8）：1027-1028.

［10］邹建华，汪受传，陶嘉磊．汪受传从伏风论治小儿湿疹经验［J］．中华中医药杂志，2018，33（7）：2888-2890.

［11］汪受传．小儿哮喘从消风豁痰论治［J］．江苏中医药，2018，50（5）：1-4.

［12］汪受传．江育仁先生温阳安正达邪法治验［J］．山西中医，1988（1）：12-14.

[13] 徐建亚，谢辉辉，汪受传，等 . 生半夏姜制或煎煮对小鼠妊娠及胚胎发育的影响 [J] . 南京中医药大学学报，2013，29（ 3 ）：255-258.

[14] 李维薇，汪受传 . 汪受传从伏风论治小儿荨麻疹经验 [J] . 山东中医杂志，2016，35（ 10 ）：897-898.

[15] 王文华，汪受传，刘菁 . 汪受传补肺固表异病同治经验 [J] . 辽宁中医杂志，2009，36（ 08 ）：1270-1271.

[16] 吴艳明，汪受传 . 汪受传从风痰论治小儿过敏性咳嗽 [J] . 山东中医药大学学报，2011，35（ 01 ）：50-52.

[17] 白凌军，汪受传 . 汪受传论治咳嗽变异型哮喘经验 [J] . 中医杂志，2008（ 8 ）：695.

[18] 袁雪晶，汪受传 . 汪受传教授从肺脾气虚论治儿童哮喘缓解期经验 [J] . 中医药导报，2009，15（ 11 ）：8-9.

[19] 汪受传 . 动物药治疗小儿癫痫的临床体会 [J] . 中国农村医学，1997（ 7 ）：40.

[20] 林丽丽，汪受传 . 汪受传从祛邪安正辨证论治小儿发热 [J] . 中华中医药杂志，2016，31（ 11 ）：4556-4558.

[21] 汪受传 . 活用草、虫、石治疗小儿癫痫 [J] . 江苏中医药,2007,（ 09 ）:4-5.

[22] 汪受传 . 滋脾养胃法在儿科临床上的运用 [J]. 中医函授通讯,1993,（ 04 ）：36-37.

[23] 汪受传 . 解毒活血消痈法治愈小儿肝痈一例 [J]. 新疆中医药,1987,（ 02 ）：59.

[24] 林丽丽，汪受传 . 汪受传治疗小儿神经性尿频经验 [J] . 中医杂志，2014，55（ 23 ）：1988-1989.

[25] 白美茹，汪受传 . 汪受传教授从寒热论治小儿 Hp 相关性胃炎临证选粹 [J] . 中医药学刊，2004，（ 11 ）：1987-1989.

[26] 安黎，汪受传 . 汪受传运用泄浊通腑法治疗儿童功能性便秘经验介绍 [J] . 新中医，2019，51（ 04 ）：305-307.

[27] 李涛，张奕星，汪受传，等 . 汪受传辨治小儿泄泻药毒伤脾证经验 [J] .

中华中医药杂志，2016，31（02）：513-515.

［28］汪受传 . 流行性脑脊髓膜炎辨证治疗体会［J］. 辽宁中医杂志，1990（11）：24-25.

［29］陶嘉磊，汪受传 . 汪受传从伏邪学说论治小儿支气管哮喘经验［J］. 中医杂志，2015，56（23）：1996-1998.

［30］汪受传 . 小儿病毒性肺炎的辨证治疗［J］. 江苏中医，2000（5）：1-3.

［31］汪受传 . 小儿鼻鼽辨证论治探析［J］. 江苏中医药，2018，50（11）：1-4.

［32］李翎玉，汪受传 . 汪受传教授分 3 期论治儿童哮喘［J］. 中华中医药杂志，2015，30（4）：1094-1095.

［33］安黎，汪受传 . 汪受传运用泄浊通腑法治疗儿童功能性便秘经验介绍［J］. 新中医，2019，51（04）：305-307.

［34］梁晓鑫，汪受传，徐珊，等 . 汪受传教授从肝风论治儿科疑难杂症经验举隅［J］. 山西中医学院学报，2012，13（03）：77-79.

［35］汪受传 . 小儿急性肾炎、肾病综合征证治体会［J］. 南京中医学院学报，1985，（03）：22-24.

［36］李涛，汪受传 . 汪受传治疗小儿癫痫经验［J］. 中医杂志，2013，54（17）：1458-1460.

［37］张永春，汪受传 . 汪受传从风痰论治儿童多发性抽动症经验［J］. 中华中医药杂志，2010，25（04）：549-550.

［38］陈璇，汪受传 . 汪受传教授治疗小儿幽门螺杆菌感染的经验［J］. 新疆中医药，2005，（03）：42-43.

［39］李维薇，汪受传 . 汪受传从伏风瘀热论治小儿过敏性紫癜经验［J］. 中医杂志，2017，58（7）：556-558.

［40］梁建卫，汪受传，袁斌 . 中西医结合治疗小儿急性肾小球肾炎 36 例临床观察［J］. 江苏中医药，2007（5）：32-33.

［41］吴艳明，汪受传 . 汪受传教授治疗小儿支原体肺炎经验［J］. 中华中医药杂志，2012，27（03）：649-651.

［42］艾军，汪受传 . 清热解郁涤痰化瘀法治疗小儿病毒性肺炎研究［J］. 江苏

中医药，2009，41（05）：54-56.

［43］汪受传，卞同琦．开肺化痰法治疗小儿喘型肺炎32例［J］．重庆中医药杂志，1990，（02）：18-19.

［44］杜丽娜，戴启刚，汪受传，等．汪受传运用熄风豁痰开窍法治疗小儿癫痫经验［J］．中医杂志，2013，54（06）：470-471.

［45］徐珊，汪受传．汪受传教授治疗小儿慢性咳嗽八法［J］．中医儿科杂志，2010，6（06）：1-3.

［46］吴艳明，汪受传．金敏汤治疗小儿过敏性咳嗽风痰蕴肺证40例临床观察［J］．内蒙古中医药，2012，31（21）：28-29.

［47］张志伟，徐建亚，汪受传．汪受传教授运用"肺主皮毛"理论治疗儿科疾病经验举隅［J］．中医儿科杂志，2016，12（02）：6-8.

［48］朱先康，汪受传，卞国本，等．清肺解毒法治疗小儿病毒性肺炎60例［J］．中国中医药信息杂志，2001，（10）：50-51.

［49］汪受传，孙轶秋，卞国本，等．清肺口服液治疗小儿病毒性肺炎痰热闭肺证507例临床研究［J］．世界中医药，2016，11（09）：1649-1653.

［50］袁斌，汪受传，孙轶秋，等．清肺口服液治疗小儿病毒性肺炎57例疗效观察［J］．中国中医药信息杂志，2006，（06）：76-77.

［51］林丽丽，汪受传．汪受传从祛邪安正辨证论治小儿发热［J］．中华中医药杂志，2016，31（11）：4556-4558.

［52］袁斌，汪受传，韩新民，等．壮儿饮口服液治疗脾虚肝郁型小儿厌食症临床观察［J］．中国中医药信息杂志，2009，16（05）：72-73.

［53］陈超，汪受传．"肺与大肠相表里"理论在儿科临证中的应用［J］．中医药学报，2006，（06）：43-44.

［54］白凌军，汪受传．从毒论治小儿病毒性肺炎［J］．新中医，2008，（01）：102.

［55］叶进，汪受传．汪受传治疗小儿慢性咳嗽临证思路探析［J］．中国中西医结合儿科学，2014，6（05）：402-403.

［56］贺丽丽，谢辉辉，汪受传．汪受传教授辨治小儿厌食经验［J］．四川中医，

2016，34（06）：6-8.

［57］王文革，孟宪军，汪受传．汪受传治疗小儿多发性抽动症的经验［J］．辽宁中医杂志，2004，（03）：181-182.

［58］李萌，徐珊，汪受传．汪受传教授从伏风论治小儿鼻鼽经验［J］．中华中医药杂志，2013，28（11）：3278-3280.

［59］梁晓鑫，戴启刚，汪受传，等．汪受传运用钱乙“肺主喘”理论辨治儿科肺系疾病经验［J］．上海中医药杂志，2013，47（04）：21-23.

［60］袁丹，汪受传．汪受传治疗小儿癫痫经验［J］．中国中医基础医学杂志，2015，21（12）：1582-1585.

［61］王昕泰，汪受传．汪受传从五脏伏风论治小儿癫痫经验［J］．中医杂志，2017，58（11）：916-918.

［62］徐珊，汪受传．汪受传温运脾阳法治疗小儿脾虚泻的学术观点与临床经验［J］．中华中医药杂志，2016，31（08）：3150-3152.

［63］汪受传．胎怯从补肾健脾证治研究［J］．新中医，1997，（07）：11-13.

［64］戴启刚，陶嘉磊，汪受传，等．汪受传教授治疗儿童哮喘发作期134例的临床经验［J］．世界中医药，2016，11（10）：2060-2061.

［65］王明明，姚惠陵，汪受传，等．外用药泻克星抗腹泻作用和对胃排空、肠推进影响的实验观察［J］．中成药，1997，（04）：49.

［66］陈秀珍，汪受传．辨证治疗小儿Hp相关性胃炎30例［J］．实用中医药杂志，2014，30（07）：615-616.

［67］袁雪晶，孙轶秋，汪受传，等．固本防哮饮联合穴位敷贴治疗儿童哮喘缓解期100例临床研究［J］．中华中医药杂志，2010，25（12）：2306-2309.

［68］陈永辉，汪受传，赵霞．运脾法的理论与实践［J］．天津中医药，2004，（01）：17-19.

［69］徐珊，汪受传．“脾主困”理论内涵及其在汪受传教授临证中的应用［J］．辽宁中医药大学学报，2010，12（08）：180-181.

［70］曹麓森．榧子油治疗钩虫病94例的观察［J］．中级医刊，1959，（05）：18-19.

[71] 汪受传．运脾蠡言 [J]．陕西中医函授，1990，(05)：15-17.

[72] 毛具．南瓜子、槟榔治疗牛肉绦虫病23例的分析 [J]．中医杂志，1966，(02)：23.

[73] 王雷，丁玉蓉，汪受传．汪受传辨治孤独症心脾两虚证的经验 [J]．中华中医药杂志，2018，33 (08)：3393-3395.

[74] 汪受传，姚惠陵．胎怯辨证论治探析 [J]．南京中医学院学报，1994，(04)：5-6.

[75] 任靖，汪受传．汪受传从风痰辨治儿童哮喘迁延期经验 [J]．中医杂志，2016，(10)：826-828.

[76] 汪受传．儿科温阳学派的起源与现代应用 [J]．中医儿科杂志，2008，(02)：10-16.

[77] 汪受传．江氏中医儿科学术流派温阳学说的认识与临证应用 [J]．中医儿科杂志，2016，12 (04)：6-8.

[78] 汪受传．小儿厌食证治琐谈 [J]．陕西中医，1985，(10)：457-458.

[79] 汪受传．儿科运脾治法及其应用 [J]．实用医学杂志，1986，(03)：33-34.

[80] 魏肖云，汪受传．汪受传教授从风论治小儿咳嗽变异型哮喘经验 [J]．中华中医药杂志，2015，30 (07)：2403-2405.

[81] 国家中医药管理局《中华本草》编委会．中华本草 [M]．上海：上海科学技术出版社，1998.

[82] 汪受传. 汪受传儿科学术思想与临证经验. 北京：人民卫生出版社，2014.

[83] 汪受传. 汪受传儿科求新. 北京：中国中医药出版社，2020.

[84] 汪受传. 汪受传儿科医案. 北京：中国中医药出版社，2020.

[85] 汪受传，廖颖钊. 儿科心病证治. 北京：中国中医药出版社，2020.

[86] 汪受传，林丽丽. 儿科肺病证治. 北京：中国中医药出版社，2022.

[87] 汪受传，刘玉玲. 儿科肝病证治. 北京：中国中医药出版社，2022.

[88] 汪受传，艾军. 儿科温病证治. 北京：中国中医药出版社，2022.

药名索引

五画

六画

七画

八画

九画

十画

十一画

十二画

十三画

十四画

十五画

十六画

十七画

十八画

十九画